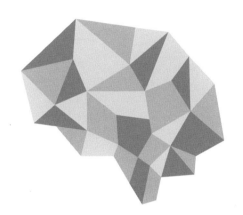

責任編輯　　陳多寶

書籍設計　　鍾文君

書　　名　**人 格 障 礙 解 碼**

編　　者　梁國香　陳熾輝

出　　版　三聯書店（香港）有限公司

　　　　　香港北角英皇道 499 號北角工業大廈 20 樓

　　　　　Joint Publishing (H.K.) Co., Ltd.

　　　　　20/F., North Point Industrial Building,

　　　　　499 King's Road, North Point, Hong Kong

香港發行　香港聯合書刊物流有限公司

　　　　　香港新界荃灣德士古道 220-248 號 16 樓

印　　刷　美雅印刷製本有限公司

　　　　　香港九龍觀塘榮業街 6 號 4 樓 A 室

版　　次　2017 年 5 月香港第一版第一次印刷

　　　　　2024 年 2 月香港第一版第四次印刷

規　　格　特 16 開（150 × 228 mm）368 面

國際書號　ISBN 978-962-04-4113-4

　　　　　© 2017 Joint Publishing (H.K.) Co., Ltd.

　　　　　Published & Printed in Hong Kong, China.

人格障礙解碼

梁國香
陳熾輝
編

目錄

序

　　繼《青少年問題解碼》後，梁國香博士再和她的高足合作，完成了這本《人格障礙解碼》。

　　他們給讀者介紹一些日漸多見的、令社會不安和迷惑的「病態」行為心理現象。這本書的特點是指出經常被認為是「病」的行為心態其實不是病；作者並非用醫學模式來解釋問題兒童的行為，或青年欺凌別人的行為，或家庭暴力的現象，或一些自戀的心態意識。

　　本書藉著介紹梁博士多年在海外和香港的各類型臨床個案經驗，從「認知行為治療」的角度，為讀者介紹有關諸種失調的行為心理現象的新看法，以及人格障礙的治療方法，讓讀者對「心理病態」、「人格障礙」和「頑固執著」等問題可作進一步的思考。

　　本書很值得推薦給關心人格障礙問題的人士閱讀，並可為從事心理輔導服務的人員提供參考。我在這裡謹向作者們致敬，並祝賀出版成功。

周兆鎏 博士
榮休教授
2016 年 5 月

第一章

「人格」的階梯

陳熾輝

你真正了解、
認識自己嗎？

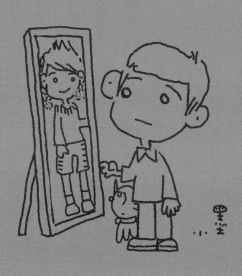

1. 引言

我們會寫這本關於人格障礙的書，是因為大家對這一類型的病患者都很關心，包括學者、犯罪學家及精神健康專業人員都想幫助他們。

本書適合那些從事精神健康工作或對這方面有興趣的人士閱讀，包括臨床心理學家、輔導員、醫生、老師、家長及病患者本身。在不同的章節內，我們會透過個案研究來介紹如何利用不同的治療方法，去有效地幫助這班被診斷有人格障礙的病患者改善他們的狀況。有關的診斷是根據美國精神科學會（American Psychiatric Association, APA）的《精神疾病診斷及統計手冊》（第五版）（*Diagnostic and Statistical Manual of Mental Disorders*, 5th edition, DSM-5）[1] 所作出的。在本書中，我們不會討論太多是否標籤或不標籤病患者；與此同時，我們只會從認知心理學的角度，而不會從醫學的角度去分析各種人格障礙。

在此強調，出版本書的目的，並不是要讓你知道身邊有多少人是人格障礙的患者，亦不是令你能辨別出你的伴侶、家人，抑或是朋友，有哪一位是患上了其中一種或多種人格障礙。因為每個人都擁有某一些人格特質（personality traits），這些特質仍是正常健康運作，並未發展至病態（pathological）或功能失調（dysfunctional）的程度，所以我們希望提醒讀者，請千萬不要利用本書的資料，隨便給身邊的人或自己亂扣「人格障礙」的帽子。我們希望本書能協助讀者更加認識和了解人格障礙患者可能出現的症狀、反應和行為，以及當身邊的

親人或朋友出現某些症狀時,除了鼓勵他們接受診治外,你可以如何幫助他們。

我們會就每種類型的人格障礙提供一些基本相關資料,再透過個案研究去演繹以不同的治療方法去協助患者。如果個案主角令你產生似曾相識的感覺,懇請大家明白這只是巧合而已,所有人物名稱都是虛構,他們只是存在於世界的一角罷了。

本書共有十章,詳細解釋其中某些類型的人格障礙患者,其所面對之困難和其他人可如何協助他們。第一章將介紹人格障礙特質的概念,從具適應性(adaptive)的人格,至缺乏適應功能的人格運作(maladaptive personality functioning),並舉例解釋其線性發展。第二章將解釋各種人格障礙的定義、類別、理論和治療方案,包括將在第九章延伸解釋心理病態性(psychopathic)的人格障礙。

在第三章中,我們將以不同的理論來分析孩子的成長發展、培育、教育,以及創傷經歷,對其性格發展的重要性。我們會列出可行／不可行的事項供讀者參考。兒童時期的經歷,會影響青少年期身心健康的發展。在第四章我們將特別解釋青少年欺凌行為的理論和處理方案。

其他章節將引用不同的個案來勾畫出不同類型的人格障礙的特徵及其治療途徑和手法,其中包括:反社會型(antisocial personality disorder)、自戀型(narcissistic personality disorder)、強迫型(obsessive-compulsive personality disorder)、邊緣型(borderline personality disorder)及心理病態型的患者(psychopaths)。

在最後一章,我們將反映整體情況,就人與人之間的互動關係作

出一些總結，並且提供建議來協助讀者處理人格障礙問題。

2. 何謂人格？

「人格」是指某個人的廣泛性格上的特徵，適應和面對困難的方式，以及從兒童時期學習得來的與人互動的方法。當孩子成長至青少年或早期成年階段，通常便會形成某些模式，這些模式進而塑造了這個人的獨特性格特質和行為。

作為一系列內在發展出有組織的心理系統，人格具有可察覺性和獨特性。它包含幾個次系統（subsystems），包括性格上的特質（temperament disposition）〔例如外向性（extraversion）、情緒不穩定性（neuroticism）〕，對某些情況的特定反應（包括：習慣上、情感上及關係上的反應模式），以及個人身份觀念（包括：自我的概念和關於世界觀的哲學）。總括而言，人格是一種持久的模式，在廣泛不同的社會和個人的情況下，讓當事人感知、聯繫和思考周圍環境和自己的關係。

人格的發展，取決於性格和對周圍環境的應對機制。Rothbart 曾說過：[2]

性格（Temperament）的概念對理解人格發展的起源是必須的。性格描述人格發展的最初狀態，把個人行為的不同，與他／她的內在神經網絡系統聯繫起來。

性格和經驗共同建立一個人的人格，這裡包括兒童發展出對自我、他人、物質和對社會的認知，亦涉及他／她的價值觀，態度和應對策略。

當我們發現存在一系列不同程度、具適應性或不能適應（maladaptive）的性格特徵時，便不難明白人格運作（personality functioning）是處於一條直線上的。貫通在一端的是具適應性（adaptive）的人格運作，在另一端是功能失調的人格（dysfunctional personality），亦可能是人格障礙（disorder）之所在，請參考圖 1.1。

圖 1.1　人格運作之線性關係

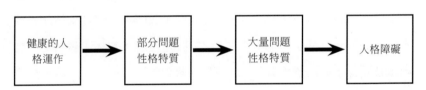

來源：Department of Health and National Offender Management Service (2011). *Working with personality disordered offenders: A practitioners guide*. London: Ministry of Justice, UK.

不過，每一個個體都擁有與別不同的特別模式去釐定思考、感覺和行為表現。有些人比較外向、友善和擅於交際，但有些人亦較容易感到害羞，易於迴避和退縮。從正常人格的「終止」發展至問題性格特質的出現，以至人格障礙之開始形成，人格障礙便在這裡產生了缺乏適應功能、欠彈性和導致調節問題或個人困擾等特徵。[3]

人格障礙的患者容易擁有較多有問題的性格特質，並可發展至

較為極端的情況。有些人可能只擁有幾個有問題的性格特質，但另外一些人則已同時具備幾種類型人格障礙的特徵，這被稱為「合併症」（comorbidity）。因此，人格障礙所反映出的性格特點，可以被視為正常性格特質的極端版本。[4]

　　擁有人格障礙的人，也會在與人建立深厚、有意義和正面的關係方面，出現長期的困難。他們在思考、情緒反應及／或衝動行為上，經常出現異常、極端或僵化的模式，和一般社會及文化上的期望差距甚遠，而當他們難以應對時，更會不斷地產生問題。[5]

2.1 人格障礙與五大性格模型（Five Factor Personality Model, 簡稱 FFM）

　　時至今日，不少研究性格學的學者，都同意研究顯示，[6] 正常的性格運作和病態性的性格運作，是共享層面架構（shared dimensional structure）。這個模型利用五個性格特質，來突顯五種正常性格。五大性格特質包括：經驗開放性（openess to experience）、盡責性（conscientiousness）、外向性（extraversion）、親和性（agreeableness）和情緒不穩定性（neuroticism）。[7] 這個五大性格模型（FFM）並聲稱沒有包含所有性格特質，但它實際上卻已全面覆蓋了大部分人用來形容自己和其他人時所描述的性格特質。[8]

　　DSM-5 [9] 中亦增加了另外一類對人格障礙的解釋，這一解釋主要集中在兩大準則：「人格運作的功能缺損」（impairment in personality functioning）和「病態性的人格特質」（pathological personality

traits）。其中，病態性的人格特質又分為五大領域（domains），當中
每一領域均擁有三至八項特質面向（trait facets）。在這五大領域中，
有四個是與 FFM 當中四個性格特質互相吻合的。

1. 負向情感（negative affectivity）（與 FFM 的「情緒不穩定性」
   吻合）
2. 疏離（detachment）（與 FFM 的「外向性」相反）
3. 對立（antagonism）（與 FFM 的「親和性」相反）
4. 失控（disinhibition）（與 FFM 的「盡責性」相反）
5. 心理病態（psychoticism）（涵蓋怪異的想法、自我中心和不
   尋常的現實體驗）

性格特質的概念，例如五大性格模型（FFM）在形容人格障礙
時是極為可取的。[10] 由於 DSM-5 已明顯開始轉向運用類似 FFM 的概
念來解釋和診斷人格障礙，所以無可置疑地，與其他模組相比，FFM
更受矚目，且更能作解釋性格特質之用。我們將在第二章詳細展示
DSM-5 對人格障礙之解釋。

依照 FFM 五個大範疇的性格分類，過千個性格特質（traits）
能夠被歸入這五大性格類別內，再透過統計學的因素分析（factor
analysis），從而得知五大性格模式各自所涵蓋的性格特質，都有相
當的關聯性，以突顯五大模式的代表性。故此一個人的行為表現能被
統合在 FFM 內，其性格特質，可以每一個分類所摘取分數的高低來
判斷。表 1.1 詳細列出 FFM 內的五大性格特質，分別在高或低分數
時，相對會出現的描述，期望能讓大家更明白每一個分類的意義。

表 1.1　FFM 之五大性格特質

五大性格特質	高分數	低分數
情緒不穩定性（負向情感）	• 擔憂、喜怒無常、自我意識高。 • 長期情緒起伏和不穩定，較容易出現心理困擾，包括：負面情緒，如憤怒敵意、抑鬱、焦慮和情緒波動。 • 同時也較常見的包括：對承受壓力感脆弱無力；擁有過度的慾望、渴求；對未能合乎渴求的行動，難以忍受其失望和挫折感。 • 每每都期望和害怕最差的情況發生。 • 與低自尊、抑鬱和焦慮相關。	• 冷靜、平和、自在。 • 平靜、放鬆和情緒穩定。 • 否認被焦慮、煩躁或憤怒所困擾。
外向性（正向情感）	• 主動、健談、外向型。 • 擅於社交、開朗、充滿活力和有趣。 • 需要與人互動，活動能力和水平高，對尋找刺激和喜樂亦有很大需要。 • 活躍、以人為本、樂觀、愛玩、富感情。 • 對治療反應較一致，所以能預防患上精神疾病。	• 被動、安靜、內向型。 • 傾向於含蓄、矜持（但不一定不友好）、清醒、冷漠、獨立。 • 雖不是不開心或悲觀，但不會像外向型的人一樣展現出精力充沛、神采飛揚的一面。 • 社交上與人疏離，對正面強化的鼓勵不為所動，個人節奏緩慢。

（續）

五大性格特質	高分數	低分數
經驗開放性	• 好奇、靈活、有想像力。 • 樂於接觸非傳統性的理念和價值觀，比封閉型的人，更能淋漓盡致地感受各種情緒。 • 享受廣泛的知識和文化體驗（藝術、戲劇、詩歌、哲學）。	• 不好奇、缺乏彈性、較為實際。 • 封閉型，傾向傳統的信念和態度，擁有保守的品味、教條式和僵化的信念。 • 行為上已有預先設定，情感反應遲鈍。 • 並非較少智慧，但對探求深奧知識沒甚麼興趣。 • 專注學習那些較實用和適用於日常生活的技能。
親和性	• 信任別人、有同情心、合作性高。 • 傾向心腸軟、脾氣好、樂於助人、包容和無私。 • 熱忱地幫助人，往往對周圍的人和事反應敏捷，具同理心，相信大多數人都希望並會以同樣方式行事。 • 隨和，傾向於為圓滑地保持關係，而放棄某些自我的堅持。	• 猜疑、激進、敵對性。 • 傾向憤世嫉俗、無禮甚至粗暴、多疑、不合作和暴躁，也具有操控性，報復心強，冷酷無情。 • 不愉快，對立性，容易表達憤怒，往往是被經常性的衝突打擾，而妨礙了與人建立的關係。
盡責性	• 可信賴、有紀律、井井有條。 • 可靠、勤奮、自我導向、嚴格認真、有雄心、堅持不懈。 • 目標導向型，能為獲得長期的預期成果，而延遲即時的滿足。 • 被視為有責任心和可靠。	• 不可靠、不守紀律、雜亂無章。 • 往往漫無目的、不可信賴、懶惰、粗心大意、渙散、疏忽、享樂主義。 • 不小心、衝動性、不負責任。 • 輕易屈服於即時或非常短期的滿足。

來源：Widiger, T. A., & Mullins-Sweatt, S. N. (2009). Five Factor Model of personality disorder: A proposal for DSM-V. *Annual Review of Clinical Psychology*, 5, 197-220; Widiger, T. A., & Costa, Jr., P. T. (2013). Personality disorders and the Five-Factor Model of personality: Rationale for the third edition. In P. T. Costa, Jr., and T. A. Widiger (Eds.), *Personality disorders and the Five Factor Model of personality* (3rd ed., pp. 3-11). Washington DC: American Psychological Association; Blais, M.A., Smallwood, P., Groves, J. E., Rivas-Vazquez, R. A., & Hopwood, C. J. (2016). Personality and personality disorders. In T. A. Stern, M. Fava, T. E. Wilens, and Rosenbaum, J. F. (Eds.), *Massachusetts General Hospital comprehensive clinical psychiatry*. London: Elsevier.

學者從演化的角度去研究 FFM 時，發覺五大性格特質中的每一個，都能為當事人提供優勢去處理不同的環境狀況。因此，在某些性格特質上取得較高分數，可能代表在演化發展上的一種適應或調整。表 1.2 列出了在每個性格特質提高分數時，人們有甚麼得益，以及要付出甚麼代價。

研究者亦利用實證方法驗明（empirically-demonstrated），DSM-5 內各類型人格障礙與 FFM 五大性格特質的相聯關係。根據這項研究，我們大致上可知道各類型的人格障礙會和哪些性格特質相關。不過，請讀者注意，如前文所描述，人格障礙是從有問題的性格特質演變出來的，某類型的人格障礙與某些性格特質相關聯，但只要那些特質仍是在健康運作，那麼就算你擁有／缺少某些性格特質，亦不代表你有很高的風險患上這類型人格障礙（見表 1.3）。

2.2 人格障礙之建構組織

除了五大性格模型外，研究也發現人格障礙的症狀亦被視為在其他領域上的一些不能適應（maladaptive）的變異，包括動機（對親

表 1.2　五大性格特質提供的好處和所需的代價

五大性格特質	好處	所需代價
情緒不穩定性	✓ 對危險的警惕性 ✓ 具奮鬥力和競爭力	• 壓力和抑鬱，對人際關係和健康的不良後果
外向性	✓ 成功覓得配偶 ✓ 社會盟友 ✓ 環境的探討	• 身體上的風險 • 家庭穩定性
經驗開放性	✓ 創造力，具吸引力	• 異常的信念 • 心理病態症
親和性	✓ 關注別人的心理狀態 ✓ 和諧的人際關係 ✓ 看重聯盟的合作夥伴	• 可能導致舞弊 • 未能獲取最大的個人利益
盡責性	✓ 關注長期效益 ✓ 估計會較長壽 ✓ 理想的社交素質	• 無法獲得即時效益 • 強迫性 • 僵化

來源：Nettle, D. (2006). The evolution of personality variation in humans and other animals. *American Psychologist*, *61*, 622-631.

表 1.3　某些人格障礙與五大性格特質之關聯

人格障礙	有所關聯的五大性格特質
反社會型	親和性[−]，盡責性[−]
邊緣型	情緒不穩定性[+]，親和性[−]
自戀型	經驗開放性[+]，親和性[−]
強迫型	外向性[−]，盡責性[+]

註：(-)，即性格特質負向關聯
　　(+)，即性格特質正向關聯
來源：Blais, M.A., Smallwood, P., Groves, J. E., Rivas-Vazquez, R. A., & Hopwood, C. J. (2016). Personality and personality disorders.

密關係、成就和權力的需要），認知（對事情的誤解、想到自己被疏忽、被遺棄或被拒絕），情緒（極端反應和焦慮），自我概念，社交關係（之貧乏），以及生物發展（暴力或攻擊性的基因）。[11]

3. 人格障礙患者之典型特徵

3.1 行為上的特徵

除了影響人際關係、社交或職業場所之工作效能外，人格障礙亦會導致以下情況發生：[12]

1. 顯著的生活功能缺損和痛苦；

2. 拒絕治療方案，減低對合併症的治療反應；

3. 妨礙學業及工作上取得成就；

4. 促使法律問題出現；

5. 頻密產生自殺念頭，以致自殺率增加；

6. 導致物質濫用問題；

7. 降低生活的滿意程度。

另外，有學者也提出了人格障礙能產生以下狀況：[13]

1. 情緒失調；

2. 沒能力維持正面關係；

3. 社交上被孤立；

4. 憤怒爆發；

5. 增加猜疑和對人失去信任；

6. 沒能力延遲即時滿足；

7. 控制衝動的能力薄弱；

8. 通常會有酗酒及／或濫藥的歷史；

9. 思考和行為：怪異、自我中心、煽情、過度情緒化、焦慮、恐懼。

　　患上人格障礙的人很少能就他們的回應，重新學習適應方法或新的回應策略。他們只會為自己建立一套方法，以應對不同人生大事的發生，但這套方法往往是固定及一成不變的，並常常為他們帶來未能有效適應的不良後果。

　　很多時候，人格障礙的患者都會和一些特殊狀況相關聯，包括：分析事件用上異常的方法，不可預計的情緒波動或衝動行為。[14] 他們的特徵是在日常生活上，為身邊人帶來不少破壞和困難，也經常為他們自己及與他們互動的人，製造很多情緒困擾。他們不但否認自己會有心理問題，通常亦不能辨別自己的行為與傳統可接受的行為是有所不同的。他們並不知道，自己心理上的困難和疾患，是與自己缺乏彈性的思想和行為有關。

3.2 思想上的特徵

　　一般有人格障礙的人，常常擁有不少功能失調，而又扭曲（distorted）的核心信念（core belief）和基模（schema），以及採取很多不能適應的應對策略（maladaptive coping strategies）。[15]

　　這導致他們在有效管理生活壓力及難題上，感到極大的困難。如果沒有適切的治療安排或專業人員協助，他們很少會有能力為自己作

認知轉變，或建立技巧去控制失調的情緒，並更有效地管理自己的生活方式。

　　人格障礙令這些人經常出現逃避的狀況，並絕少能自我接納。他們會不斷尋找機會去否定自己所作的行為，或否認自己的參與，盡力去為自己開脫 。[16]

3.3 最難治療的疾患

　　《刺針雜誌》（*Lancet*）於 2015 年 2 月 21 日出版的第 385 期有關人格障礙的篇章，其社論（題目為 "Rethinking personality disorder"）中有這樣的描述：

　　患上人格障礙的人，對分析世界、他們自己和周圍的人，都感到困難。

　　他們的狀況都展現著：認知，情緒和行為上的問題，往往影響他們建立人與人之間的關係。

　　相信這是最常見的精神障礙問題，其診斷率幾乎肯定是最被低估的（most underdiagnosed）（第 664 頁），因為人格障礙已非一個實際的診斷病患，反而被人用作標籤一些很難協助或療癒的人。

　　有學者也質疑「人格障礙」這個診斷名稱，已在公眾及專業人員眼中，成為一個嚴重具有貶義的名詞。可是，他們相信作為診斷人格障礙的最根本核心，仍然是患者是否缺乏能力建立和維持令人滿意的人際關係。[17]

在幾個研究中，研究員曾經長期跟進人格障礙的患者。整體上而言，這些患者被確診符合患上人格障礙的條件，均能維持至他們20至30歲，之後便慢慢隨著年齡增長而減少（除了類分裂型人格障礙之外）。[18]

在治療過程當中，要處理好有人格障礙的患者，相信輔導員和患者本身都遇到不少困難。這類患者往往都具有從幼小時便引發的個性問題，所以在治療中他們需要較長時間來改變。他們沒有洞悉自己有任何問題，亦常抱有持續抗拒或逃避任何治療／心理輔導的態度；他們來接受治療的唯一理由，是由於家庭壓力或是從法庭轉介。

他們很多時候表現出的一些狀況，都不是性格上的問題。他們較常投訴受抑鬱、焦慮和自殺情緒等困擾。這些患者對改變的普遍抗拒，使他們成為輔導員最棘手的個案，通常輔導員需用上更多的功夫、時間及心力去處理這些個案；患者本身亦更加苛索，需要輔導員付出更多感情，但卻不會要求自己多番去嘗試以達到治療過程的要求。個案一旦減慢了變化的速度，將導致輔導員和患者本人都對治療感到甚為不滿意。

人格障礙的患者，往往都表現出他們自認為合適的不同症狀，因此，輔導員和人格障礙患者兩者之間，與其他病患者相比，可能存在更加不同的期望和對治療時間的理解。患者自己的目標會隨著面對不同人時所遇到的不同困難不斷地改變。他們不會察覺任何自己要改變的需要，只把自己當成受害者。有些患者可能洞悉自己的病因，但卻不具備改變所需的技巧。

在通常的情況下，輔導員或許未能察覺患者的人格問題與個性的

關係或會增加成為長期病的可能性，以及人格問題的嚴重性。這樣會為輔導員和患者在共同訂立治療目標時，造成很大的困難。究竟應處理人格問題，還是其表現的徵狀？我們認為最重要的是緊記患者的目標，而不是其他人或輔導員的目標，才是治療最初要關注的焦點。

4. 香港及台灣發生的個案

讓我們看看本地及台灣等華人社會的情況。當閱讀報章雜誌時，我們經常不難發現有些疑似是人格障礙問題所導致的事件發生。以下的一些個案令無辜的人受傷或被殺害，讓他們的家人承擔無比的傷痛和痛楚。犯案者作出的一些適應不良及異常的行為，大多數都偏離我們的道德和文化規範。究竟他們是有人格障礙，抑或是患上了其他心理疾患？到底他們是壞透（bad）、瘋狂（mad），抑或兩者俱是？

（註：以下個案乃取自互聯網，已分別列明來源出處。案中人的真實姓名已被覆蓋。作者無意為死傷者本人和其家人帶來再次創傷的悲痛，僅希望透過這些個案，令讀者能更了解人格障礙的患者，以及他們有可能作出的行為及其影響。）

個案一：人格障礙變「成魔之路」

香港大角咀一對夫婦被自己的兒子殺害並肢解，兇手一直自恃比他人聰明，自認比人優越，卻無法接受失敗，對生活感到失望，不認為自己有錯，將問題歸咎父母，視殺死他們為解決方

法，且不斷地講大話。

　　有精神科專科醫生認為，兇手很可能患有反社會型人格障礙。他對父母下得了手，可見其感受與常人不同。正是由於他無法對父母產生感受，才會因一時的利益或憤怒而將之殺害。

（http://news.singtao.ca/toronto/2015-03-21/hongkong1426921403d5492723.html, 2015 年 3 月 21 日《星島日報》）

個案二：偷薯片賊被發現後將便利店店東插死

　　在香港油麻地，一名男店東發現賊人在便利店內偷薯片。致電報警時，卻遭手持利刀及啤酒的賊人衝入收銀處大罵，繼而爆發衝突和糾纏。店東被賊人用生果刀直插胸口，經搶救後不治。目擊者指賊人極度兇狠，似要取人性命。

（http://hk.apple.nextmedia.com/news/first/20160309/19522079, 2016 年 3 月 9 日《蘋果日報》）

個案三：女童隨機被砍殺遭割喉

　　台北市內湖一名騎著兒童腳踏車的四歲女童，和母親悠閒地準備前往和家人吃午飯。途中卻遭人持菜刀隨機砍殺，女童當場死亡且身首異處。即使她的母親用力抓著兇手，仍無法制止。這種殘忍割喉的行徑，令所有人感到觸目驚心。

（http://www.cna.com.tw/news/firstnews/201603285018-1.aspx, 2016 年 3 月 28 日中央通訊社）

5. 人格障礙與犯罪活動

研究發現大約七成的罪犯有人格障礙的問題，較一般人為高。因這種問題而帶來的犯罪風險，大多數是來自認知和情緒上的功能失調和這些失調所影響的動機（慾望、衝動、及察覺自己的需要和所受的威脅），以及隨之而來的行為。[19] 人格障礙與犯罪有著特別的關係，因為動機和性格都與相關的動機特徵緊密地聯繫著，最終再確定其行為表現。

動機亦決定我們投放力量的方向，並確立行動過程的本質：友善、暴力、激進、防禦、戰鬥或逃跑（fight or flight）。性格特徵提供基礎，支持我們如何去感知周圍環境，及詮釋我們以往的經驗。動機能幫助我們創造原動力，去追求、構建和維護那些值得我們關注的性格特徵。

人格障礙卻利用扭曲、失調及異常的內部機制，如失調無序的想法、極度的亢奮及嚴重失調的情緒，去建構自己的動機和方向，務求作出相應的行為，來試圖滿足建立自我的慾望。[20]

下列圖 1.2 列出一些失調的性格，乃是五個常見的可導致犯罪活動的主要因素。[21]

鑒於人格障礙和暴力重複犯罪（violent recidivism）有很強的相關性，暴力重複犯罪的罪犯通常都患有人格障礙，其特徵是不能夠也不願意評估風險，亦不肯恪守既定的基本社會規範，他們追求「利己及/或自我保護」的動機，較少在道德、社會認可的規範上，或對身邊人所造成的影響上，作出認真的反思。由於其內在機制、慾望和個

圖 1.2　失調的性格可引致犯罪

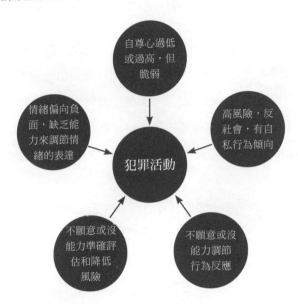

人行為，並未能像平常人一般，可被同理心所調節，人格障礙罪犯經常都會出現異常行為。[22]

另外，2002 年有學者為 62 項研究作了系統性文獻回顧（systematic review），[23] 涵蓋了那些於 1996 年 1 月至 2001 年 1 月在 12 個國家進行的研究，目的是調查人格障礙於在囚人士中的流行率（prevalence rate）。學者發現在囚禁及更新、以及和精神健康有關的設施當中，人格障礙的流行率遠高於一般社區。而且，在參與被研究的 22,790 名對象中，反社會型的流行率最高。

1997 年的一個研究，是在英國國內所有監獄裡選取具代表性的樣本罪犯，來研究不同人格類別與他們所犯的罪行的關係。[24] 同時，

研究人員分別從 391 名男囚犯和 105 名女囚犯中，找出不同人格障礙
在不同罪行所得的分數，再利用迴歸分析（regression analysis），從
而得知人格障礙評分與各類型罪行的關係（部分結果摘錄於表 1.4）。
他們也察覺到，品格障礙（conduct disorder）的評分幾乎與所有類別
的罪行都有顯著的相互關聯性；而反社會人格障礙的評分，亦與大部
分罪行互相連結。

　　雖然這個研究顯示人格障礙與罪行有很強的相互關聯，但並不能
證明兩者之間存在因果關係。學者表示，研究顯示品格障礙和成年人
反社會型人格障礙，均與犯罪行為（不論實施者的性別）有最高的關

表 1.4　與人格障礙有高度關聯性的罪行類別（男／女囚犯）

人格障礙	有所關聯的罪行類別（男囚犯）	有所關聯的罪行類別（女囚犯）
反社會型	• 妨礙司法公正 • 藏有武器 • 搶劫、勒索 • 逃離羈押，違反感化命令 • 欺詐 • 爆竊、偷盜 • 暴力 • 危險駕駛	• 逃離羈押，違反感化命令 • 欺詐 • 爆竊、偷盜 • 暴力 • 危險駕駛
自戀型	• 欺詐 • 藥物有關罪行	• 性罪行
強迫型	• 藏有武器	不適用
邊緣型	不適用	不適用

來源：Roberts, A. D., & Coid, J. W. (2010). Personality disorder and offending behavior: Findings from the national survey of male prisoners in England and Wales. *Journal of Forensic Psychiatry and Psychology*, *21*, 221-237.

聯性。

　　一直以來學者和專業人員都相信，童年的品格障礙與成年人的反社會型人格障礙相關聯。這個研究也讓學者確信，品格障礙是用來反映成年犯罪行為的一個重要指標。[25] 幼童時期的品格障礙為當事人帶來初步反社會型人格障礙的徵兆，其後到了青少年期，便帶來更高程度的反社會行為。[26] 我們在第三章將詳細解釋品格障礙如何影響兒童的發展。

　　另外，由於多份調查都只是研究人格障礙及心理病態（psychopath）於在囚人士中的流行率，有學者提醒，在一般公眾群當中，這種病的流行率可能比我們所想像的為高。[27] 因為當中涉及的反社會行為和性格特質，如說謊和衝動，並不少見；高流行率也可能是因為較多有心理病態的人被逮捕，或較大可能被法庭判決有罪。學者更強調，所有從在囚人士的研究所得，只知道他們擁有的心理障礙，並不必然表示其犯案時已有這種心理問題。

　　另外，只有一種人格障礙與暴力程度的增加有直接的關係。反社會型人格障礙特別適宜用來評估暴力和慣常犯罪的行為，它的流行率在涉及暴力的罪犯中較為突出。[28] 有反社會型人格障礙的人，因為暴力罪行而重複被定罪的機率，是普通人的 3.7 倍，他們所干犯的包括謀殺、誤殺、強姦和搶劫等罪行。[29] 他們的特徵是缺乏同理心，擅於操控，沒有內疚或後悔的感覺。我們在第五章會更詳細地解釋這類型人格障礙。

　　提一提大家，請勿認為所有患上人格障礙的人都一定是較傾向於犯案，從而產生一種誤解，以為心理病態或患有反社會型人格障礙

的人都是罪犯。同樣地，有反社會型人格障礙的人也不一定會成為罪
犯，並要過著罪犯的生活。

6. 人格障礙之嚴重性

　　依據人格障礙的嚴重性去分類，與研究不同類型的人格障礙，
是從兩個不同的角度去看同一個人的人格運作的失調問題。不同類
型顯示不同性格特質的影響，但不同程度的嚴重性則表明它可能影
響其他日常運作領域的程度，如認知執行功能，[30] 並會導致多方面的
缺損，如在工作記憶、規劃、注意力、抑制力和任務轉換能力等方
面。[31] 有學者研究在一群有精神病的罪犯裡，人格偏差和認知功能缺
損之間的關係，他們發現與沒有人格障礙的人相比，有人格障礙的罪
犯，處理注意轉換工作的能力比較差。另外，患上人格障礙的暴力
罪犯比起那些沒有患病的，在自我導向（self-directedness）和合作性
（cooperativeness）上都有顯著的分別。[32]

　　不少擁有多於一種類型人格障礙的人，由於其各類型人格障礙
所出現的重疊，因此很難為他們確定一個合適的類別。擁有嚴重性較
高之人格障礙的人，他們多數已達到所有三個 A、B、C 群（cluster）
人格障礙之診斷準則（有關人格障礙之 A、B、C 群的描述，詳見本
書第二章）。[33] 這些學者建議以另一套人格障礙的分類系統（見表
1.5），來分辨其嚴重性及其相關意義。一些擁有共同特徵的人格障
礙，將被界定入相同的人格障礙群內。隨著不同群的重疊增加，在當

事人身上發生的滋擾和紊亂也必定會增多。[34]

表 1.5　人格障礙的嚴重性程度之分類

程度	分類	描述
0	沒有人格障礙	擁有良好的能力去建立人際關係和抵禦壓力
1	人格困難	當受到壓力時，社交功能缺損（但不會相反地出現）
2	簡單型人格障礙	達到一個或更多類型人格障礙的診斷準則（在同一個人格障礙群內）
3	複雜型人格障礙	達到多於一個人格障礙群的診斷準則
4	嚴重型人格障礙	達到兩個或更多類型的診斷準則，該等類型出自不同的人格障礙群（當中並包括有 B 群），亦產生巨大的社交上紊亂

來源：Tyrer, P., & Johnson, T. (1996). Establishing the severity of personality disorder. *American Journal of Psychiatry, 153,* 1593-1597.

7. 人格障礙的應對技巧

　　應對（coping）泛指就壓力情況所出現的個別不同反應。有些人回應壓力時，會變得很困擾，並且表現十分差劣；但另外一些人卻會保持冷靜，以良好的表現去面對。有學者曾分析並提出有大量文獻解釋應對與人格之間的關係，[35] 不過，只有少量的實證研究曾試圖分析應對與人格障礙的相互關係。

　　現有學說均指出，患有人格障礙的人，他們的應對風格都有不

足之處，例如：一種主動、問題聚焦的應對，和尋找社交支援，都是他們所欠缺的。相對而言，他們比較容易出現行為被動、心智解離（mental disengagement）及失控的情緒宣洩。有學者曾經比較住院的人格障礙病人不同的應對策略，發現以下各類人格障礙相對較少去尋找社交支援，並有較多的逃避情況：偏執型；類分裂型；分裂型；邊緣型；或逃避型。[36] 至於患有反社會型人格障礙的病人，則更少會去尋求社交支援。

學者曾經研究模組（model），來試圖解釋缺乏適應功能的性格特質，不良適應的應對（情緒宣洩及逃避應對），及心理困擾三者互相影響的關聯性。他們證實了缺乏適應功能的性格特質與不良適應的應對有關聯性，並會製造更大的心理困擾。[37] 他們的模組顯示出三個較顯著的性格特質的因子，是反社會型、逃避型、焦慮型／表演型的性格。

一個人的同理心，顯示這個人能回應其他人的精神狀態的責任，也體現他／她理解對方的能力。同理心在人際社交互動關係以及支持長期社會責任上，有著極重要的角色。[38] 如果一個人能感受到同理心，他／她定會為自己的行為負責，對犯案者而言，同理心能讓他／她意識到自己的暴力所帶來的負面後果，以及其他人因此而承受的痛苦。由此，他／她便較少有機會去傷害其他人，從而令到傷害性行為不被鼓勵，而侵犯行為則可被抑制。暴力和缺乏同理心，同樣是精神病在臨床上兩個典型的特徵。[39]

具備心理病態特徵的人，當看到別人受苦時，他們較少有同理心，反而較多地感到喜悅。他們選擇性地表現出同理心功能失調，以逃避適切地表達其悲傷及驚慌的情緒。[40]

8. 結語

在本章中我們解釋了人格的定義，介紹了性格特質如何從正常具適應性的運作功能，演變成為功能失調、缺乏適應性的性格特質（包括人格障礙），並利用五大性格特質模型，去了解人格障礙的概念與性格特質的關係。我們也簡單描述了一般人格障礙的患者，他們的特性、行為、思維、應對、暴力及犯罪情況。

我們也指出使用 DSM-5 去診斷人格障礙的不足，以及治療這類患者所遇到的困難，亦列舉了一些在香港及台灣發生的個案，來讓讀者更理解人格障礙可能出現的狀況。最後，希望大家注意，在幫助患者之餘，切勿過度強調診斷某些人是否患上人格障礙。特別是在沒有清楚認識這個問題，也不甚了解患者病因和背景的情況下，這樣做只會讓更多人被負面標籤化！同時亦希望讀者能繼續閱讀本書其他章節，以加深對有關人格障礙問題之了解。

註釋

1　American Psychiatric Association (2013). *Diagnostic and statistical manual of mental disorders* (5th ed.). Washington, DC: American Psychiatric Association.

2　Rothbart, M. K. (2007). Temperament, development, and personality. *Current Directions in Psychological Science*, *16*(4), 207.

3　Gertzfield, A. R. (2006). *Essentials of abnormal psychology.* New Jersey: John Wiley & Sons; Oltmanns, T. F., & Emery, R. E. (2011). *Abnormal psychology* (7th ed.). Boston:

Pearson.

4 Ray, W. J. (2015). *Abnormal psychology: Neuroscience perspectives on human behavior and experience*. Thousand Oaks: SAGE.

5 同上。

6 Samuel, D. B., Simms, L. J., Clark, L. A., Livesley, W. J., & Widiger, T. A. (2010). An item response theory integration of normal and abnormal personality scales. *Personality Disorders: Theory, Research, and Treatment, 1*, 5-21.

7 McCrae, R. R., & Costa, Jr., P. T. (2008). The five factor theory of personality. In O. P. John, R. W. Robins, and L. A. Pervin (Eds.), *Handbook of personality* (pp.159-181). New York: Guilford Press.

8 Saucier, G. (2008). Measures of personality factors found recurrently in human lexicons. In G. J. Boyle, G. Matthews, and D. H. Saklofske (Eds.), *The SAGE handbook of personality theory and assessment*. Los Angeles, CA: SAGE Publications.

9 American Psychiatric Association (2013). *Diagnostic and statistical manual of mental Disorders* (5th ed.).

10 Larsen, R. J., & Buss, D. M. (2014). *Personality psychology: Domains of knowledge about human nature* (5th ed.). New York: McGraw Hill Education.

11 同上。

12 Blais, M. A., Smallwood, P., Groves, J. E., Rivas-Vazquez, R. A., & Hopwood, C. J. (2016). Personality and personality disorders. In T. A. Stern, M. Fava, T. E. Wilens, & J. F. Rosenbaum (Eds.), *Massachusetts General Hospital comprehensive clinical psychiatry*. London: Elsevier.

13 Petherick, W., & Sinnamon, G. (2014). Motivations: Offender and victim perspectives. In W. Petherick (Ed.), *Profiling and serial crime: Theoretical and practical issues* (3rd ed.). Oxford: Anderson publishing.

14 Davey, G. (2014). *Psychopathology: Research, assessment and treatment in clinical psychology* (2nd ed.). West Sussex: British Psychological Society and John Wiley & Sons.

15 Beck, A. T., Freeman, A., Davis, D. D., & Associates. (2004). *Cognitive therapy of personality disorders* (2nd ed.). New York: Guilford Press.

16 Livesley, W. J. (2003). *Practical management of personality disorders*. New York: Guilford Press.

17 Tyrer, P., Reed, G. M., & Crawford, M. J. (2015). Personality disorder 1: Classification, assessment, prevalence, and effect of personality disorder. *The Lancet, 385*, 717-726.

18 Gutierrez, F., Vall, G., Peri, J., Bailles, E., Ferraz, L., Garriz, M., & Caseras, X. (2012). Personality disorder features through the life course. *Journal of Personality Disorders, 26*, 763-774.

19 Petherick, W. (2015). *Applied Crime Analysis: A social science approach to understanding crime, criminals, and victims*. Waltham: Elsevier.

20 同上。

21 Petherick, W., & Sinnamon, G. (2014). Motivations: Offender and victim perspectives.

22 Petherick, W. (2015). *Applied Crime Analysis: A social science approach to understanding crime, criminals, and victims*.

23 Fazel, S., & Danesh, J. (2002). Serious mental disorder in 23,000 prisoners: A systematic review of 62 surveys. *The Lancet, 359*, 545-550.

24 Roberts, A. D., & Coid, J. W. (2010). Personality disorder and offending behavior: Findings from the national survey of male prisoners in England and Wales. *Journal of Forensic Psychiatry and Psychology, 21*, 221-237.

25 同上。

26 Robins, L. N. (1978). Study childhood predictors of adult antisocial behavior: Replication from longitudinal studies. *Psychological Medicine, 8*, 611-622.

27 Hollin, C. R. (2013). *Psychology and Crime: An introduction to criminological psychology* (2nd ed.). East Sussex: Routledge.

28 Roberts, A. D., & Coid, J. W. (2010). Personality disorder and offending behavior: Findings from the national survey of male prisoners in England and Wales.

29 Hiscoke, U. L., Langstrom, N., Ottosson, H., & Grann, M. (2003). Self-reported personality traits and disorders (DSM-IV) and risk of criminal recidivism: A prospective study. *Journal of Personality Disorders, 17*, 293-305.

30 Bergvall, A. H., Nilsson, T., & Hansen, S. (2003). Exploring the link between character personality disorder, and neuropsychological function. *European Psychiatry, 18*(7), 334-344.

31 Roberts, A. C., Robbins, T. W., & Weiskrantz, L. (1996). Executive and cognitive functions of the prefrontal cortex. *Philosophical Transactions of the Royal Society B, 351*, 1387-1527; Smith, E. E., & Jonides, J. (1999). Storage and executive processes in the frontal lobes. *Science, 283,* 1657-1661.

32 Bergvall, A. H., Nilsson, T., & Hansen, S. (2003). Exploring the link between character personality disorder, and neuropsychological function.

33 Tyrer, P., & Johnson, T. (1996). Establishing the severity of personality disorder. *American Journal of Psychiatry, 153,* 1593-1597.

34 Duggan, C. (2005). *The treatment of severe personality disorder.* Kidlington, Oxford: The Medicine Publishing Company.

35 Bogaerts, S., Spreen, M., Horvath, Z., Polak, M. S., & Cima, M. (2013). Career criminality, childhood experiences, and adult personality among forensic patients in the Netherlands. In J. B. Helfgott (Ed.), *Criminal psychology: Typologies, mental disorders, and profiles.* California: Praeger.

36 Bijttebier, P., & Vertommen, H. (1999). Coping strategies in relation to personality disorders. *Personality and Individual Differences, 26,* 847-856.

37 Ireland, J. L., Brown, S. L., & Ballarini, S. (2006). Maladaptive personality traits, coping styles and psychological distress: A study of adult male prisoners. *Personality and Individual Differences, 41,* 561-573.

38 Bogaerts, S., Spreen, M., Horvath, Z., Polak, M. S., & Cima, M. (2013). Career criminality, childhood experiences, and adult personality among forensic patients in the Netherlands.

39 同上。

40 Blair, R. J. R. (1999). Responsiveness to distress cues in the child with psychopathic tendencies. *Personality and Individual Differences, 27,* 135-145.

第二章

我有無問題？

林嬿錡

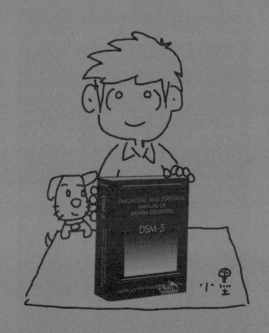

1. 引言

　　上一章我們認識到，一個人的人格是勾畫出一個人的獨特性格時不可缺失的一環。根據同樣的邏輯，人格障礙可解釋為十種由內在經歷和行為綜合而來的模式，[1] 這些模式是頑固的，而且能反映一個人的思維、情緒、社交及自制能力。心理學家 Cloninger[2] 綜合了四個人格障礙的核心特質：

　　1. 極端偏激和扭曲的思考模式；

　　2. 人際關係上有明顯的困難；

　　3. 情緒反應模式上的問題；

　　4. 缺乏自制能力。

　　這一章我們將會從不同角度去了解人格障礙，期望為患者帶來更有效的幫助。

2. 人格障礙的思維模式、人際關係及生理剖析

2.1 各類人格障礙的思維模式

　　人格可理解為一個人的基本思維架構，負責幫我們整理、發展和表達我們內心以及外在的世界。[3] 可以想像得到，我們的人格可以比喻作一座大廈的基本結構。一座四通八達的大廈在傳遞訊息上更快、更準，而且更靈活。而人格障礙患者刻板的思維及行為模式，就如一

座只有一條樓梯出入的大廈。若果通道出現了問題，整座大廈的運作都會受影響。正正就是這種欠缺靈活的模式，影響著人格障礙患者在生活中大大小小的問題，[4] 令他們經常會出現異於常人的偏激、刻板的想法和情緒反應，甚至會出現一些浮躁衝動的行為。因此，當臨床心理學家診斷人格障礙的時候，會考慮到求助者人格的基本架構是否造成令人擔憂的現況的核心原因。我們可以想像得到，若要改變一座大廈的結構，就需要整座大廈內外都作出一致的維修，因此也可以想像到，介入人格障礙需要耗費大量的功夫，包括長期觀察和小心的診斷，通常治療也需要相當長的時間。

早期的診斷手冊都會將人格障礙分成三個群組，也就是 A 群、B 群、和 C 群（圖 2.1），並且每組都有它們的主題和共同意義。我們必須緊記這些群組分類的目的是描畫出群組中相關的人格障礙的一些共通點，所以相對地比較含糊和概括，只能在理解各種人格障礙的關

圖 2.1 各群組的人格障礙概覽

A 群（古怪／異常） 與影響力的張力矩陣中之「自由」相關 （見圖 2.2）	・偏執型（paranoid） ・類分裂型（schizoid） ・分裂型（schizotypal）
B 群（戲劇化，情緒化） 與影響力的張力矩陣中之「權力」相關	・反社會型（anti-Social） ・邊緣型（borderline） ・戲劇型（historionic） ・自戀型（narcissistic）
C 群（焦慮／害怕） 與影響力的張力矩陣中之「愛」相關	・迴避型（avoidant） ・依賴型（dependent） ・強迫型（obsessive-compulsive）

聯時用作參考。的而且確，被確診有一種人格障礙的患者有機會同時呈現其他群組的人格障礙病徵。[5] 因此，人格障礙絕少有機會會如同課本中一樣單一地呈現，反而往往是多個類同的症狀在同一患者身上表現出來。

2.1.1 A 群

A 群的症狀多與異常的思維有關，特別是猜疑的想法。A 群是三個群組中生理因素最明顯的一組，故此在受壓時容易出現思緒混亂的狀態。[6] A 群的特徵是思緒謬誤所引起的社交問題，例如孤僻、獨來獨往、特殊或怪異的思維和說話模式等等。[7] 比起其他人格障礙的病徵，A 群的症狀更近似精神分裂症，而根據最新的 DSM-5，A 群被列入精神分裂症系列之中。[8] 的確，在磁力共振的研究當中發現，A 群患者在腦部結構及功能上有相同的異處；[9] 並且，在精神分裂症患者的家屬中有更大機會找到 A 群的生理病徵[10]。

2.1.2 B 群

B 群的症狀則與異常的情緒調適有關。出現 B 群症狀的人大多很難相處，他們衝動、具破壞性。由於他們偏向衝動浮躁，所以大部分都會有成癮的問題。尤其是反社會型的患者，他們更會涉及違法和濫藥問題。[11] 腦掃描發現，患有 B 群人格障礙的患者在獲得獎勵的時候，前額葉負責回應獎勵的部分反應比一般人少。[12] 這結果就可解釋，B 群患者衝動浮躁的人格使他們疏忽行為背後的後果，及欠缺從經驗中反思的能力。因此，一般會建議 B 群患者進入長期的個人或

小組輔導。然而，反社會型人格障礙患者對任何形式的介入都少有改善，而且大多會持續到晚年。[13]

2.1.3 C 群

C 群的主題是迴避與退縮。一般 C 群人格障礙的患者都難以應付人際關係上的壓力，並選擇以退縮、迴避或自暴自棄的行為去應付或避免人際互動。雖然腦掃描的研究還無法確認 C 群人格障礙的生理因素，但有一項研究發現適當的短期認知行為治療能有效減輕症狀。[14]

2.1.4 官能性人格障礙（Organic Personality Disorder）

有別於其他群組的人格障礙，這群人是因腦部嚴重受傷而引發人格障礙的症狀。但診斷官能性人格障礙就會發覺，他們心理及行為上的改變並不是由於腦部受傷的並發症所引起的（例如情緒病、思覺失調等）。官能性人格障礙所帶來的心理與行為上的突變，會反映出患者在心態調節上出現困難，以致令情緒起伏很大。[15]

2.2 人際關係與人格障礙

除了從思維及性格傾向去理解人格的定義，人格也可以從我們體驗人際互動時反映出來。[16] 很多時，人格障礙患者都感到很難與別人建立及維持深厚、有意義的健康關係。[17] 根據影響力的張力矩陣理論（The Influence Matrix, 或簡稱 I.M.），我們可以將人際關係裡的價值觀歸納為三條軸，以更深入地了解患者於人際關係上遇到的三種不同形式的困難。

I.M. 的理論是由依附理論（Attachment Theory）[18] 和行為性投資理論（Behavioral Investment Theory）的概念融合所得的、對人與人之間互動模式的理解。I.M. 理論認為社交上的影響力是我們社交的首要動機。因此 I.M. 理論提出不論大小，社交影響力都有一套相應的特質，而我們與生俱來就能辨別這些特質，以致本能地在與人交際的時候接近社交影響力大的人和事，或盡量在行為中表現出社交影響力大的模樣。特別是對身邊重要的人和事，我們會期望從中尋求社交影響值高的特質。比如我們會盡量避免一些減低我們社交影響值的情況（例如被人拒絕、批評或忽略），並爭取能反映出高社交影響值的機會（例如受關注、得到別人的肯定）。I.M. 理論提出我們可以由三個範疇去衡量社交影響值，並以三條軸去演繹，分別就是權力（掌權與服從）、愛（聯繫與敵對）和自由（獨立性與依賴）。

我們就是透過摸索這三個渠道去增加自己在不同關係之中的社交影響力。例如，我們可以透過與別人在爭議中取勝（增加權力）或在於爭議中讓步（增加聯繫），甚至在爭議的某方面妥協抽身，那就是犧牲了權力和聯繫，卻獲得自由的例子。

同樣地，I.M. 理論解釋人格障礙患者的行為舉止都傾向減低、減少自身及對方的社交影響值。而人格障礙的群組似乎恰巧與 I.M. 的三條軸相應。A 群與自由這主題有關，如類分裂型的孤僻、分裂型的思維跳脫、以至偏執型的控制慾強等。A 群的特徵都可以理解為極端的獨立，我行我素，取向遠離其他人。同樣地，B 群的好勝心、操縱慾和控制慾強與權力這個主題相等。而 C 群渴求與人緊密聯繫則合乎愛的軸線，例如，依賴型患者會不惜一切一面倒地付出，甚至犧牲自

己去保持與身邊重要的人的聯繫，而迴避型患者雖然也渴望聯繫，卻因為怕被人拒絕而覺得自己不值得愛，怕被批評而傾向將自己孤立起來（參見圖 2.2）。

不過，不是所有人格障礙的類型都能套入 I.M. 的理解裡。例如同是 B 群的強迫型就不符合 I.M. 理論的解說，反而更適合被形容為固執地需要思維整理。另一個例子是邊緣型。據 Gregg Henriques [19] 解釋，邊緣型不像其他 B 群人格障礙，它的主要特徵並不在於對權力的渴求，而是整體上情緒調節都有困難，從而導致一個不完整的關係系統。

Henriques 指出，I.M. 理論對人格障礙的演繹亦對應心理分析師 Karen Horney 提出的人際關係的理論中三種人際關係互動的取向，它們就是：邁向、抗衡和遠離。[20] Horney[21] 假定人際關係的取向是隨著我們的個性一起被塑造出來的。Henriques [22] 認為，Horney 提出的三

圖 2.2 Henriques 所指的 I.M. 與 Horney 的理論整合

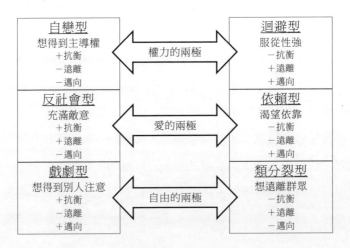

種人際關係取向，可以配合 I.M. 理論的三條軸來形容人格障礙中各類型的特徵。

2.2.1 邁向對方與對愛的渴求

在人際關係中邁向對方，反映了對愛與聯繫的需要，亦正正是 I.M. 理論中愛的軸線想表達的主題。C 群中的依賴型最能代表這種關係。依賴型患者很怕被人遺棄或冷落，所以他們為了維持與人的聯繫，會服從對方的意願去避免被人拋棄，這促使他們慣用邁向他人的方式與人互動。

2.2.2 抗衡對方與對權力的渴求

當我們與別人抗衡，這意味著帶來競爭、要與別人比較和鞭撻自己的取向。B 群中的自戀型正是好勝心強，需要不斷表現自己勝人一籌，這反映出他們在人際關係中利用權力去與人聯繫。

2.2.3 遠離對方與對自由的渴求

在關係中遠離對方，就等於將自己與群眾的距離拉遠。但孤立也同時給予自身思維上、情感上甚至實際上的自由空間。A 群的分裂型最大特徵就是與人情感上有疏離感，甚至在回應上也有某種隔膜，因此符合遠離對方的互動取向。

總括而言，I.M. 理論與 Horney 的人際關係理論對於勾畫出人格障礙雖然各有不同，卻都在人際關係中反映出問題所在。透過這兩套理論，我們可以更貼切地明白各類型的特徵和區別。例如戲劇型希望

得到注意，因此會採取邁向或是抗衡的方式與人互動，卻很少會選擇遠離。相反，類分裂型的孤僻令他們在人際關係中選擇遠離，不會邁向也不會抗衡。

2.3 人格障礙的生理剖析

人格障礙患者往往都有抑鬱症或藥物濫用等合併症。儘管目前還沒有一個明確的腦部位置可解釋人格異常，但大腦解剖的研究卻找到某些大腦部分與某幾款人格障礙的關聯，例如有研究發現，有童年陰影的邊緣型患者大腦中的海馬體體積有萎縮，[23] 靜息態功能磁力共振圖像觀察到反社會型患者的前額葉灰質比常人少，患者在有社交壓力的情況之下，前額葉灰質的活躍程度也相當低。[24] 這些研究結果指出了大腦前額葉結構上的異常與人格障礙患者的不顧後果、判斷力差和缺乏同理心等特質都有點關係。[25] 即便如此，我們還需要有更多腦部研究去進一步了解人格障礙的生理因素。

3. 人格障礙的成因

正因為人格障礙並不常見，它往往被冠上好食懶做或生性邪惡等臭名。但事實上，愈來愈多研究證實，基因、父母育兒的方式、朋輩關係等都與人格障礙的形成有關聯。[26]

3.1 基因

早前的研究指出我們的性格特徵是會遺傳到下一代的，而人格障礙的特徵亦然。[27] 除了我們先前提及過，A 群的生理症狀是有遺傳因素的之外，在雙生兒的研究中亦發現反社會型不守社會常規的性格特質都是受遺傳影響的。[28]

3.2 童年創傷

學者更注意到，大部分人格障礙患者都來自破碎家庭。[29] 多個追蹤調查（longitudinal study）證實，人格障礙患者普遍都有坎坷的童年。一項長達七年的追蹤調查，曾抽出一群不同國籍而且有人格障礙的患者，並對他們的童年成長作出分析。[30] 此項調查結果指出人格障礙患者的童年有兩大特點：

1. 各種不同形式的童年虐待在人格障礙患者中非常普遍。不少於 70% 的受訪者童年時有被虐的經歷，而 82% 則表示童年時曾被疏忽照顧。進一步的研究更指出，長期被言論攻擊的孩子，於成年時患有邊緣型、自戀型、偏執型或強迫型人格障礙的機率比一般孩子高三倍多。[31] 特別是邊緣型患者，他們在報告中反映受到的童年創傷比其他受訪者多，事件發生的時候亦較為年輕，而且涉及更多性侵犯或虐待的情況。

2. 病態的童年經歷影響孩子及青年的運動表現。他們比一般同輩少參與興趣活動，也比較不受朋輩歡迎。這間接形成了一個人際關係的惡性循環。雖然研究有待找出各種個別創傷與各類人格障礙的關係，但可以肯定的是，童年創傷所引起的

青少年障礙在迴避型的受訪者中是最為常見的。

另外，一項跨越 20 年的追蹤調查跟進位於美國紐約的 738 對母子，並記錄孩子由青少年至成年期的成長經過，發現人格障礙的形成與下列各項因素都有直接關係：[32]

1. 孩子在情緒上、物質上及照顧上都感到被忽略；

2. 孩子與母親及 / 或父親的關係較疏離；

3. 孩子曾承受威嚇性懲罰；

4. 母親曾利用孩子的內疚感來控制他 / 她；

5. 孩子因意外懷孕而出生。

該研究指出不同的童年創傷提升各類人格障礙的風險，重點如下：

1. 童年被性侵犯及言語虐待大大提高成年後患上 A 群人格障礙的風險；

2. 父母於育兒早期時的問題反映孩子在青少年期患上 B 群人格障礙的風險，特別是：

（1）表現不一致的母親提高孩子患上邊緣型的風險；

（2）過度參與和照顧的母親則提高孩子患戲劇型的風險；

（3）正式落案的性侵犯記錄普遍與症狀嚴重的邊緣型有關；[33]

（4）忽視孩子的父母提高孩子患上邊緣型、自戀型及反社會型的風險。

3. 身體上及言語上的虐待大大提高孩子在成年後患上 C 群人格障礙的風險，特別是言語虐待與強迫症的嚴重程度有關。

由此可見，不同形式的童年虐待和傷害都與成年後患有人格障礙有不可忽視的關聯。

3.3 社會及文化因素

雖然我們的性格發展大多與基因和個性特質有關，但環境因素在我們的性格發展中也擔當一個重要的位置。不論是一個人的種族、當地文化或全球的社會趨勢，都是必須考慮到的環境因素。心理學家 Joel Paris[34] 用身心社理論（biopsychosocial model）去解釋人格障礙。他的理論指出，生理、心理及社會因素，每一項都是研究發展人格障礙時必須重視的，任何一個單一因素都不足以發展成病態。而一般的人格障礙形成都是遺傳、人生經歷及社會環境綜合而來，也就是說，我們所成長的社會及文化會助長符合當地社會風氣的某些特質，同時壓抑了另一些與社會風氣不符合的特質。當然，不同的社會文化都會有它的一套價值觀；甚麼行為是社會接受的、普遍的，甚麼行為是異常的、不被容忍的，在各國各地都不同。尤其是一些可發展成人格障礙的、風險高的性格特質，若被環境助長則會大大提高發展成人格障礙的可能性。例如中國文化當中的內斂謙虛是一種美德，但西方文化則比較推崇自信有主見的個性。現今社會標榜有志向、有野心等特質，甚至會認為這些都是成功人士的基本條件，那麼一些自戀型所擁有的特質就被助長了。[35] 同樣地，文化與種族與塑造一個人的人格息息相關。在不同種族和文化的人群中，被診斷為各類人格障礙的機率都有所不同。[36]

我們可以日本一個探討蟄居族的研究為例。蟄居族（引き籠もる，Hikikomori）的「蟄居」依字面解釋是退隱、隱藏或社交迴避，猶如毛蟲結蛹一樣，它是參考英文 cocooning 翻譯成日語，帶有一種拒絕參與社會的心理狀態。蟄居族是指處於狹小空間、自我封閉地生

活的人。在日本，蟄居族大多是年輕一代，終日躲在自己房中，不工作不上學（有少數人會外出工作，但也只做一些少與人正面交流的工種，例如透過互聯網的工作）。一般蟄居族的性格從小就已有跡象，也因此而影響行為發展。雖然表徵全都是隱蔽和孤僻，蟄居族背後卻有多種不同的成因。既不是純粹過度害羞，也不只是單單有社交恐懼，所以很難以單一的一個診斷去解釋。正當歐美文化認為獨立是一個健康心理質素的指標之一時，蟄居族的高度獨立卻似乎是一個病徵多於健康心理的指標。反而，蟄居族可理解為個人獨立與社會文化於社交互動、建立關係和溝通上一個期望落差的錯配。[37]

同樣地，其他的人格障礙也可以像日本蟄居族的例子一樣，顯示出文化與個性發展的互動關係。

4. 人格障礙的流行率

上文提到的一些診斷在各國各地都有所差異，因此難以在人格障礙的流行率上下一個確實的定論。美國於 2001 至 2002 年的全國統計發現 14.7% 的成年人有至少一種人格障礙（表 2.1），但較近期的全美統計卻明顯下滑至 9.1%[38]。英國則錄得 4.4%，[39] 挪威 13.4%[40]。

在亞洲，流行率的研究則比較關注反社會型及邊緣型的普及程度。台北的統計指出反社會型人格障礙患者佔大約總人口的 1.4%，[41] 首爾的統計約 2%，[42] 香港就得出 3.31%[43]。由於各國不同的診斷者使用不同的診斷工具再加上文化的不同，所以數據上有所差異。但總括

而言，擁有至少一種人格障礙的流行率大約為 10% 至 15%。

4.1 各類人格障礙的流行率

2004 年的一個全美統計[44]指出強迫型是普遍的，而依賴型是最罕有的（參見表 2.1）。他們的統計指出在流行率中有性別差異。的確，早期 DSM－IV[45]指出邊緣型、戲劇型及依賴型大多為女性，而偏執型、類分裂型、分裂型、反社會型、自戀型及強迫型卻是男多女少。雖然有多個研究也留意到這個性別上的偏差，但其原因仍有待探討。

表 2.1　全美統查各類人格障礙 14.7% 流行率內的分佈

人格障礙類型	14.7% 流行率內的分佈
強迫型	7.88%
偏執型	4.41%
反社會型	3.63%
類分裂型	3.13%
迴避型	2.36%
戲劇型	1.84%
依賴型	0.49%

來源：Grant, B., Hasin, D., Stinson, F., Dawson, D., Chou, S., Ruan, W., et al. (2004). Prevalence, correlates, and disability of personality disorders in the United States: Results from the national epidemiologic survey on alcohol and related conditions. *Journal of Clinical Psychiatry*, 65 (7), 948-958.

4.2 人格障礙的合併症

人格障礙患者有一個難題是人格障礙所出現的合併症，他們常給人一種孱弱又情緒不穩定的印象。[46]人格障礙的診斷常與其他精神健

康問題並存，包括焦慮症（例如恐慌症、創傷後障礙）、情緒障礙（例如抑鬱症、躁鬱症）、衝動控制障礙（例如注意力缺陷多動症）和藥物濫用或依賴。[47] 英美的統計發現約三至五成的精神病患者符合人格障礙的病徵。[48] 有研究指出，人格障礙所出現的合併症在患者臨床的表現往往比人格障礙的症狀更明顯，令臨床診斷上更難發現患者人格障礙的問題並作出相應的介入。[49] 臨床心理學家 Tyrer [50] 指出人格障礙是這些精神健康問題經常復發的主要原因。另外在非臨床的統計中，也發現人格障礙與問題行為，如酗酒、濫藥、輟學等普遍並存。[51]

4.3 人格障礙與暴力行為

一個在美國紐約進行的頗具規模的研究，調查各類人格障礙與暴力行為是否有關聯。[52] 研究從社區中隨機抽樣，選出約七百名青少年（男女各一半）以及他們的母親作為研究對象。研究結果指出，擁有一類或以上人格障礙的青少年中有 38% 會作出暴力行為；沒有這類病症的受訪者，則只有 19% 會使用暴力。研究更發現，C 群的人格障礙與暴力風險沒有關聯。不過，其他群組就有所不同：

1. B 群人格障礙（與沒有此類症狀的人相比）
   （1）參與其他人的暴力行為的風險高四倍；
   （2）挑起鬥爭的風險高五倍；
   （3）犯上搶劫罪的風險高七倍。

2. A 群人格障礙（與沒有此類症狀的人相比）
   （1）攻擊他人的風險高五倍；
   （2）犯上搶劫罪的風險高五倍。

3. 特別是（與沒有這些症狀的人相比）

（1）偏執型挑起鬥爭的風險高兩倍；

（2）自戀型攻擊他人、挑起鬥爭和恐嚇會傷害其他人的風險高兩倍。

有關人格障礙與暴力罪行的相互關係，就在囚人士或因犯罪而被安置在精神病罪犯設施中的病人而言，針對他們的行為所作的其他研究報告如表 2.2。

需要留意的是，以上列出的研究結果都是從監獄或囚禁有精神病罪犯的設施中得到的。那些病情及暴力傾向較嚴重的囚犯，他們所展現的症狀較為極端。另外，這些研究只針對參與者在設施內的行為，而並非他們在社區內作出的犯罪行為。研究只提供有關參與者對暴力及行為模式的傾向，並未能確定人格障礙與犯罪行為之間的因果關係。因此必須強調，這些結果未必能夠反映所有人的情況。特別要留意的是，囚犯在干犯罪行（導致後期入獄）時，有關的人格障礙未必存在。

4.4 虐待傾向

追蹤式研究發現，童年時的家庭暴力和人格障礙症狀，與成年時的虐偶行為有直接關聯，[53] 研究更發現這一關聯與 A 群和 B 群患者的童年記錄最相關。當中，研究人員發現，A 群患者的妒忌、多疑和 B 群患者的暴躁、衝動、隨機等特質會提高患者虐偶的風險。相反，C 群怕得失別人的特質卻會減低其作出虐待行為的風險。

表 2.2 在精神病罪犯設施的罪犯人格障礙研究

作者	國家	受訪者	方法 / 評估	發現
Coid et al.[54]	英國	高度設防的司法部中 511 名人格障礙患者及 2,575 名精神病患者	國際疾病分類（ICD-10）；參與者的臨床記錄	• B 群在受訪者中最普遍 • 患有反社會型人格障礙的人有前科的可能性比其他受訪者高三倍
Warren et al.[55]	美國	250 名女囚犯（當中有 200 名患有 B 群人格障礙，其他的沒有）	DSM- Ⅳ -TR 軸 I 和 II 障礙臨床定式檢查使用指南（SCID I & II）；參與者自我報告	• 患有自戀型人格障礙的人犯下暴力罪行的可能性比其他人格障礙患者高八倍 • 患有 A 群人格障礙的人犯下暴力罪行的可能性比其他人格障礙患者高兩倍半
Coid[56]	英國	81 名囚困在人格障礙專科監獄的男囚犯	DSM- Ⅳ -TR 軸 I 和 II 障礙的臨床定式檢查使用指南；囚犯在案的資料	• 患有偏執型人格障礙的人對其他囚犯犯下暴力罪行的可能性比其他人高六倍 • 患有自戀型人格障礙的人對自己或其他囚犯犯下暴力罪行的可能性比其他人高三倍

5. 如何得到幫助？

5.1 評估及診斷

人格障礙的診斷需要謹慎評估和小心處理。進行合適的評估是為了最有效地幫助患者得到專業的協助，而不是要將他標籤。可以想像，沒有人會喜歡別人告訴他，他的人格有問題。錯誤的表達往往會令人感到被人身攻擊或被歧視，甚至錯以為自己有一部分或大部分人格障礙的特質。然而，最重要的區別是，這些人格特質上的雷同不會影響大多數人的日常生活；但同樣的人格特質在人格障礙的患者身上卻會帶來切身的影響。已被確診的人格障礙患者的行為模式都已造成個人、社會及工作上顯著的痛苦和傷害。[57]

人格障礙的診斷需要仔細和徹底的評估。要做到這樣準確的評估，需要有經驗豐富的精神科醫生或臨床心理學家去深入了解求助者的歷史背景，包括臨床病歷、身體和神經系統檢查，以及精神狀態的檢查。透過深入了解一個人的成長，專家可追溯到自他們童年成長開始慢慢建立的一些偏執的思維與行為模式。專家們會留意求助者在工作上、親友間或日常生活與人的互動中出現的一些困難；或生活中一些衝動的行為、行徑或極端的情緒反應；還有求助者的犯罪記錄和婚姻及工作歷史，例如了解到求助者能否維持一份工作，曾有過幾段婚姻也都對人格障礙的評估有所幫助。

同時，評估必須有詳細的病歷資料，去排除症狀所有潛在的生理因素，或其他引起行為異常的可能性，如一些身體和神經系統疾病所引致的異常行為。由於青春期年少輕狂的行為（例如情緒波動、自

我、狂妄）與人格障礙患者的行為類似，所以一般人格障礙的診斷會於青春期後進行。[58] 當然，除了收集求助者的背景和歷史之外，專家也可以利用一些個性評估工具以協助診斷。有別於我們在互聯網上可以找到的性格心理測驗，這些複雜的評估工具僅授權給合資格人士使用。這意味著需要有一定的知識和洞察力去分析和理解藉助這些評估工具所得出的結果。例如，明尼蘇達多項人格問卷（MMPI）是一個被廣泛用於成年人性格分析及病理評估的標準心理測試。[59] MMPI 將性格特質量化，從而分析出一個人有多少人格障礙的性格特點。MMPI 可幫助一個有經驗的臨床專家分析個案的性格特質，以及是否與某一類人格障礙病症最吻合。雖然 MMPI 確實是評估上的好幫手，但單靠 MMPI 的結果並不足以診斷人格障礙。正式的確診是需要通過精神科醫生或受過訓練的臨床心理學家配合多個仔細和徹底的評估後才能得出結論的。

最後，必須提到的是，人格障礙與重症精神病大大不同。一般確診有人格障礙的患者，雖然在與人的互動方面有明顯的困難，但還是可以融入社會中生活。有些確診的患者，只是會偶然在壓力大或社交上遇到困難時才需要適當的輔導。然而，即使人格障礙的症狀可通過多年的適應、心理教育和心理輔導而得以控制，但症狀一般會持續到晚年。因此，他們也跟其他人一樣在法律上、社會上要負上相當的責任；他們若觸犯法律也跟大眾一樣要承擔惡果。儘管他們傾向做一些錯誤的破壞性行為，但患有人格障礙的人與大眾一樣有能力理解他們自己的行為所帶來的後果。

5.2 專業的心理介入及治療方向

5.2.1 認知行為治療法與人格障礙

認知行為治療（Cognitive Behavioral Therapy, 簡稱 CBT）是透過分析一個人扭曲的思維或行為模式，去幫助求助者重新應對自己的盲點。根據認知行為治療的理論，人格障礙中那些常見的極端、偏執和扭曲思維行為模式都是來自人格障礙患者對自己和他人的一些錯誤的、扭曲的或帶有偏見的觀念。扭曲的核心信念導致患者對身邊的人和事，尤其是在人際關係上，有扭曲而且不合理的見解。因此，人格障礙為患者帶來生活上不同層面的困難，而認知行為治療法的概念架構及技巧正正能靈活地、恰當地針對這多重的影響。[60] 一般的認知行為治療會首先協助求助者面對生活上比較貼身和實際的問題，例如教育求助者去應付和減低症狀、提升拆解問題的能力和學習技能。然後，當求助者能穩定地應付日常生活，而且大家建立了一個合作關係後，便會進一步在認知的層面上針對求助者在生活中遇到的因人格障礙所引起的問題和挑戰。因此，認知行為輔導員會主要幫助求助者改變他們消極的核心信念，重新了解自己、自己的世界和其他人。

首先，從認知行為的角度可理解到，人格障礙的根源是一個對自己和他人錯誤的、扭曲的、或帶有偏見的觀念。扭曲的觀念不單只被成長環境及經歷強化而演變成問題行為，就算其他健康、有效的行為和應對方式亦受到壓抑。[61] 為了處理扭曲的觀念在多個層面的不良影響，CBT 採納了多元化的技術介入個案。有時輔導員會引入其他治療手法，包括格式塔療法（Gestalt Therapy）、動機訪談（Motivational

Interviewing）、人際心理（Interpersonal Psychology）、辯證行為療法（DBT）、接受和承諾療法（ACT）和正向心理的策略技巧。若然當受助者在思維上有所改變，但情感上還未能體會改變的話，認知行為輔導員亦可使用一些更能誘發情感觸動的技術，如想像，心理話劇（Psychodrama）或行為實驗等技巧。[62]

其次，CBT 考慮到因人格障礙而求助的人，大多對於參與治療及成效帶著質疑甚至消極的想法。[63] CBT 對人格障礙個案都會特別強調一個合作、互相支持和明確的治療關係，有助患者配合治療。[64]

5.2.2 辯證行為治療的方法與人格障礙

CBT 主要針對的是核心觀念，辯證行為療法（Dialectical Behaviour Therapy, 簡稱 DBT）則強調處理情感調整上的問題。過去十年，DBT 在介入邊緣型人格障礙的個案中，已取得相當的成效。[65] 一個長達兩年的追蹤研究結果證實，DBT 能長效地緩解邊緣型人格障礙的症狀。[66] 而 DBT 的原創人 Marsha Linehan 指出 DBT 治療邊緣性人格障礙的重點是要控制病人的情緒。

患有邊緣型人格障礙的人，他們的內心世界就像一架情感過山車一樣，往往為輔導治療帶來許多挑戰。他們經常尋求幫助，又突然脫離治療；他們可以很快便對輔導員打開心扉，同時又以更快的速度將輔導員拒於門外。雖然邊緣型人格障礙的患者極度渴望被人接納，Linehan[67] 強調對邊緣型的個案，只要有一個小小的挑釁或挑戰，已足以觸發患者對試圖幫助他們的輔導員進行辱罵，甚至作出暴力行為。

　　由於 Linehan 指出邊緣型人格障礙只是一種情緒失調，所以
DBT 的介入工作主要是鼓勵邊緣型人格障礙的患者尋找其他方式以
替代現有的方法，來控制及管理他們過於混亂的感情。為了幫助患者
整合自己兩邊拉扯的極端行為，DBT 會針對性地協助患者提升受壓
能力、人際關係的處理，調節情緒等等。例如，輔導員會教育患者去
學習默想，從而幫助患者靜觀自己的情緒和內在感受，去替代固有的
一些激進的情緒反應，例如一些自殘的行為。

5.2.3 認知分析療法與人格障礙

　　認知分析療法（Cognitive Analytic Therapy, 簡稱 CAT），是兩個
方向大為不同的治療手法——認知行為治療和精神分析治療法的融
合。認知分析療法需要大約 16 至 24 週的時間，並且需要於這時限內
完成。認知分析療法結合了認知行為療法和精神分析的概念結構，並
強調治療需要重視成長經歷與一個人的思維、情感、行為環環相扣的
關係。概括來說，認知分析療法就是透過了解受助者從小到大的經歷
和人際關係，去分析這個人背後的思維、情感和行為模式。

　　從成長歷程的分析中，認知分析療法找出以往扭曲了的或帶有負
面影響的模式，並作出合適的認知行為干預。[68] 認知分析療法的輔導
員主要是協助患者反思過去的模式如何影響現在的生活，例如引導患
者去反思過往一些難以釋懷的情感如何演變成一個扭曲了的思維和價
值觀。接著，輔導員可引入一些 CBT 技術，以幫助患者更有彈性地
面對問題。透過靈活地應對，讓患者發覺到有各種不同的選擇去面對
問題，甚至能找到一種比現有更方便、更有效的方法面對問題。

過往已有研究指出，認知分析療法是一種有效減輕人格障礙症狀的治療方法。例如，一個隨機對照試驗研究（randomised controlled trials）發現，認知分析療法於 24 節治療內可有效地協助患者減輕（一個或多個）人格障礙的症狀。[69] 研究還發現，認知分析療法能有效地應用在不同的治療中，例如邊緣型人格障礙、[70] 偏執型人格障礙 [71] 和精神復康外展隊工作 [72]。

6. 關於人格障礙的一些謬誤

謬誤 1：「人格障礙的人是無可救藥的。」

事實：大部分患者的症狀會持續到晚年，但通過藥物、治療和努力持守，許多症狀都能有效地管理。況且多個心理治療方案已證實能有效地減輕及控制人格障礙的症狀。這些措施包括辯證行為治療、認知行為治療及認知分析治療。

謬誤 2：「我可以用無條件的愛讓人格障礙的患者恢復。」

事實：人格障礙是不可輕視的心理病。正如我們不能單靠無條件的愛或妥協，抑或威脅利誘去治癒感冒，我們也不能單憑一言一語去治癒人格障礙。即使有專業的心理治療協助，往往也需要長期的努力和堅持。

謬誤 3：「有人格障礙的患者都很會操控身邊的人。」

事實：有統計發現，一般人都認為有人格障礙診斷的人都是「愛操控他人」或「引人注目」的。有一項研究更發現單單在一個個案

陳述中加入人格障礙的診斷，已足以令精神病醫生覺得病人的操控性強，難以管理，而且相對地難以喚起同理心。[73] 類似的研究結果也發現，比起被診斷為抑鬱症或精神分裂症的病人，醫院護士對邊緣型人格障礙患者相對地不樂觀並表現出較少的同情心。[74]

謬誤 4：「患有人格障礙的人兒時都被虐待過。」

事實：的確有七成五的人格障礙患者童年時都曾經被身體、情感或性虐待過。[75] 但每四個人格障礙患者中有一位沒有童年被虐的經歷。

7. 結語

這一章我們為讀者介紹了各類人格障礙及其特質，讓讀者明白到人格障礙是一種影響核心思維架構的心理症狀，人格障礙令患者對內心世界及外部世界的看法都變得扭曲。因此，與一般人相比，患者受精神健康及行為問題困擾的風險更高。

人格障礙是一種確實存在而且不容忽視的心理病。故此，只有透過理解人格障礙，我們才能正視它，令有需要的人可以及早得到協助和治療。

註釋

1 Funder, D. (1997). *The personality puzzle*. New York: Norton.

2 Cloninger, C. (2000). A practical way to diagnosis personality disorder: A proposal. *Journal of Personality Disorders*, *14* (2), 99-108.

3 Mayer, J., & Allen, J. (2013). Personality framework for the unification of psychology. *Review of General Psychology*, *17* (2), 196-202.

4 Linehan, M. (1993). *Cognitive-Behavioral treatment of borderline personality disorder*. London, UK: Guilford Press.

5 American Psychiatric Association (2013). *Highlights of changes from DSM-IV-TR to DSM-5*. Retrieved March 29, 2016, from dsm5.org: http://www.dsm5.org/documents/changes%20from%20dsm-iv-tr%20to%20dsm-5.pdf; Millon, T., & Davis, R. (1996). *Disorders of personality: DSM-IV and beyond* (2nd ed.). Oxford, UK: John Wiley & Sons; American Psychiatric Association (1952). *Diagnostic and statistical manual of mental disorders*.

6 Breen, R., & Thornhill, J. (2012). Personality disorder. In J. Thornhill (Ed.), *NMS psychiatry* (6th ed., pp.134-150). New York: Lippincott Williams & Wilkins.

7 *Personality disorders: Cluster A*. Retrieved March 29, 2016, from MentalHelp.net: https://www.mentalhelp.net/articles/dsm-5-the-ten-personality-disorders-cluster-a/

8 American Psychiatric Association (2013). *Highlights of changes from DSM-IV-TR to DSM-5*.

9 Dickey, C., McCarley, R., & Shenton, M. (2002). The brain in schizotypal personality disorder: A review of structural MRI and CT findings. *Harvard Review Psychiatry*, *10* (1), 1-15.

10 Siever, L., & Davis, K. (2004). The pathophysiology of schizophrenia disorders: Perspectives from the spectrum. *The American Journal of Psychiatry*, *161* (3), 398-413.

11 Casillas, A., & Clark, L. (2002). Dependency, impulsivity and self-harm: Traits hypothesized to underlie the association between cluster B personality and substance use disorders. *Journal of Personality Disorder*, *16* (5), 424-436.

12 Vollm, B., Richardson, P., McKie, S., Elliott, R., Dolan, M., & Deakin, B. (2007). Neuronal correlates of reward and loss in Cluster B personality disorders: A functional magnetic resonance imaging study. *Psychiatry Research: Neuroimaging, 156* (2), 151-167.

13 Krueger, R., Markon, K., Patrick, C., Benning, S., & Kramer, M. (2007). Linking antisocial behavior, substance use, and personality: An integrative quantitative model of the adult externalizing spectrum. *Journal of Abnormal Psychology, 116* (4), 645-666.

14 Svartberh, M., Stiles, T., & Seltzer, M. (2004). Randomized, controlled trial of the effectiveness of short-term dynamic psychotherapy and cognitive therapy for cluster C personality disorders. *The American Journal of Psychiatry, 161* (5), 810-817.

15 Franulic, A., Horta, E., Maturana, R., Scherpenisse, J., & Carbonell, C. (2000). Organic personality disorder after traumatic brain injury: Cognitive, anatomic and psychosocial factors. A 6 month follow-up. *Brain Injury, 14* (5), 431-439.

16 Oldham, J. (2012, December 16). *Personality disorders & DSM-5.* Retrieved March 21, 2016, from National Education Alliance for Borderline Personality Disorder: http://www.borderlinepersonalitydisorder.com/wp-content/uploads/2012/12/2012_December_16_v2.pdf

17 Dozier, M., Stovall-McClough, K. C., & Albus, K. E. (2008). Attachment and psychopathology in adulthood. In J. Cassidy, & P. R. Shaver (Eds.), *Handbook of attachment: Theory, research, and clinical applications* (2nd ed., pp.718-744). New York: Guilford Press.

18 Holmes, J. (1993). *John Bowlby and attachment theory.* London, UK: Routledge.

19 Henriques, G. (2012, April 3). *The personality disorder star.* Retrieved March 27, 2016, from The Psychology Today: https://www.psychologytoday.com/blog/theory-knowledge/201204/the-personality-disorder-star

20 Coolidge, F., Moor, C., Yamazaki, T., Stewart, S., & Segal, D. (2001). On the relationship between Karen Horney's tripartite neurotic type theory and personality disorder features. *Personality and Individual Differences, 30* (8), 1387-1400.

21 Horney, K. (1945). *Our inner conflicts.* New York: Norton & Co., Inc.

22 Henriques, G. (2012, April 3). *The personality disorder star.*

23 Brambilla, P., Soloff, P., Sala, M., Nicoletti, M., Keshavan, M., & Soares, J. (2004). Anatomical MRI study of borderline personality disorder patients. *Psychiatry Research: Neuroimaging, 131*, 125-133.

24 Kiehl, K., Smith, A., Hare, R., Mendrek, A., Forster, B., Brink, J., et al. (2001). Limbic abnormalities in affective processing by criminal psychopaths as revealed by functional magnetic resonance imaging. *Biological Psychiatry*, *50* (9), 677-684.

25 Raine, A., Lencz, T., Bihrle, S., LaCasse, L., & Colletti, P. (2000). Reduced prefrontal gray matter volume and reduced autonomic activity in antisocial personality disorder. *JAMA Psychiatry*, *57* (2).

26 Huff, C. (2004). Where personality goes awry. *Monitor on Psychology*, *35* (3), 42.

27 Livesley, W., Jang, K., & Vernon, P. (1998). Phenotypic and genetic structure of traits delineating personality disorder. *JAMA Psychiatry*, *55* (10), 941-948; Livesley, W. J. (2003). *Practical management of personality disorders*. New York: Guilford Press.

28 Blonigen, D., Hicks, B., Krueger, R., Partrick, C., & Iacono, W. (2005). Psychopathic personality traits: Heritability and genetic overlap with internalizing and externalizing psychopathology. *Psychological Medicine*, (05), 637-648.

29 Livesley, W. J. (2003). *Practical management of personality disorders*. New York: Guilford Press.

30 Skodol, A., Gunderson, J., Shea, M., McGlashan, T., Morey, L., Sanislow, C., et al. (2005). The Collaborative Longitudinal Personality Disorders Study (CLPS): Overview and implications. *Journal of Perosnality Disorders*, *19* (5), 487-504.

31 Johnson, J., Cohen, P., Smailes, E., Skodol, A., Brown, J., & Oldham, J. (2001). Childhood verbal abuse and risk for personality disorders during adolescence and early adulthood. *The Journal of Psychopathology*, *42* (1), 16-23.

32 Cohen, P., Crawford, T. N., Johnson, J. G., & Kasen, S. (2005). The children in the community study of development course of personality disorders. *Journal of Personality Disorders*, *19*, 466-486.

33 Johnson, J. G., Cohen, P., Brown, J., Smailes, E., & Bernstein, D. (1999). Childhood maltreatment increases risk for personality disorders during young adulthood: Findings of a community-based longitudinal study. *Archives of General Psychiatry*, *56*, 600-606.

34 Paris, J. (1996). *Social factors in the personality disorders: A biopsychosocial approach to etiology and treatment.* New York: Cambridge University Press.

35 Millon, T., Grossman, S., Millon, C., Meagher, S., & Ramnath, R. (2004). *Personality disorders in Modern Life* (2nd ed.). Hoboken, NJ, US: John Wiley & Sons, Inc.

36 Wu, L., Blazer, D., Gersing, K., Burchett, B., Swartz, M., Mannelli, P., et al. (2013). Comorbid substance use disorders with other Axis I and II mental disorders among treatment-seeking Asian Americans, Native Hawaiians/Pacific Islanders, and mixed-race people. *Journal of Psychiatry Research, 47*, 1940-1948.

37 Norasakkunkit, V., & Uchida, Y. (2014). To conform or to maintain self-consistency? Hikikomori risk in Japan and the deviation from seeking harmony. *Journal of Social and Clinical Psychology, 33* (10), 918-935.

38 Lenzenweger, M., Lane, M., Loranger, A., & Kessler, R. (2007). DSM-IV personality disorders in the National Comorbidity Survey Replication. *Biol Psychiatry, 62* (6), 553-564.

39 Coid, J., Yang, M., Tyrer, P., Roberts, A., & Ullrich, S. (2006). Prevalence and correlates of personality disorder in Great Britain. *The British Journal of Psychiatry, 188* (5), 423-431.

40 Torgersen, S., Kringlen, E., & Cramer, V. (2001). The prevalence of personality disorders in a community sample. *Archives of General Psychiatry, 58* (6), 590-596.

41 Hwu, H., Yeh, E., & Chang, L. (1989). Prevalence of psychiatric disorder in Taiwan defined by the Chinese Diagnostic Interview Schedule. *Acta Psychiatrica Scandinavica, 79*, 136-147.

42 Lee, C. K., Kovak, Y. S., & Rhee, H. (1987). The national epidemiologic study of mental disorders in Korea. *Journal of Korean Medical Science, 2*, 19-34.

43 Chen, C., Wong, J., Lee, N., Chan-Ho, M., Lau, J., & Fung, M. (1993). The Shatin community mental health survey in Hong Kong. *Archives of General Psychiatry, 50*, 125-133.

44 Grant, B., Hasin, D., Stinson, F., Dawson, D., Chou, S., Ruan, W., et al. (2004). Prevalence, correlates, and disability of personality disorders in the United States: Results from the national epidemiologic survey on alcohol and related conditions. *Journal of Clinical Psychiatry, 65* (7), 948-958.

45 American Psychiatric Association (1994). *Diagnostic and statistical manual of mental disorders* (4th ed.). Washington, DC: American Psychiatric Association.

46 Davey, G. (2014). *Psychopathology: Research, assessment and treatment in clinical psychology* (2nd ed.). West Sussex: British Psychological Society and John Wiley & Sons.

47 Lenzenweger, M., Lane, M., Loranger, A., & Kessler, R. (2007). DSM-IV personality disorders in the National Comorbidity Survey Replication.

48 Zimmerman, M., Rothschild, L., & Chelminski, I. (2005). The prevalence of DSM-IV personality disorders in psychiatric outpatients. *American Journal of Psychiatry*, *162*, 1911-1918; Moran, P., Jenkins, R., Tylee, A., Blizard, R., & Mann, A. (2000). The prevalence of personality disorder among UK primary care attenders. *Acta Psychiatrica Scandinavica, 102*, 52-57.

49 Tyrer, P., Reed, G. M., & Crawford, M. J. (2015). Personality disorder 1: Classification, assessment, prevalence, and effect of personality disorder. *The Lancet, 385*, 717-726.

50 Tyrer, P. (2015). Personality dysfunction is the cause of recurrent non-cognitive mental disorder: A testable hypothesis. *Personal Mental Health, 9* (1), 1-7.

51 Hollin, C. R. (2013). *Psychology and Crime: An introduction to criminological psychology* (2nd ed.). East Sussex: Routledge.

52 Johnson, J., Cohen, P., Smailes, E., Kasen, S., Oldham, J., Skodol, A., & Brook, J. (2000). Adolescent personality disorders associated with violence and criminal behavior during adolescence and early adulthood. *American Journal of Psychiatry*, *157*, 1406-1412.

53 Ehrensaft, M., Cohen, P., & Johnson, J. (2006). Development of personality disorder symptoms and the risk for partner violence. *Journal of Abnormal Psychology, 115* (3), 474-483.

54 Coid, J. W., Kahtan, N., Gault, S., & Jarman, B. (1999). Patients with personality disorder admitted to secure forensic psychiatry services. *British Journal of Psychiatry*, *175*, 528-536.

55 Warren, J. I., Burnette, M., South, S. C., Chauhan, P., Bale, R., & Friend, R. (2002). Personality disorders and violence among female prison inmates. *Journal of the American Academy of Psychiatry and the Law, 30*(4), 502-509.

56 Coid, J. W. (2002). Personality disorders in prisoners and their motivation for dangerous and disruptive behavior. *Criminal Behavior and Mental Health, 12*(3), 209-226.

57 Linehan, M. (1993). *Cognitive-Behavioral treatment of borderline personality disorder.*

58 Hoermann, S., Zupanick, C., & Dombeck, M. (2015, November 17). *DSM-5: The ten personality disorders: Cluster A.* Retrieved March 29, 2016, from MentalHelp.net: https://www.mentalhelp.net/articles/dsm-5-the-ten-personality-disorders-cluster-a/

59 Cherry, K. (2015, April 22). *What is the Minnesota Multiphasic Personality Inventory.*

Retrieved March 30, 2016, from About health: http://psychology.about.com/od/psychologicaltesting/a/mmpi.htm

60 Matusiewicz, A., Hopwood, C., Banducci, A., & Lejuez, C. (2010). The effectiveness of Cognitive Behavioral Therapy for personality disorders. *Psychiatric Clinics of North America*, *33* (3), 657-685.

61 同上。

62 Beck, J. (2014, September 8). *What psychiatrists need to know about CBT for personality disorder.* Retrieved March 29, 2016, from Psychiatric Times: http://www.psychiatrictimes.com/uspc2014/what-psychiatrists-need-know-about-cbt-personality-disorders

63 同上。

64 同上。

65 Linehan, M., Comtois, K., Murray, A., Brown, M., Gallop, R., Heard, H., et al. (2006). Two-year randomized controlled trial and follow-up of dialectical behavior therapy vs therapy by experts for suicidal behaviors and borderline personality disorder. *Archives of General Psychiatry*, *63* (7), 757-766.

66 Verheul, R., Van Den Bosch, L., Koeter, M., De Ridder, M., Stijnen, T., & Van Den Brink, W. (2003). Dialectical behavior therapy for women with borderline personality disorder: 12-month, randomized clinical trial in The Netherlands. *British Journal of Psychiatry*, *182*, 135-140.

67 Linehan, M. (2000). The empirical basis of dialectical behavior therapy: Development of new treatments versus evaluation of existing treatments. *Clinical Psychology: Science and Practice*, (1), 113-119.

68 Ryle, A. (2004). The contribution of Cognitive Analytic Therapy to the treatment of borderline personality disorder. *Journal of Personality Disorder*, *18* (1), 3-35.

69 Clarke, S., Thomas, P., & James, K. (2013). Cognitive analytic therapy for personality disorder: Randomised controlled trial. *British Journal of Psychiatry*, *202*, 129-134.

70 Kellet, S., Bennett, D., Ryle, T., & Thake, A. (2013). Cognitive analytic therapy for borderline personality disorder: Therapist competence and therapeutic effectiveness in routine practice. *Clinical psychology and psychotherapy*, *20* (3), 216-225.

71 Kellet, S., & Hardy, G. (2014). Treatment of paranoid personality disorder with cognitive analytic therapy: A mixed single case experimental design. *Clinical*

Psychology & Psychotherapy, 21 (10), 452-464.

72 Kellet, S., Wilbram, M., Davis, C., & Hardy, G. (2014). Team consultancy using cognitive analytic therapy: A controlled study in asserive outreach. *Journal of Psychiatric and Mental Health Nursing, 21* (8), 687-697.

73 Lewis, G., & Appleby, L. (1988). Personality disorder: The patients psychiatrists dislike. *The British Journal of Psychiatry, 153* (1), 44-49.

74 Markam, D., & Trower, P. (2003). The effects of the psychiatric label "borderline personality disorder" on nursing staff's perceptions and causal attributions for challenging behaviours. *British Journal of Clinical Psychology, 42* (3), 243-256.

75 Battle, C., Shea, M., Johnson, D., Yen, S., Zlotnick, C., Zanarini, M., et al. (2004). Childhood maltreatment associated with adult personality disorders: Findings from the Collaborative Longitudinal Personality Disorders Study. *Journal of Personality Disorders, 18,* 193-211.

第三章

與子女保持通話

——問題兒童

林家全　梁國香

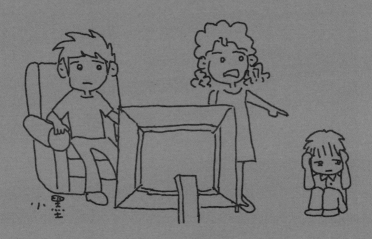

1. 引言

相信大部分人都曾遇上有行為問題的兒童或青少年吧。

他們的行為令人側目，輕則連群結黨叫囂，四處破壞公物，有時更會粗言穢語，滋擾途人；重則盜竊店舖，恐嚇甚至搶劫途人（受害者尤以幼童或長者為甚）。對他們而言，打鬥已習以為常，法紀只是被捕後的規條。

以下兩則個案，或多或少是他們的寫照。

個案一

嘉名是個孤兒。他在一歲時被一對中產夫婦領養。一年後，這對夫婦又多領養了一個男孩。雖然這對夫婦日常忙於工作，但對這對收養得來的兄弟，還是關懷備至。這對夫婦守法守規，以身作則，實行以「身教」來教導他們。奈何嘉名從小開始，已展現頑劣的秉性，且不太懂守規矩，處處與人作對。在家，他已作出各種搗蛋破壞的行為，如搶去弟弟的玩具、故意把弟弟推倒在地、及作出其他欺侮弟弟之事；在校，他一步一步地違規，每況愈下，最後更視校規如無物，無時無刻不向老師宣戰，到處鬧脾氣、欺凌同學更是司空見慣之事。

無論父母跟學校怎樣盡力合作教導嘉名，他也無動於衷，彷彿從不對自己的違規行為抱有任何歉疚，彷彿從不想及事情的後果，彷彿從不懂顧及別人的感受……

嘉名 13 歲時便闖下大禍。他的同學一不小心把水杯打破，並且弄濕了嘉名的校服。嘉名怒不可遏，立刻向同學揮拳反擊。無論同學

怎樣解釋這是意外，他還是認定同學是蓄意的，最後更用水杯碎片刺傷同學。結果他在少年法庭被判一年感化令。可惜，他還不知悔改，在感化令生效期間仍恐嚇同學，揚言要擊斃害他的人。最終他被送至懲教署的教導所。一年後，他獲釋。但不知怎的，某夜他跟在街上認識數天的「朋友」，有計劃地搶劫一名夜歸老婦。他再次被送進教導所，直至 18 歲才獲釋。

個案二

志韋出生時，爸爸年約五十歲，媽媽則只有 22 歲。媽媽是新移民，從國內的窮鄉下嫁到香港。志韋還有一個哥哥和一個弟弟。哥哥比他年長兩年，弟弟則比他年幼三年。雖都是親生兒子，可能是中國人傳統思想的緣故吧，志韋的爸爸偏愛長子。志韋的弟弟十分乖巧，是以深得媽媽的寵愛。志韋從七歲起便自覺夾在長兄孻弟之中，備受父母忽略，與兄弟的隔膜也漸漸加深。自從爸爸退休後，媽媽便是家中的經濟支柱。爸爸終日賦閒在家，對志韋愛理不理，媽媽則早出夜歸，忙於工作。上了中學後，志韋認識了幾個同住公共屋邨的同學，每天放學後便跟他們一起蹓躂邨內商場、遊樂場、公園等地，很晚才回家。兄弟、老師曾好言相勸，志韋也曾多番思量改過，但最終還是敵不過朋輩的苦苦相纏，在某個週末晚上，應他們之約，一起在尖沙咀的夜店外遊蕩閒聊。他們在便利店買了許多啤酒，一灌而下，志韋則尚算節制。可是，在酒精的影響下，志韋的同伴因一些小事跟另一批夜青口角，繼而動武。志韋為了幫同伴，也跟他們打鬥起來，最終一併被警察逮捕。

　　以上兩則個案，可有似曾相識之感？嘉名跟志韋是不是問題兒童？問題是先天已定，抑或是後天所成呢？以下我們將介紹問題行為的成因、影響及解決方法。

2. 問題兒童及行為的成因

2.1 何謂問題兒童？他們有甚麼問題行為呢？

　　根據文獻，[1] 患有對立反抗症（oppositional defiant disorder）的兒童，一般有以下表徵：持續暴躁及易動怒，跟別人極度對抗，或遇到任何不滿之事也懷恨在心，企圖報復。

　　至於患有品行障礙症的青少年，他們會持續違規或作出公眾或同輩不敢苟同的行為。這些行為包括欺凌、威脅、恐嚇別人等，其影響不但見於他們（及受害者）的學業上，還會削弱他們的社交能力甚至就職技能。

　　對立反抗症的流行率由 1% 至 11% 不等，平均數則是 3.3%。品行障礙症的流行率由 2% 至 10% 不等，中位數則是 4%。

　　對立反抗症的流行率，跟患者的年齡及性別息息相關。一般而言，患者首次展現問題行為多見於三四歲，絕少到青少年期才出現。男性青少年的流行率則比女性青少年為高（1.4：1）。

　　另一方面，品行障礙症的流行率在不同國家、不同種族中尚算平均。在幼童至青年的流行率中，男性高於女性。雖然患者首次展現問題行為可見於三四歲，但通常在青少年時期表徵才較明顯，絕少在成

年後才首次展現。

　　許多研究也證明，在兒童患者中，對立反抗症跟品行障礙症是息息相關的，前者更可說是後者的先決條件。兩者都被認定可引致問題兒童的違規行為，如跟老師、上司等權力象徵人物爭執衝突。

　　更值得我們去探究的是，為甚麼問題兒童的情況會惡化至令他們成為反社會的罪犯呢？抑或還是老問題，是先天已定，還是後天所造成的呢？

　　我們會在以下的部分深入探究這個問題。

2.2 問題行為的成因

　　人體基因和成長環境是問題兒童的癥結。許多研究指出，[2] 行為問題取決於基因和環境的互相影響。環境的因素，包括兒童在成長過程中接受父母的教養方式，朋輩的影響等；基因的因素包括從父母所得的遺傳因子、人體的種種生理機能等。

　　另一方面，許多青少年罪犯被證實患有品行障礙症。[3] 有研究指出，許多反社會型人格障礙或心理病態的患者，也被證實患有品行障礙症。[4] 這意味著，患有品行障礙症的兒童及青少年，會較易犯法，及較易惡化為其他更嚴重的病患。換言之，如果問題兒童持續違規而無任何改善，日後他們長大了，仍會繼續違規，甚至惡化至作出反社會的事情或其他罔顧他人的罪行。[5] 所以，當子女開始持續逃學、離家出走或嚴重違規，家長便要格外留神，因為他們可能有品行障礙症。若未能及早接受治療，又或情況沒有改善，假以時日，他們或會惡化至不可救藥的地步。這一切說明在兒童及青少年的成長過程中，

環境的影響實在是非常關鍵的。

　　值得一提的是，雖說許多患有反社會型人格障礙的人，被證實患有品行障礙症，而根據 DSM-5，兩者的表徵也十分相似（如做出許多公眾並不苟同之事），但其實暫未有研究能證明後者一定會發展為前者，即患有品行障礙症的人，不一定會惡化至有反社會型人格障礙。

　　下一節，我們會著墨於青少年違規或犯法背後的原因。

2.3 犯罪原理

　　英語國家有一極具爭議性的名言（once a criminal, always a criminal），中文意譯為「一旦犯罪，終身也是罪犯」。這意味著罪犯會被他居住的社區認定為終身罪犯，重複犯罪是理所當然的。

　　根據美國罪案統計報告，[6] 約三分之二的釋囚會在獲釋後三年內再犯案，約五分之四的釋囚會在獲釋後五年內再犯案；另一方面，24 歲或以下的釋囚，有 84.1% 會在獲釋後五年內再犯案，25 至 39 歲為 78.6%，40 歲或以上則為 69.2%。相比之下，24 歲或以下的釋囚，比其他年齡組別釋囚的重犯率為高。

　　這些數據意味著甚麼呢？究竟是甚麼驅使罪犯重蹈覆轍呢？究竟又是甚麼導致年輕釋囚比其他年齡組別釋囚的重犯率為高呢？

　　上一節提及，人之所以犯罪，在於基因和環境的互相影響。現在我們再運用不同學說，從多角度來探究上述謎團。

　　從基因層面看，有研究指出，[7] 我們約有一半的性格特質、認知能力，實乃我們的基因所賜，而我們的心理狀況及行為模式，也隨之

受到莫大影響。另有研究指出，[8] 同卵雙胞胎的性情及人格特質，比異卵雙胞胎更為相似，這正正暗示了父母的遺傳基因會決定我們的個性。

從生理學角度看，我們的情緒及行為，會隨著神經系統內的化學物質數量所調節而改變。這些物質包括神經遞質及神經內分泌，諸如血清素、多巴胺、氨酪酸等等。我們的情緒波動及行為偏差，以至精神問題，或多或少受制於這些「微不足道」的化學物質。[9]

近代的生物社會學說，指出青少年的思想及行為，是建基於生理上及社會環境上的影響。[10] 這些學說進一步闡釋，遺傳和環境的因素主宰了兒童的成長及命運。換言之，他們會否成為罪犯，也是取決於遺傳和環境的關係。這些學說不但解釋了環境因素的影響，包括兒童及青少年的居住及成長環境、社會的氛圍、父母的養育方式、朋輩的關係，而且也強調了遺傳基因左右兒童及青少年的行為。因為正是這些遺傳基因使每個人有其不同之處，每個人有其獨特的性格，每個人的處事方式也就隨之各異。比方說，從病理學研究所得，胎兒可從父母身上獲得異常的遺傳基因，以致一出生就有肢體缺陷、性格及行為異常、智力遲緩等，而這些異常可能促使他們犯規。另外一些環境因素，如學校生活不如意、糟糕的父母養育方式、損友的引誘唆擺等，也會增加他們犯案的風險。

另一方面，社會環境因素諸如社區關係、社會和諧、社會經濟狀況、種族及階級融洽，也會影響該地區的犯案率。青少年在成長階段，尤其易受社會外界影響，不少青少年罪犯當初也是在惡劣的社會環境驅使下變質，被敗壞的社會風氣荼毒。許多社會學及犯罪學的理

論也支持這種說法。以下撮要了幾個極具影響力的學說。

社會解組理論（Social Disorganization Theory）闡明惡劣的社區環境會妨礙兒童及青少年的正常發展。許多適齡學童輟學，社區設施被破壞塗鴉，貧窮家庭數目大增等等，導致社區關係惡化，社會狀況混亂，居民生活艱苦，衝突因而四起，更可怕的是，他們會漸漸作出反社會的事情來。[11]

犯罪學的緊張理論（Strain Theory）說明，如果社會環境許可、經濟蓬勃發展，一般人便會奉公守法地去達成自己的目標，諸如辛勤工作儲蓄置業；但若社會動盪、經濟蕭條，人們的目標變得虛無，或目標極難達成，他們便會另闢蹊徑去償願，其中一個方法是鋌而走險，透過犯法等不擇手段的方法來達到目的。[12]

文化偏差理論（Cultural Deviance Theory）指出，如果兒童長期居於惡劣的環境，日後他們更易變得偏激，更易踏上違規犯法之路。[13]

許多犯罪分子、幫派便因此形成。成長中的青少年本應在社區內學習正常的道德觀念，但變質的社會使他們更易勾結不法分子，甚至成為其中一員，這全因為他們錯誤地認為，在非法勾當中更易獲得成功、認同、滿足、愛與關懷，及更易達成目標。反之，若他們在變質的社會裡唯唯諾諾、營營役役，對他們來說，在社會出人頭地彷彿是鏡花水月。[14]

犯罪心理學家則認為青少年犯罪的原因，是基於他們在社會上建立的信念（情況如宗教信仰一樣），多於社會已訂立的規條。他們的信念直接支配他們的行為。[15] 違規，就是偏差的信念所致。

　　心理學先驅佛洛依德（Freud）的心理分析理論，道出青少年犯罪的主要原因是他們的偏差個性使然，這些個性部分是天賦，部分則在嬰孩及幼童時期形成的。[16] 他們天賦的本我（id），有著原始好鬥的個性，這解釋了日後的違規行為如偷竊等。自我（ego）是負責調節本性跟外界規條的衝突，青少年罪犯的自我源於自我控制不了本我，又或他們學習的規條有所異常，以致犯錯違規。超我（superego）指自嬰孩時期透過外界如父母、養育者、朋輩以至社會學習而成的道德原則、行為規範，對於日後的成長及行為表現起著重要的關鍵作用；至於青少年罪犯的超我，一般跟大眾認同的有所偏差。換言之，假若青少年自幼便在不良的環境下成長，他的自我及超我，其正常發展運作也會被妨礙，以致無力管控本我而去闖禍。[17]

　　另一位有名的心理學學者艾理克森（Erikson）[18] 的心理社會學說，強調自我除了制衡本我及超我的衝突，也會在每個成長發展階段中表現出應有的態度及技能，以符合社會的需求。[19] 反之，發展異常的自我，便會表現出不被社會認同的行為如犯法等。

　　班度拉（Bandura）的社會學習論及鮑比（Bowlby）的依附理論，也分析了人類成長發展的要點。前者指出現今社會有許多非法勾當，所有人同樣會有犯罪的可能性，分別在於他們的選擇。如果他們在道德風氣良好的社區中成長，家中及社會亦有良好的榜樣教導，他們多會有正常的發展，達到人生目標便是指日可待之事；相反，如果他們生長於道德風氣敗壞、充斥著「黃賭毒」、黑幫、暴力的社區中，身旁又缺乏適當的養育教誨，日後他們就會視犯法為理所當然之事。[20] 後者的理論則指出養育者的重要性。養育者（如父母）的教誨，以及

養育者跟孩童的依附關係，大大影響孩童的心理發展、情緒控制、社交建立、人際關係⋯⋯甚至教育水平。[21] 如果子女從小缺乏愛與關懷，又或身旁的壞榜樣舉目皆是，即使不用甚麼學說理論來作憑證，也不難想像他們日後的行為可有多壞，可有多劣。

　　實際上，許多研究驗證了上述的理論及學說。難控的情緒、愚昧無知的個性都可跟青少年罪案拉上關係。差勁的在學表現、朋輩的排斥、損友的引誘等等，都對青少年有不良的影響；他們輕則會作出反社會的行為；嚴重者就會破壞法紀。[22] 加上缺乏家庭溫暖、家中衝突頻繁，又或父母管教方式過於嚴厲、過於寬鬆或難於理解，他們的情況只會變本加厲。[23] 更有甚者，萬一他們居於貧民區，缺乏社區設施來發洩多餘的精力，社會就業率低，治安差，他們只會更易接觸毒品、黑幫，幹上非法勾當。[24] 這一切，都可能促使青少年養成好勇鬥狠、事事訴諸暴力或反社會的性格。如果情況持續，他們只會泥足深陷，踏上犯罪之路，淪為積犯。

　　總而言之，與生俱來的基因及後天促成的環境，掌管了我們成長的命脈。但另一方面，根據生態系統理論所說，[25] 我們的環境可劃分為不同的成長部分，而每個部分也各自影響人生各個階段的成長、心理及行為。雖然現在暫未有確實的答案可解釋青少年犯案的原因，但從生理學、社會學及心理學，也可推斷出青少年犯案的遠因近因。集各學說所成，使我們更易了解青少年甚至自己的習性。換言之，要防止我們的下一代誤入歧途，實需家庭、學校、社區、社會等方面齊心合力，一起教導他們，共享日後豐盛的成果。

3. 兒童及青少年的成長過程及風險

　　讀過上一節的多角度理論後，你或會頓生疑問：縱使每人的成長過程各有不同，為甚麼我們的性格、行為、情緒、際遇、學業、仕途等等，卻可差之千里？正如前文所提及，我們與生俱來的基因，跟後天的環境因素互相牽引，一生中不斷發展出獨有的個性。但在我們成長過程中，可有甚麼重要的里程碑？可會遇上甚麼風險？以下我們將會從三個主要成長學說出發，探討兒童及青少年的成長過程及各個成長階段的風險。

3.1 艾理克森的心理社會發展階段

　　艾理克森的心理社會學說 [26] 指出人生包含八個心理社會發展階段。每個階段都各有成長的目標及相對的風險。如能達成某個階段的目標，那個階段固然顯得豐盛，而且對往後的階段也有正面的影響；反之，如未能在某個階段達標，甚至墮入危機中，那個階段不但會顯得事事困難重重，而且還會阻礙往後階段的成長過程。基於這個緣故，我們若要發展出健康正面的個性，就必須避開每個階段的危機，達成目標。[27] 我們現在先探討出生至 18 歲的成長階段。另可從本書第四章了解其餘三個階段。

　　1. 出生至一歲（嬰兒期）

　　第一個階段的發展目標是信任。嬰兒透過跟養育者建立親密互信的關係，培養出對人的信任；這對於日後培養自信心、跟其他人建立信任及關係，是重要的一步。[28] 自信的孩子樂於向外闖，樂觀面對世

界。反之，如果養育者對嬰兒愛理不理，又或照顧不周，未能與嬰兒建立親密互信的關係，那麼，嬰兒日後便難於跟其他人建立信任及關係，甚至出現事事存疑、孤立自我的危機。

2. 一至三歲（嬰孩期）

第二個階段的發展目標是自主。嬰孩的身體機能初長成，理應四處探索，學習自主。[29] 他們會學習及嘗試多方面的行為，自我測試各方面的界限。縱會犯錯，但仍會把握機會去學習自立及控制自己的生活。因此，若養育者能有效指導他們，讓他們自主學習適齡孩子的技能，諸如自行去廁所、自行用湯匙進食、玩耍後自行執拾玩具等，他們便會更易培養出自主、自信及幹勁。反之，如果養育者對嬰孩處處過於操控，事事責備打罵，又或任其而行但又欠缺合理的監管指引，他們日後便常常自慚形穢及事事猶豫不決，又或是缺乏動力把事情完成做好。

3. 三至六歲（童年期）

第三個階段的發展目標是自發性，相對的危機則是內疚感。兒童在這階段會學習多角度思考，表達他們的想法，控制他們的行為，像玩角色扮演遊戲般。[30] 他們透過養育者的關愛扶持，同時培養出自發性、抱負、責任感，及進一步發展自理能力。如果養育者事事操控，又或事事遷就，他們便會易於陷入危機中，長大後缺乏責任感，處處倚賴別人，事事做不成，因而產生不明的內疚感，性情也變得退縮怯懦。

4. 6 至 11 歲（青少年期）

基於艾理克森的心理社會學說，養育者對青少年的期望，讓青少

年在這階段學習勤勉，使他們發展出個人潛能，並學習與人合作，事事全力以赴。同時，他們也會進一步培養出正確的價值觀、恰當的自我形象、自信自尊，及立下宏願，嘗試努力去實現夢想。反之，在缺乏養育者的扶持，又或不良的社會環境因素影響下，青少年易於自憐自卑，不懂努力解決問題，養成孤僻甚或反社會的性格。[31]

5. 11 至 18 歲（青年期）

第五個階段是青年期，成長目標是自我角色認同，危機則是角色混淆。青年在這一階段極受養育者和朋輩的影響，進一步發展自我角色、角色認同感。他們會探索道德價值、掌握自我能力、許下目標而且盡力塑造自我形象及內涵。[32] 相反，如果青年長期受盡羞辱、負面評價、不合理的對待，他們的自我形象便會偏低、自信心不足、奮鬥心欠奉及感到生無可戀。青年跟養育者的關係長期欠佳，會較易有偏激及反社會行為。青年缺乏自信自尊，情緒較為憂慮，表現甚為渙散。青年跟朋輩的關係長期欠佳，也會顯得份外憂心抑鬱。[33] 長期的身份模糊使青年在思想及行為上都表現得不成熟，許多研究都指出這類青年較易濫藥。[34]

3.2 鮑比的依附理論

鮑比的依附理論 [35] 認為：孩子跟養育者建立的深厚感情，對其個性的建立極其重要；這種感情與日後跟親屬、朋友、愛人或任何人建立的感情，都有著千絲萬縷的關係。[36] 隨著生理及認知的發展，孩子與其他人的接觸及經歷也隨之增多，因此必須要跟父母、養育者、親屬、朋友建立廣闊而深厚的人際網絡。許多研究也指出，養育者的

持續教誨，對孩子往後的成長發展有決定性的影響。[37] 因此良好的養
育之道，能促使兒童培養自信、自主、自我概念，及建立責任感、價
值觀、人際關係，甚或努力求學、擇善固執；[38] 相反，不濟的養育方
式，使孩子在求學時期衍生情緒問題如惶惶不可終日，使孩子產生行
為問題如處處找人發洩、事事挑釁別人。[39] 如果情況持續，又或父母
疏於照顧，孩子易於遇上解決不了的困難，久而久之，孩子的情緒及
行為問題積壓起來，日後易於違規犯險，許多青少年罪犯、濫藥青少
年的情況正是如此。[40] 另見本書第六章對此理論的詳細分析。

3.3 行為學及社會學習論

　　對於成長中兒童、青少年，甚至成年人的行為規範，賞罰制度
及操作制約（operant conditioning）是很有效的處理方法。表現滿意
達標者有賞，可鼓勵他們精益求精持續做好；表現令人失望者待懲，
能促令他們靜思其過，痛改前非。這些「增強減退」（reinforcement）
的方法，除了可令他們的正當行為持續，減少違規行為，而且也可以
讓他們有效學習及應用新知識、新技能。比方說，當一個小孩學會
安靜坐下，媽媽於是向他點頭微笑，輕撫他的臉，並口頭上稱讚他。
小孩獲得媽媽的獎賞，感到欣悅，日後自然乖乖就坐。這樣，他便學
會了一門新的技能，持之以恆，並且向媽媽繼續學習，繼續努力做
好。[41] 反之，如果媽媽對他不讚反罵，又或愛理不理，這樣只會使他
無所適從，甚麼正常的、新的技能也學不上。

　　樹立榜樣（modelling）也是不可或缺的技巧。在各個成長階段
中，兒童、年輕人也愛仿傚他人以塑造自我，建立自我的信念、個

性。他們向外尋求標準，並學習新的技能、表現，以符合自己及外界
旳要求。[42] 因此，養育者宜為孩子樹立榜樣，讓他們學習正確的行為
及正確有效的學習方法、認知技巧。反之，若養育者對孩子處處苛刻
專制，事事訴諸暴力，不消說，孩子自然有意無意地仿傚他，日後定
必向他人大行其道。若養育者有濫藥習慣，教養孩子的方式通常無跡
可尋，孩子與養育者的關係也顯得若即若離，這對孩子會有多項不良
的影響，如出現情緒困擾、發展障礙及學習表現下滑。有研究指出，
若情況持續，孩子在認知、解難能力、專注力、情緒控制、社交方面
的發展等等，都會大受阻礙，而且他們日後遇上情緒困擾及患上精神
病的風險會大大提升。[43]

3.4 其他因素

　　誠然，除了上述所談的，學界還有許多不同的理論學說，從多角
度解釋成長時期受到的環境影響。至於遺傳因素，已於第二章探討，
在此不再贅述。值得一提的是，許多研究指出遺傳基因的影響、生理
上的轉變，又或病變，使人體的神經遞質及神經內分泌如血清素、睪
丸素等功能失調，孩子便會變得偏激；又或使皮質醇水平提高，孩子
便難於應付壓力而顯得激動、好鬥，甚至事事訴諸暴力，跟反社會型
人格障礙或心理病態者無異。[44] 假若大腦旁的杏仁核功能受干擾，孩
子便變得事事無懼、不顧後果，甚麼事情（包括違規事情）也敢做，
再加上父母的養育方式欠佳，或在其他不利的環境因素影響下，孩子
更會大膽地去破壞法紀了。[45]

　　宗教信仰、社會文化及價值觀，同樣左右孩子的成長。例如，傳

統的中國文化主張中庸之道，是以中國人把孩子教育得較為內斂。但時移世易，現今中國經濟蓬勃發展，事事講求競爭力，所以許多家長和老師不再要求中庸，反而著重教導孩子的主動性、人際溝通技巧，務求加強他們的競爭力，他朝成為成功人士。[46]

簡單來說，遺傳及生理的因素使孩子帶有性格及認知的缺陷，加上各方面不良的環境因素，如欠佳的養育方式、養育關係、學習榜樣、人際關係等，促使孩子的情緒、認知、性格有所偏差。若情況未有改善，日後犯案將是意料中事。

4. 古今中外養育孩子之法及影響

根據某項調查，就讀第十班的亞裔美國人跟其他族裔的美國人相比，前者的數理成績較為優勝。[47] 研究指出因為華人的環境因素較佳，所以造詣較高。[48]

另一方面，耶魯大學美籍華裔教授蔡美兒在她的暢銷著作《虎媽戰歌》（*Battle Hymn of the Tiger Mother*）中聲稱，華人父母的優勢在其富權威性的管教方式。但有些人則稱這是具操縱及威脅性的管教方式。

究竟華人父母的管教方式是否能讓孩子較易成功？我們會於本節探討各種育兒方式，及比較中西方的養育之道。

4.1 育兒方式及育兒技巧

西方著名的育兒專家鮑姆林特（Baumrind）[49]歸納出四種主要的育兒方式，現簡略如下：

表 3.1　四種主要的育兒方式

育兒方式	育兒原理	育兒例子	可能對孩子的影響[50]
權威型	著重孩子的絕對服從及掌控他們的價值觀。	為孩子訂立一套道德標準及目標，嚴格要求他們遵守，違者被罰。	孩子未能感到養育者的關懷，跟他們疏離；性格變得孤僻，疑心重，對現實不滿。
放任型	著重孩子的自我監管及自由表達。	准許孩子自由選擇他們喜歡的活動，偶爾跟他們討論原委、解說道理。	孩子或感到養育者的關懷，但孩子的行為或未受控，做事不專心，欠缺目標。
恩威型	著重孩子的個人成長及側重社會束縛。	尊重孩子的決定和特性，但同時要求他們守規，較常跟他們一起討論原委、解說道理。	孩子或感到養育者的關懷及指引。
忽略型	沒有甚麼重點。	養育者多只為自己打算，忽略孩子的需要。孩子未有指引可供遵循，更遑論學習榜樣。	孩子的性格變得孤僻，跟人疏離。在學時遇上許多困難，或衍生情緒及行為問題（如反覆展現反社會行徑）。

至於在中國，劉義慶的《世說新語》中有一則關於太傅謝安教兒之法，謂：「謝安夫人教兒，問太傅：『那得初不見君教兒？』答曰：『我常自教兒。』」古人尚且知道樹立榜樣及身教的重要，那現在的

父母呢？他們大多知道恩威型育兒法的效益，但說來易，做卻難。

　　另一方面，許多怪獸家長也會說自己獨樹一幟的教育方法何其厲害。他們口口聲聲說自己軟硬兼施、恩威並重，但事實卻虎毒「兼」食兒，用盡所有不仁的招數，催谷子女的成績。究竟有甚麼技巧可做到恩威並重呢？究竟怎樣可以把每個有獨特個性的小孩轉化為守規守禮的共同體呢？我們應怎樣教孩子守規、自重？我們怎樣才能把正確的價值觀灌輸給他們呢？

　　下表列舉了一些教育孩子的技巧以供讀者參考。

表 3.2　五種常見的教導孩子的技巧

教導孩子的技巧	原理	舉隅	對孩子可能產生的影響
賞罰分明	孩子表現好時有賞，做得差時被罰，故他們自然學會做好，避免犯錯。獎賞可分為物質（如糖果及玩具）及非物質（如口頭稱讚及示意）。獎賞可為孩子帶來歡愉和滿足感，懲罰則帶來反對、不接受。懲罰的例子可以是隔離孩子、剝奪他們某些權利或獎賞，對他們冷淡等等。[51]	• 孩子自動自覺在飯前洗手，父母口頭稱讚他們。 • 若孩子不肯在就寢前刷牙，父母剝奪他們喜愛的睡前聽故事的獎勵。	透過這些行為方法，孩子會再三作出令人滿意的行為，及避免違規。[52]

（續）

教導孩子的技巧	原理	舉隅	對孩子可能產生的影響
斥責、威嚇、刑罰	父母斥責甚至威嚇虐打或真的虐打孩子，孩子的違規行為多會立刻停止。	孩子意圖跑出馬路，父母給他一記耳光，孩子立刻停止，並嚎啕大哭。	若孩子經常受到此等斥責、威嚇及虐打，他們日後或多會有精神問題、或較難接受正確的價值觀、挑釁性或較高、較多反社會行徑、學業成績較差、酗酒、長大後犯案及欺凌弱小。[53]
歸納法	著重鼓勵孩子從多角度思考，除了為自己設想後果，也要想想別人。	孩子搶走弟弟的玩具車，弟弟因而嚎啕大哭。父母向孩子了解事情始末，並要他設想自己及弟弟的情況。	讓孩子明白他們所作所為的後果，這對他們日後學習待人接物極其重要。同時，這也讓孩子認識到同理心跟同情心的重要性，於他們在道德操守及守規上有所裨益。[54]
樹立榜樣	養育者及其他人的身教，孩子會從中模仿學習。[55]	父母平日向孩子展示分甘同味的事情，孩子依樣畫葫蘆，與別人分享他們的心頭好：玩具。	孩子模仿學習關懷、為他人設想等守規行為，尤為受用。[56]
積極管教	著重跟孩子建立良好的親子關係，包括讓他們未雨綢繆，稱讚他們良好的表現，利用反面教材教導他們某些道理，跟他們一起解難，安排他們勝任的任務（如某些家務等），讓他們參與、感到被接納、肩負應有的責任。[57]	• 讓孩子一起備餐、購物。 • 跟他們探討在馬路上亂跑的前因後果（尤其是當他們亂跑闖禍、跌倒受傷後的反面教材），跟他們一起討論、研究避免闖禍之法並作出妥協（尤其是他們不肯遵守某些規則時）。當他們有所進步，父母嘉許他們，以建立他們的合作向善之心、精益求精的態度。	對孩子的認知、同理心及責任感的培養有所裨益。[58] 良好的親子關注使孩子易於跟別人建立關係。[59] 這也是讓孩子易於矯正過錯等的正面行為。

為了讓效果更理想，父母可因應情況而定，同時使用多個育兒技巧。比方說，若父母決定用刑罰，他們可先跟孩子一起探討事情的始末原因，或歸納出各種潛在的後果。這比單單用刑罰的成效更大，且可減低反效果的形成。[60]

除了上表各項，我們也列出一些要點，如下所示。

1. 當孩子的行為有所偏差，父母應當指出不當之處，以防他們誤以為那是被認可接受的行為，因而持續犯錯；

2. 有些父母的獎勵過豐，讓孩子建立不當的價值觀；

3. 父母只依賴言教，而忽視身教的重要性，使孩子無所適從，研究更指這讓孩子只選擇遵守最寬鬆的規則；[61]

4. 若父母常用刑罰，孩子會因此跟他們較疏離，較難學會他們的長處，或不願意接受他們的教導；

5. 在某些情況下，責罰孩子確可暫緩他們的違規行為，但同時間接鼓勵了某些家長日後可多些用刑罰，多加重刑罰，結果導致惡性循環；

6. 受盡刑罰的孩子身心較易受創，更使他們的價值觀異常，如守規矩只為避免斥責，而不是為了修善及人。

誠然，現今還有許多其他實用有效的育兒之法，但篇幅所限，未能詳述。家長宜因應情況，選採一套或多套合理的方法，跟孩子研製雙方認同的方法，同時建立互相尊重的親子關係。[62]

4.2 社會文化差異

不同文化的教導孩子之法確有差異。在此舉一隅：亞裔美籍父母

及非裔美籍父母常用權威型的教育方式，因前者相信這可確立身份認同，後者則常認為他們孩子的教育程度、經濟及社會的地位，極受社會因素如種族主義影響。[63] 另一項研究則指出權威型的教育方式能較有效地教懂孩子自制。[64] 當然，因應每人的獨特個性，儘管非裔美籍父母用其他方法教育孩子，也可非常有效，但最重要是適得其法。[65]

根據歷來研究所得，華人家長自稱常用較控制主導之法，力求教授孩子自制力強的個性、以表現為先的態度。相對西方父母，華人家長因為相信稱讚孩子或會使他們自滿而缺乏動機精益求精，所以較少嘉許他們，但同時也較少向他們展示關顧之情。[66] 除此之外，傳統華人普遍認為中庸之道是法則，堅持己見為難別人次之。是以有多項研究認為，成長於七八十年代的華人在學校內及社會中，較現今的年輕人守規矩。[67]

或許因為現今中國（及七八十年代的香港）的經濟起飛，所以華人父母現多教授子女主動及建立人際網絡的重要性，以求達到在社會中出人頭地的要求。相比以往華人父母及老師所教的態度及價值觀，實有不同之處。[68]

另一方面，有多個近年的研究調查所得，[69] 其實華人父母也跟北美父母般，愛向子女展示關愛之情，使用歸納技巧解釋訂立及遵循規則的重要性，不過前者同時也較常羞辱、冷待、懲罰違規的孩子。因此，或許他們不應過分操控子女，取而代之地，是應教導他們跟人建立和諧關係，避免損人利己，避免破壞雙方的「面子」，避免有違社會禮儀。[70]

儘管許多美國家長奉行公認最有效的恩威型育兒方式，但他們同

時認為在某些情形下，適當的體罰是必須的。[71]

總結而言，教養孩子是受制於多方面因素（如父母的種族文化、生活環境等）的艱苦任務，家長宜秉持教好子女這一目的，找出適合自己及子女的實用方法，及加強親子關係，以達雙贏之局。

4.3 怪獸家長怎樣教出問題兒童？

接下來我們將繼續探討怪獸家長跟問題兒童的關係。

事實上，不良的育兒之法，會導致孩子成為問題兒童。

首先，如果一個孩子的個性難控，智力低下，學習成績差，加上他們的養育者不在乎養育之法，如實行惡劣的和不一致的紀律，這些不良的教養方式如冷漠的監測等，會使孩子易於參與反社會活動。[72]

其次，常用刑罰的父母，可能是在採用權威型的教養方式，用過度控制的方式對待自己的孩子，導致他們依樣畫葫蘆地對待其他人。更糟的是，它會影響孩子們的道德觀念、認知發展和情緒調節。這些孩子以後可能更易遇上精神失常等諸多問題。[73]

再者，結合生理因素及其他環境因素，不良的育兒之法更有可能使孩子墮入恐懼的深淵，與違法行為和犯案結伴。

除了以上不當的教養方式，如父母給予持續的威脅和不一致或不合理的懲罰，又或溺愛孩子，孩子自然會模仿，這會促使他們成為問題兒童、不良少年或品格差劣的犯罪分子。

有研究指出，[74] 自我控制力低和社交表現差的人，通常曾接受父母的不良養育。它指出，自我控制力低和衝動的個性，多是欠缺效益的育兒方法所致。監測不良、樹立壞榜樣及嚴厲的懲罰，都使孩子更

可能從事犯罪行為。

最近的育兒與青少年犯罪問題的研究[75]發現,自我控制、違規態度和其他許多方面,都顯示了父母的教導方法跟青少年犯罪息息相關。

概括而論,為人父母者肯定在塑造孩子的情緒、認知和行為發展方面起到極重要的作用。有了適當的教養,遺傳和生理因素可能不會引發孩子的不良行為;然而,如果沒有怪獸家長,沒有適當的養育,或者無其他不良的環境因素,遺傳和生理因素也可製造出問題兒童、青少年罪犯。身為家長,實應三思其養育兒童之法。

5. 個案分享

為了更進一步了解青少年違規行為的原理,及深入體驗他們具體的反社會行為和心態,以下我們將描述一個真實個案(不過人物名字卻是化名)。

美齡是一個 15 歲的中三女生,跟父母兄弟同住。她生長於傳統的中國家庭,爸爸十分寵愛兒子,冷落美齡,因為爸爸認為男丁可替他繼後香燈,女兒則只是待「嫁」而沽,彷彿是一盆潑出去的水,跟家族無關。在他眼中,美齡難以跟她的兄弟相比。由於爸爸只是地盤散工,加上年近六旬,所以終日賦閒在家。在家時,他只會呼喊她做家務如打掃燒飯,服侍他及家中男丁。美齡一直忍氣吞聲,但心裡愈來愈不好受,自覺不如家傭侍婢。

　　美齡的媽媽約四十多歲，是家中的經濟支柱，每天也要上班，早出晚歸。日間她是貨車司機，晚間則兼職的士司機。她每天只待在家小睡片刻。由於工作關係，美齡的媽媽得表現出剛強的個性，不過偶爾也會在兒女面前展示母愛，向他們噓寒問暖，尤以美齡為甚，因為她知道美齡不但要肩負打理家務的重擔，還要忍受爸爸及兄弟的欺壓。美齡每年的生日，媽媽縱使極為疲憊，還是抽空跟她慶祝，不過美齡也愈來愈不領她的情，愈來愈覺孤寂。

　　美齡的哥哥 17 歲，弟弟則 13 歲。他倆不但沒有體諒美齡，還跟爸爸一樣，對她諸多要求，仗她做妥所有家務；美齡稍有不從，他們便跟爸爸打小報告。最終美齡還是被爸爸指責，甚至打罵。是以美齡對他們愈來愈恨之入骨。

　　美齡在家百般忍耐，總要在其他地方宣洩。不知是否因為這個緣故，她在學校變得像個憤青。她經常在校鬧脾氣，欺凌同學，尤其是個子比她小的同學，更是她的發洩對象。一次，她丟失了自己的午飯錢，便恐嚇她的發洩對象，不把錢給她便要捱揍。最終東窗事發，學校固然罰她及要見家長，但美齡的爸爸在眾目睽睽之下給她一記耳光，辱罵她連一頭豬也不如，這使她近乎崩潰，她暗忖：究竟自己有無父親？為何眼前的父親視她畜牲不如？自此，美齡跟爸爸及兄弟終日吵鬧，關係愈來愈惡劣。

　　她不想再待在家裡。於是她每天放學後，就在居住的公共屋邨內蹓躂，直至夜深時分，媽媽下班之時才返家。某夜她在公園結識了跟她背景相似、遭遇相同的朋友。他們每晚相約談天說地，好不投契。不知怎的，他們一行數人，漸漸開始逃學，日間在家睡覺，晚間到公

園、便利店、遊樂場等地流連。美齡的家人多次干涉，最終她不勝其煩，連家也不返，日間躲到剛結識的朋友處。美齡跟她的朋友吸煙、飲酒，生活日夜顛倒。

媽媽曾多次致電，美齡起初也接電話，耐心聽她說話，及跟她會面；但日子久了，美齡也少接媽媽來電，即使聽筒傳來的話有多語重心長，又或傳來媽媽的哭聲，美齡也不領情了。媽媽的聯絡也告終了。媽媽最終報警，尋回美齡，但數天後，美齡又失蹤了。

美齡杳無音訊。有同學曾見她挺著肚皮，狀似懷了身孕。也有同學曾見她在紅燈區出沒。還有同學曾見她精神恍惚、面色蒼白，彷如癮君子。數月後，她的媽媽帶她回校辦理退學手續，並聲稱美齡要跟她返內地居住。當時已 16 歲的她，肚子真的隆起來。自此以後，就真的再沒見過美齡了。

我們現把上述個案的要點列舉如下。

1. 遠因

（1）美齡父親的重男輕女傳統行為，向子女錯誤灌輸了待人接物不平等的觀念，更使美齡產生莫名的內疚感。

（2）美齡父母的教養方式一步一步地迫使她不但要收起同理心，且要變得好勇鬥狠。她的父親蠻不講理，更持續向她顯示權威及虐打她，使她一方面自尊心受創，另一方面引致她事事訴諸暴力。她於校內缺乏正常社交關係，甚至欺凌同學，或多或少是受到父親潛移默化的影響。美齡的母親則無暇關心她的感受；即使偶有媽媽的噓寒問暖，但不足以讓她倆建立深厚的母女關係。是以美齡

長期感到被忽略，變得性格孤僻，偏離人群。

2. 近因

（1）當美齡在校違規時，父母沒有向她了解原因，取而代之的只有懲罰她、羞辱她，使她變得更為反叛，更沒有讓她反省過來。於是她在校的情形只有每況愈下。

（2）父母長期的忽略、辱罵、虐打，以及與兄弟的鬥爭，間接鼓勵美齡依樣畫葫蘆地冷待別人。相反，在損友身上找到慰藉、樂子，無形間慫恿她繼續違規如逃學、離家出走等。

3. 其他因素

（1）美齡解決不了懷孕之事及其他始料不及的事情，充滿內疚感，最終她逃避、失蹤。

（2）即使美齡感受不到媽媽的愛，但媽媽對她不離不棄，仍然疼愛關心她，終有一天美齡會察覺到，並且為媽媽改過自新。

以上的個案曾由學校社工及輔導組老師跟進。雖然學校曾盡力協助，但畢竟美齡的行為表現，看似始於家庭所造成，而且美齡其後一直缺課逃學，學校也實難單方面介入斡旋。雖然上述個案看似無疾而終，不了了之，但本章下一節也羅列了一些可行的介入方法及技巧，以供參考。

6. 介入方法及技巧

6.1 行為功能評估

行為功能評估（Functional Behavioral Assessment, 簡稱 FBA）是用來收集有效的資訊，幫助確定問題的發生原因的一種方法。這些數據將確定如何處理行為問題和假設問題行為的處理方案。在評估之前，我們首先需要知道問題的種類。它們通常屬於以下三大類：

1. 令人注意或期望發生的事情（如拿玩具去玩）；

2. 讓人避免某些需求或不想發生的事情；

3. 因感官刺激的行為（如減輕痛楚感覺良好）。

對於兒童及家長來說，問題行為的發生，背後總有原因或目的。例如孩子大叫，可能是因為他不喜歡母親或教師，但也許孩子是擔心做甚麼。母親向兒子大叫，可能是兒子吃飯慢導致她未能早些外出。孩子做甚麼（行為），為甚麼做（目的）可能各不相干。然而，他們可能會提供相同的功用：獲得其他人（成人）的關注。大叫就是典型有效的逃避方法（逃避不喜歡做的事）。

通常，研究事情的前因後果有助於了解其作用及目的。當然，問題行為可多於一個功能，這就使問題變得複雜。透過觀察過程如面談，可加深了解某個行為的目的及作用，對前因後果更可了如指掌。

6.2. 功能評估

以下是三種探討問題行為的功能評估：

1. 面談及評分

第一次面談時作評估，看個案情形評分。

2. 系統化觀察及功能分析

在自然環境裡，直接觀察自然發生的行為之前因後果，是較可靠的方法。把觀察所得，填入表 3.3 的觀察行為列表，以茲記錄，並分析行為的作用及目的。

表 3.3　觀察行為列表

日期 / 時間	事件 （A: Antecedent）	問題行為 （B: Behavior）	結果 （C: Consequences）	事主感覺 （E: Emotion）

3. 環境及功能轉變的關係

如果直接觀察不行，可轉變環境再觀察相同的人物和事物，看看問題行為有否隨之改變。比方說，要確定孩子大叫的目的，可試看在不同地方下看他有否大叫，而確定大叫的原因是否跟環境有關。又例如，要看看孩子跟我們的回應是否相關，我們可在安靜的地方測試。如果我們回應了，大叫便停止，我們便可知道孩子只想獲得注意；反之，如果我們回應了，但大叫還是頻繁，我們便估計孩子只想逃避某個要求，或另有目的。

6.3 問題行為介入計劃

問題行為介入計劃（behavior intervention plan）是用來教導

或加強孩子正確行為的有效行為介入計劃〔通常稱為行為支持計劃（behavior support plan），或正面介入計劃（positive intervention plan）〕，通常包括：

1. 技能培訓——以增加孩子的正確行為；
2. 某些改變（如環境）——在教室或其他環境中進行，減少或杜絕孩子的問題行為；
3. 有效策略——可用另一個恰當的行為去取代問題行為，又或鼓勵孩子改用另一個恰當的行為。

正面介入計劃並不只是透過改變環境等因素來減少孩子的問題行為，更重要的是，讓孩子明白他們的行為為何違規。因此，某些學校或社區單靠「零容忍」政策去處理某些孩子的違規行為，可能只會有反效果。（詳見本書第四章）

6.4 問題行為介入策略實例

學校可採用下面的共同策略，以協助減少孩子的問題行為，並教導孩子正確的行為技能如「停下來、放鬆和想一想」，教導孩子如何思考及解決他們所遇到的問題。孩子的學習步驟如下：

1. 找出問題；
2. 找出誰該負責；
3. 找出所有可行的解決方法；
4. 選擇解決方法；
5. 實行；
6. 檢討成效 。

孩子明白當中道理後，可跟他們作角色扮演來練習，直至使之成為好習慣。另外，加強學習重點及反應（如緊握雙手、轉換聲線等），也是讓他們學懂的不二法門。

6.5　個案處理

要處理在上一節的個案，以下要點可以依循：

1. 第一步就是要改變美齡父母的教養方式。他們應該使用恩威型的方式，並施以積極管教、歸納及樹立榜樣的技巧，為美齡培養正確的道德價值觀、自我形象、同理心，幫助她發展與自己的兄弟和同伴的合作性。父母也應該公平地對待孩子，樹立榜樣，讓孩子跟隨。一貫積極強化和合理的懲罰與解釋，實際上可能阻止她的違規行為；

2. 第二步，是她的父母要積極傾聽她、陪她，顯示他們的關心、愛護和共鳴；

3. 另一點是，美齡有一些扭曲的信念，如虐打別人來發洩憤怒和失望等情緒。認知重建（cognitive restructuring）和歸納法，可幫助她重新塑造正常的價值觀；

4. 社交技能培訓和解決問題的培訓也可以一開始在學校實行，使美齡可以學習社交和與同儕合作，試圖讓她理解別人的觀點和應用同理心；

5. 在輔導環節的角色扮演練習，可以用來幫助美齡處理實際的問題，並防止美齡在治療或復康過程中重蹈覆轍；

6. 使用行為功能評估，直接了解她的行為之前因後果。把觀察

所得，填入觀察行為列表，以茲記錄，跟她分析行為的作用及目的，讓她逐步減少甚至杜絕問題行為。

6.6 供家長參考的預防方法及技巧

綜合各種理論及見解，可得出以下三個歷久彌新的不二法門：[76]

1. 以人為本。以卡爾・羅傑（Carl Roger）的以人為本理論（person-centred theory）為中心，我們應該視孩子為個體，要以公平、合理、貫徹始終、動之以情的態度來養育他們；

2. 運用合適的養育方式及技巧。每人的個性特徵各有不同，因此父母要找出最合適的方法去撫養教育孩子，從他們的認知、價值觀到行為情緒的管制，也要無微不至；

3. 建立親子關係，如拔河比賽，軟硬兼施、剛柔並重，如能建立深厚的關係，那麼教孩子甚麼也會事半功倍。

7. 結語

在上述章節，我們探討了一些針對兒童認知情感發展的教養方式和技巧。父母應該選擇最合適、最可行的方式去教導孩子。有些方式聲稱較有效，但實際却因人而異。

概括而論，除了基因及生理因素，環境實在是另一個關鍵，而這取決於環環相扣的多方面因素：養育者的方式及技巧、關愛。良好的方式、技巧及充分的關愛，是教導孩子的良方。沒有它們，恐怕只可

望天賜福，求神庇佑孩子不會走上歪路，更遑論望子成龍。

最後，細看 2014 及 2015 年的香港犯罪率，徘徊於 6%，[77] 究竟身為家長的你，可會為孩子樹立榜樣、恩威並重、動之以情、行之有理、好好教育他們呢？

註釋

1 American Psychiatric Association (2013). *Diagnostic and statistical manual of mental disorders* (5th ed.). Washington, DC: American Psychiatric Association.

2 Cadoret, R. J., Yates, W. R., Troughton, E., Woodworth, G., & Stewart, M. A. (1995). Genetic-environment interaction in the genesis of aggressivity and conduct disorders. *Archives of General Psychiatry*, *52*, 916-924; Thomas, C. R. (2009). Oppositional defiant disorder and conduct disorder. In M. R. Dulcan (Ed.), *Dulcan's textbook of child and adolescent psychiatry* (pp.223-239). Arlington, VA: American Psychiatric Publishing.

3 Barlow, D. H., & Durand, V. M. (2012). *Abnormal psychology: An integrative approach.* Wadsworth, Cengage Learning.

4 Salekin, R. T. (2006). Psychopathy in children and adolescents: Key issues in conceptualization and assessment. In C. J. Patrick (Ed.), *Handbook of psychopathy* (pp.389-414). New York, NY: Guildford Press.

5 Soderstrom, H., Sjodin, A. K., Carlstedt, A., & Forsman, A. (2004). Adult psychopathic personality with childhood-onset hyperactivity and conduct disorder: A central problem constellation in forensic psychiatry. *Psychiatry Research*, *121*, 271-280.

6 Cooper, A. D. Ph.D., Durose, M. R., & Snyder, H. N., Ph.D. (2014). *Recidivism of prisoners released in 30 states in 2005: Patterns from 2005 to 2010.* Retrieved March 27, 2016, from Bureau of Justice of Statistics: http://www.bjs.gov/index.cfm?ty=pbdetail&iid=4986

7 Rutter, M. (2010). Gene-environment interplay. *Depression and Anxiety, 27*(1), 1-4; Rutter, M. (2006). *Genes and behavior: Nature-nurture interplay.* Oxford, UK: Blackwell.

8 Goldsmith, H. H., Pollak, S. D., & Davidson, R. J. (2008). Developmental neuroscience perspectives on emotion regulation. *Child Development Perspectives, 2,* 132-140.

9 Barlow, D. H., & Durand, V. M. (2012) *Abnormal psychology: An integrative approach.*

10 Siegel, L. J., & Welsh, B. (2012). *Juvenile delinquency: Theory, practice, and law* (11th ed.). Australia: Wadsworth, Cengage Learning.

11 Kubrin, C. & Weitzer, R. (2003). New directions in social disorganization theory. *Journal of Research in Crime & Delinquency, 40,* 374-402.

12 Agnew, R. (2009). Revitalizing Merton: General strain theory. In F. T. Cullen, F. Adler, C. L. Johnson, and A. J. Meyer (Eds.), *Advances in criminological theory: The origins of American criminology,* Volume 16. New Brunswick, NJ: Transaction.

13 Taylor, I., Walton, P., & Young, J. (2013). *The new criminology: For a social theory of deviance.* UK: Routledge.

14 Siegel, L. J., & Welsh, B. (2012). *Juvenile delinquency: Theory, practice, and law* (11th ed.).

15 McCandles, B. R., & McDavid, J., (1962). Psychological theory, research, and juvenile delinquency. *The Journal of Criminal and Police Science, 54*(1), 1-14. *JSTOR.* Web. October 24, 2012.

16 Rathus, S. A. (2015). *HDEV4.* Boston, US: Cengage Learning.

17 Champion, D. J. (2004). *The juvenile justice system: Delinquency, processing, and the law* (4th ed.). Upper Saddle River, NJ: Pearson Prentice Hall Inc.

18 Erikson, E. H. (1985). *The life cycle completed* (paperback reprint ed.). New York: Norton.

19 Berk, L. E. (2010). *Development through the lifespan* (5th ed.). Pearson Education Inc.

20 McCandles, B. R., & McDavid, J., (1962). Psychological theory, research, and juvenile delinquency.

21 Elicker, J., Englund, M. & Sroufe, L. A. (1992). Predicting peer competence and peer-relationships in childhood from early parent-child relationships. In R. D. Parke & G. W. Ladd (Eds.), *Family-peer relationships: Mode of linkage* (pp.77-106). Hillsdale,

NJ: Erlbaum; Sroufe, L. A. (2005). Attachment and development: A prospective, longitudinal study from birth to adulthood. *Attachment and Human Development, 7,* 349-367.

22 Laird, R. D., Pettit, G. S., Dodge, K. A., & Bates, J. E. (2005). Peer relationship antecedents of delinquent behavior in late adolescence: Is there evidence of demographic group differences in developmental processes? *Development and Psychopathology, 17,* 127-144.

23 Barnes, G. M., Hoffman, J. H., Welte, J. W., Farrell, M. P., & Dintcheff, B. A. (2006). Effects of parental monitoring and peer deviance on substance use and delinquency. *Journal of Marriage and Family, 68,* 1084-1104.

24 Kroneman, L., Loeber, R., & Hipwell, A. E. (2004). Is neighborhood context differently related to externalizing problems and delinquency for girls compared with boys? *Clinical Child and Family Psychology Review, 7,* 109-122.

25 Bronfenbrenner, U. (2005). *Making human beings human.* Thousand Oaks, CA: Sage.

26 Erikson, E. H. (1985). *The life cycle completed* (paperback reprint ed.).

27 Papalia, D. E., Olds, S. W., & Feldman, R. D. (2004). *Human development* (9th ed.). NY: The McGraw-Hill Companies, Inc.

28 Seligman, L., & Reichenberg, L. W. (2010). *Theories of counselling and psychotherapy: Systems, strategies and skills* (3rd ed.). NJ: Pearson Education, Inc.

29 Berk, L. E. (2010). *Development through the lifespan* (5th ed.).

30 Berk, L. E., Mann, T., & Ogan, A. (2006). Make-believeplay: Wellspring for development of self-regulation. In D. Singer, K. Hirsh-Pasek, & R. Golinkoff (Eds.), *Play=learning.* New York: Oxford University Press.

31 Robins, R. W., Tracy, J. L., Trzesniewski, K., Potter, J., & Gosling, S. D. (2001). Personality correlates of self-esteem. *Journal of research in Personality, 35,* 463-482.

32 Arnett, J. J. (2000). Emerging adulthood: A theory of development from the late teens through the twenties. *American Psychologist, 55,* 469-480.

33 Marsh, M. W., Parada, R. H., & Ayotte, V. (2004). A multidimensional perspective of relations between self-concept (Self-Description Questionnaire II) and adolescent mental health (Youth Self Report). *Psychological Assessment, 16,* 21-41; Rudolph, K. D., Caldwell, M. S., & Conley, C. S. (2005). Need for approval and children's well-being. *Child Development, 76,* 309-323.

34 Archer, S. L., & Waterman, A. S. (1990). Varieties of identity diffusion and foreclosures: An exploration of subcategories of the identity statuses. *Journal of Adolescent research, 5,* 96-111; Schwartz, S. J., Pantin, H., Prado, G,. Sullivan, S., & Szapocznik, J. (2005). Family functioning identity, and problem behavior: Immigrant early adolescents. *Journal of Early Adolescence, 25,* 392-420.

35 Bowlby, J. (1980). *Loss: Sadness and depression, Vol. 3(Attachment and loss).* New York: Basic Books.

36 Bretherton, I., & Munholland, K. A. (1999). Internal working models in attachment relationships: A constructive revisited. In J. Cassidy & P. R. Shaver (Eds.), *Handbook of attachment* (pp.89-111). New York: Guildford.

37 Thompson, R. A. (2006). The development of the person: Social understanding, relationship, conscience, self. In N. Eisenberg (Ed.), *Handbook of child psychology: Vol. 3. Social, emotional, and personality development* (6th ed., pp.24-98). Hoboken, NJ: Wiley.

38 Repacholi, B. M., & Trapolini, T. (2004). Attachment and preschool children's understanding of maternal versus non-maternal psychological states. *British Journal of Developmental Psychology, 22,* 395-415; Thompson, R. A., Easterbrooks, M. A., & Padilla-Walker, L. M. (2003). Social and emotional development in infancy. In R. M. Lerner & M. A. Easterbrooks (Eds.), *Social and emotional development in infancy* (pp.91-112). New York: Wiley; Sroufe, L. A., Egeland, B., Carlson, E., & Collins, W. (2005). *Minnesota Study of Risk and Adaption from birth to maturity: The development of the person.* New York: Guilford.

39 Moss, E., Smolla, N., Guerra, I., Mazzarello, T., Chayer, D., & Berthiaume, C. (2006). Attachment and self-reported internalizing and externalizing behavior problems in a school period. *Canadian Journal of Behavioral Science, 38,* 142-157.

40 Grant, K., O'Koon, J., Davis, T., Roache, N., Poindexter, L., & Armstrong, M. (2000). Protective factors affecting low-income urban African American youth exposed to stress. *Journal of Early Adolescence, 20,* 388-418; Rohner, R., & Brothers, S. (1999). Received parental rejection, psychological maladjustment, and borderline personality disorder. *Journal of Emotional Abuse, 1,* 81-95.

41 Mayes, L. C., & Zigler, E. (1992). An observational study of the affective concomitants of mastery in infants. *Journal of Child Psychology and Psychiatry, 33,* 659-667.

42 Bandura, A. (2001). Social cognitive theory: An agentic perspective. *Annual Review of Psychology*, *52*, 1-26.

43 Suchman, N. E., Pajulo, M., & Mayes, L. C. (2013). *Parenting and substance abuse.* New York: Oxford University Press.

44 Van Goozen, S. H. M., Fairchild, G., Snoek, H., & Harold, G. T. (2007). The evidence for a neurobiological model of childhood antisocial behavior. *Psychological Bulletin*, *133*, 149-182.

45 Sterzer, P. (2010). Born to be criminal? What to make of early biological risk factors for criminal behavior. *American Journal of Psychiatry*, *167*(1), 1-3, doi:10.1176/appi. ajp.2009.09111601

46 Chen, X., Wang, L., & DeSouza, A. (2006). Temperament, socioemotional functioning, and peer relationships in Chinese and North American children. In X. Chen, D. C. French, & B. H. Schneider (Eds.), *Peer relationship in cultural context* (pp.123-147). New York: Cambridge University Press.

47 Else-Quest, N. M., Mineo, C., & Higgins, A. (2013). Mathematics and science attitudes and achievement at the intersection of gender and ethnicity. *Psychology of Women Quarterly*, *37*(3), 293-309.

48 Kim, S. Y., Wang, Y., Orozco-Lapray, D., Shen, Y., & Murtuza, M. (2013). Does "Tiger Parenting" exist? Parenting profiles of Chinse Americans and adolescent developmental outcomes. *Asian American Journal of Psychology*, *4* (1), 7-18.

49 Baumrind, D. (1991) Parenting styles and adolescent development. In J. Brooks-Gunn, R. Lerner, & A. C. Peterson (Eds.), *The encyclopedia of adolescence* (pp.746-758). New York: Garland; Baumrind, D. (1996). The discipline controversy revisited. *Family Relations*, *45*, 405-414.

50 Thompson, R. A. (2006). The development of the person: Social understanding, relationship, conscience, self. In N. Eisenberg (Ed.), *Handbook of child psychology: Vol. 3. Social, emotional, and personality development* (6th ed., pp.24-98). Hoboken, NJ: Wiley; Baumrind, D. (1991). Parenting styles and adolescent development. In J. Brooks-Gunn, R. Lerner, & A. C. Peterson (Eds.), *The encyclopedia of adolescence* (pp.746-758); Kurdek, L. A., & Fine, M. A. (1994). Family acceptance and family control as predictors of adjustment in young adolescents: Linear, curvilinear, or interactive effects? *Child Development*, *65*, 1137-1146; Aunola, K., Stattin, H., &

Nurmi, J. E. (2000). Parenting styles and adolescents' achievement strategies. *Journal of Adolescence*, *23*, 205-222.

51 Turner, P. H. & Welch, K. J. (2012). *Parenting in contemporary society* (5th ed.). NJ: Pearson Education Inc.

52 同上。

53 Afifi, T. O., Brownridge, D. A., Cox, B. J., & Sareen J. (2006). Physical punishment, childhood abuse and psychiatric disorders. *Child Abuse and Neglect*, *30*, 1093-1103; Benders, H. L., Allen, J. P., McElhaney, K. B., Antonishak, J., Moore, C. M., Kelly, H. L., & Davis, S. M. (2007). Use of harsh physical discipline and developmental outcomes in adolescence. *Development and Psychopathology*, *19*, 227-242; Gershoff, E. T. (2002). Corporal punishment by parents and associated child behaviors and experiences: A meta-analytic and theoretical review. *Psychological Bulletin*, *128*, 539-579; Kochanska, G., Aksan, N., & Nichols, K. E. (2003). Aternal power assertion in discipline and moral discourse contexts: Commonalities, differences, and implications for children's moral conduct and cognition. *Developmental Psychology*, *39*, 949-963; Lynch, S. K., Turkheimer, E., D'Onofrio, B. M., Mendle, J., Emery, R. E., Slutske, W. S., & Martin, N.G. (2006). A genetically informed study of the association between harsh punishment and offspring behavioral problems. *Journal of Family Psychology*, *20*, 190-198; Eisenberg, N., Fabes, R. A., & Spinrad, T. L. (2006). Prosocial development. In N. Eisenberg (Ed.), *Handbook of child psychology: Vol.3. Social, emotional, and personality development* (6th ed., pp.646-718). Hoboken, NJ: Wiley.

54 Krevans, J., & Gibbs, J. C. (1996). Parents' use of inductive discipline: Relations to children's empathy and prosocial behavior. *Child Development*, *67*, 3263-3277; Kerr, D. C. R., Lopez, N. L., Olson, S. L., & Sameroff, A. J. (2004). Parental discipline and externalizing behavior problems in early childhood: The roles of moral regulation and child gender. *Journal of Abnormal Child Psychology*, *32*, 369-383.

55 Bandura, A. (2001). Social cognitive theory: An agentic perspective.

56 Forman, D. R., Aksan, N., & Kochanska, G. (2004). Toddlers' responsive imitation predicts preschool-age conscience. *Psychological Science*, *15*, 699-704.

57 Zahn-Waxler, C., & Robinson, J. (1995). Empathy and guilt: Early origins of feelings of responsibility. In J. P. Tangney & K. W. Fischer (Eds.), *Self-conscious emotions* (pp.143-173). New York: Guilford.

58 Kochanska, G., Aksan, N., Prisco, T. R., & Adams, E. E. (2008). Mother-child and father-child mutually responsive orientation in the first 2 years and children's outcomes at preschool age: Mechanisms of influence. *Child Development, 79*, 30-44.

59 Berk, L. E. (2010). *Development through the Lifespan*(5th ed.).

60 Larzelere, R. E., Schneider, W. N., Larson, D. B., & Pike, P. L. (1996). The effects of discipline responses in delaying toddler misbehavior recurrences. *Child and Family Behavior Therapy, 18*, 35-57.

61 Mischel, W., & Liebert, R. M. (1966). Effects of discrepancies between observed and imposed reward criteria on their acquisition and transmission. *Journal of Personality and Social Psychology, 3*, 45-53.

62 Turner, P. H. & Welch, K. J. (2012). *Parenting in contemporary society.*

63 Boyd, D., & Bee, H. (2009). *Lifespan development* (5th ed.). Boston: Allyn & Bacon.

64 Broman, C. L., Reckase, M. D., & Freedman-Doan, C. R. (2006). The role of parenting in drug use among black, Latino, and white adolescents. *Journal of Ethnicity in Substance Use, 5*(1), 39-50.

65 Turner, P. H. & Welch, K. J. (2012). *Parenting in contemporary society.*

66 Chen, X., Wu, H., Chen, H., Wang, L., & Cen, G. (2001). Parenting practices and aggressive behavior in Chinese children. *Parenting: Science and Practice, 1*, 159-184.

67 Chen, X., Rubin, K. H., & Li, Z. (1995). Social functioning and adjustment in Chinese children: A longitudinal study. *Developmental Psychology, 31*, 531-539; Chen, X., Hastings, P. D., Rubin, K. H., Chen H., Cen, G, & Stewart, S. L. (1998). Childrearing attitudes and behavioral inhibition in Chinese and Canadian toddlers: A cross-cultural study. *Developmental Psychology, 34*, 677-686.

68 Chen, X., Wang, L., & DeSouza, A. (2006). Temperament, socioemotional functioning, and peer relationships in Chinese and North American children. In X. Chen, D. C. French, & B. H. Schneider (Eds.), *Peer relationship in cultural context.*

69 Wu, T., Mendola, P., & Buck, G. M. (2002). Ethnic differences in the presence of secondary sex characteristics and menarche among U.S. girls: The Third National Health and Nutrition Examination Survey, 1988-1994. *Pediatrics, 110*, 752-757; Wang, Q., Pomerantz, E. M., & Chen, H. (2007). The role parents' control in early adolescents' psychological functioning: A longitudinal investigation in the United States and China. *Child Development, 78*, 1592-1610; Russell, S. T., Crockett, L. J., &

Chao, R. (Eds.) (2010). *Asian American parenting and parent-adolescent relationships*. New York: Springer.

70 Van Campen, K. S., & Russell, S. T. (2010). *Cultural differences in parenting practices: what Asian American families can teach us* (Frances McClelland Institute for Children, Youth, and Families ResearchLink, Vol. 2, No.1). Tucson, AZ: The University of Arizona.

71 Berk, L. E. (2010). *Development through the lifespan* (5th ed.).

72 Laird, R. D., Pettit, G. S., Dodge, K. A., & Bates, J. E. (2005). Peer relationship antecedents of delinquent behavior in late adolescence: Is there evidence of demographic group differences in developmental processes? *Development and Psychopathology, 17*, 127-144; Barnes, G. M., Hoffman, J. H., Welte, J. W., Farrell, M. P., & Dintcheff, B. A. (2006). Effects of parental monitoring and peer deviance on substance use and delinquency. *Journal of Marriage and Family, 68*, 1084-1104.

73 Suchman, N. E., Pajulo, M., & Mayes, L. C. (2013). *Parenting and Substance Abuse*.

74 Unnever, J. D., Cullen, F. T., & Agnew, R. (2006). Why is "Bad" parenting criminogenic? *Youth Violence and Juvenile Justice, 4*(1), 3-33.

75 Janssen, H. J., Eichelsheim, V. I., Deković, M., & Bruinsma, G. J. N. (2016). How is parenting related to adolescent delinquency? A between- and within-person analysis of the mediating role of self-control, delinquent attitudes, peer delinquency, and time spent in criminogenic settings. *European Journal of Criminology, 13*(2), 169-194.

76 Roberts, T. W. (1994). *A systems perspectives of parenting: The individual, the family, and the social network*. Brooks/Cole Publishing Company. Wadsworth Inc.

77 HKPF (2016). Retrieved March 27, 2016 from Hong Kong Police Force: http://www.police.gov.hk/ppp_en/09_statistics/csd.html

第四章

我的「少年」時代

——欺凌者、受害者聯盟

葉矜媞　林家全

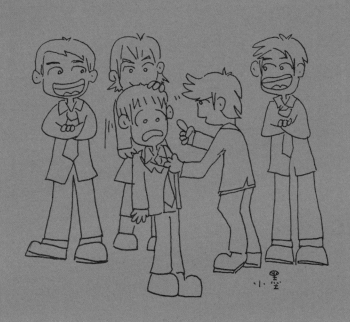

1. 引言

　　欺凌問題日益受到社會關注，不僅因為我們對年輕一代的愛護和關顧，也因為欺凌會出現在日常生活中很多不同的場合，包括學校、家庭、職場及網絡世界等等。另一方面，數碼科技不斷創新和進步，青少年常常上網但又欠缺監管，間接導致網絡欺凌問題日益嚴重。

　　本章將探討香港的青少年受欺凌影響的情況和發展趨勢，追溯有關問題的演變過程，從而了解被欺凌傷害的後果，並明白欺凌背後的原因。透過個案的分析，我們會尋找不同方法，去處理在學校發生的欺凌事件，期望能夠在這個問題上找到更好的解決方法。

2. 欺凌行為的類型及影響

2.1 欺凌的定義

　　究竟甚麼是欺凌行為呢？

　　根據文獻，欺凌行為一般有以下特點：

1. 欺凌是侵略性的攻擊行為（即意圖傷害別人的行為）；[1]

2. 欺凌包括任何形式的攻擊行為：身體、言語、網絡、直接或間接的模式；[2]

3. 欺凌者與受害者之間有明顯的權力不平衡，例如以大欺小、恃強欺弱。欺凌者懂得選擇弱者來欺負。受害者多為體力弱、說話欠流暢、缺乏自信或自尊、欠缺朋友或社會支援、

地位低或被朋輩排斥；[3]

4. 欺凌是重複的行為（即可以是持續頻繁地發生）；[4]

5. 欺凌包括不公正或不適當地使用權力。對於把積犯反覆關進監獄，又或處罰多次違反校規的學生，我們需要考慮這些重複的處罰是否合法或公正，而不是間接欺凌罪犯或學生。[5]

2.2 欺凌的形式及類型

欺凌主要分為兩種形式：直接及間接。

直接欺凌：侵略性的攻擊行為是直接加害於受害者，例如在面對面的情況下，推撞受害人，或對他們作出文字上或言語上的侵犯，這包括對他們直接惡意批評、嘲弄、挖苦等。

間接欺凌：不直接把侵略行為加害於受害者，例如散播不實謠言或傷害性傳言，又或透過電子媒介散播具傷害性的傳聞。

我們就欺凌行為進行分類，可以得出以下五種類型：

1. 肢體欺凌：使用武力如毆打、吐口水、絆、推、捏、踢等；

2. 語言欺凌：使用言語，包括口頭或書寫，形式如取笑、嘲諷、詆毀、取綽號、性方面的批評（如性別、性取向、性徵等）、威脅恐嚇（包括文字、手勢等）；

3. 拒絕社交往來：有系統地排斥或孤立受害者，拒絕他們加入或參與（群體）活動，或刻意忽略他們，不與他們玩耍、交談，甚或完全漠視他們的存在；

4. 間接關係欺凌：散播流言，或發放令他們尷尬的圖像；

5. 破壞財物：搶奪或損壞受害者的財物，令他們受到傷害，例

　　如破壞、拒絕歸還對方財物，刪除對方的個人電子資料等等。

2.3 欺凌行為中的角色關係

　　欺凌行為涉及人與人之間的多重關係，當中牽涉三個主要角色：「欺凌者」（bullies）、「受害者」（victims）和「旁觀者」（bystanders）。有些受害者亦可能當上欺凌者，成為「欺凌—受害者」。在傳統的欺凌行為中，大部分有同輩參與事件。同輩目睹被脅逼或暴力傷害的情況時，有時會旁觀，有時會參與其中傷害受害者，但有時或會介入制止欺凌行為。[6]

　　不少學童的欺凌行為，是在三種元素交互影響下產生的，[7] 該三種元素亦分別與欺凌行為的三個主要角色相關（參見圖 4.1）。相信

圖 4.1　**學童欺凌行為之惡性循環**

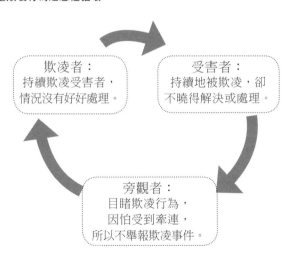

來源：摘自黃成榮：《學童欺凌研究及對策：以生命教育為取向》（香港：花千樹，2003）。

我們能夠利用這個學童欺凌行為的惡性循環概念圖，來解釋青少年在其他環境下所遇到的欺凌事件，從而更了解每個角色如何互相影響，而使欺凌行為惡化。

2.4 網絡欺凌類型

　　除了在學校裡，青少年仍會在許多情況下遭遇欺凌事件，例如上學或放學途中受鄰居、同學甚至陌生人欺凌。在這些可能受欺凌的環境中，網上發生的欺凌行為，即「網絡欺凌」最值得我們關注和深思。正如前文所說，數碼科技發展迅速，青少年普遍使用手提電話和電腦作溝通工具，一方面在網絡上跟同伴互傳訊息及電郵，另一方面在網上搜尋資料和學習。香港個人資料私隱專員公署於 2014 年發放資訊「網絡欺凌你要知！」，[8] 其中對網絡欺凌有詳細的解說。

　　我們在表 4.1 中列出不同類型的網絡欺凌行為，這些欺凌行為除了在青少年中常見，亦發生在成年人當中。[9]

2.5 網絡欺凌的特點

　　許多不同的研究發現，世界各國參與傳統欺凌的人數在過往十至二十年有下跌的趨勢；但是，網絡欺凌的數字自 2000 年開始則有明顯的增長，並以不同形式表現出來。[10]

　　由於網絡欺凌愈來愈受關注，我們會在此探討這種欺凌行為的特點。在網絡上，欺凌者多隱藏在電腦或手提電話屏幕的背後，以保持其神秘身份。他們可把具傷害性的訊息，以極快的速度在網絡上傳送給很多接收者，短時間內把訊息傳遍各地。發放訊息的人，認為不需

表 4.1 常見的網絡欺凌形式 [11]

形式	說明
罵戰（flaming）	通過互聯網公開發送辱罵、粗暴訊息予受害者。
起底（outing & phishing）	通過即時訊息（Instant Messaging）系統尋找對象，騙取其個人（敏感）資料，並把資料在網絡上公開。
垃圾郵件（spamming）	透過大量發放垃圾郵件，強迫他人收取其未必選擇接收的資訊。
假冒（impersonating）	以受害人名義或帳戶，發放令人尷尬和侮辱別人的訊息，並以此破壞受害人的聲譽。
網絡騷擾（cyber stalking）	不斷發放訊息去騷擾受害者，使受害者擔心個人安全。
騷擾（harassing）	不斷轟炸受害人的電郵，粗暴發放電郵攻擊和羞辱他們。
詆毀（denigrating）	在網上公開散播有關受害人的謠言，或在網上社群以洗版方式公開侮辱受害人，以損害其聲譽。
色情照片（sexting）	在網上公開發放露骨、猥褻、令人尷尬或與性有關的照片。
恐嚇（threatening）	公然在網上發佈訊息，威嚇會傷害受害者。
排斥／杯葛（exclusion/boycott）	在網上刻意以排斥或杯葛方式，孤立受害者。
刻意攻擊（trolling）	故意在網上發佈極其敏感的事情或具挑釁性的訊息，以圖製造事端，使人失望、憤怒，繼而引發罵戰。
改圖（masquerading）	在網上公開散播受害者的改圖，或在照片旁加上誹謗性文字。
拍片上網（happy slapping）	故意鼓動受害者與其他人爭吵或衝突，在受害者不知情下進行拍照或攝錄，並把照片或影片發佈在網上。

要為自己的所作所為負責，也因為他們的身份很難被揭發，故而以身犯險，無懼後果。

相反地，受害者或常需要上網；無論何時何地，只要登入互聯網，他們無法逃避受訊息傷害。[12] 互聯網上的訊息互通具有「持久及不可分割」的特性，只要資訊一旦被上載，便很容易被傳送和下載，卻很難被完全移除。[13]

2014 年，本港有學者訪問了 1,917 名中學生，以了解香港的網絡欺凌情況有甚麼特點，[14] 現列舉如下：

1. 在受訪的青少年當中，與女性相比，男性較多有網絡欺凌行為，及較多為網絡欺凌受害者；

2. 研究結果有效地反映青少年於網絡欺凌和被欺凌後，會擁有較差的心理健康或素質，也較欠缺對學校的歸屬感；

3. 網絡欺凌與傳統欺凌的行為息息相關；如果青少年有傳統欺凌的行為，他們也較其他人進行網絡欺凌為多；

4. 如果男生對學校缺乏歸屬感，又參與傳統的欺凌行為，及有被網絡欺凌的經歷，他們會較傾向進行網絡欺凌。

2.6 欺凌對年輕人的影響

由於缺乏本地的研究數據，我們唯有引述較近期的外國研究報告，並總結欺凌行為的一些主要影響，並就此歸納為「對受害者」、「對欺凌者」及「對旁觀者」三個範圍。以下我們將分別列舉欺凌對這些人的影響。

2.6.1 欺凌行為對受害者的影響 [15]

1. 內化問題，包括：抑鬱、焦慮、幽閉恐懼症、驚恐症、孤單、自尊心低落、憤怒、內疚、混亂和極度憂傷；[16]

2. 身心疾病，包括：頭痛、胃痛、失眠和食慾不振；[17]

3. 在學表現：逃學及學業成績較差；[18]

4. 外化行為，包括：侵略、違規及其他不正當行為；[19]

5. 傷害自己、試圖自殺、（女孩）自殺身亡（已排除抑鬱和其他行為問題的影響）；[20]

6. 兒童時期的受害者，至青少年階段可引發思覺失調症狀（幻覺、妄想、思想紊亂）的機率，比其他未受欺凌傷害兒童多兩倍（已排除其他精神疾病、家庭逆境問題和兒童智商的影響）；[21]

7. 如果多次被欺凌的青少年，跟欺凌者有權力不平衡的話，相比那些沒有權力不平衡的受害者，他們會感受到更大的威脅，而且感覺似不可控制及抑鬱。[22]

2.6.2 欺凌行為對欺凌者之影響 [23]

1. 據研究及統計，年輕男性在剛踏入成年人階段時，可達至有三項或以上刑事犯罪記錄，是其他人的四倍；[24]

2. 男性年輕人若有高程度的心理病症狀，及經常欺凌他人，會有較高機會發展成為後期的犯罪行為；[25]

3. 欺凌者較其他人更易犯罪及作出反社會行為；[26]

4. 兒童時期的欺凌行為，和中學階段的性騷擾行為，有直接的

關聯；[27]

5. 踏入成年人階段後，欺凌者作出反社會型人格障礙的行為的機率，是其他人的四倍；[28]

6. 當欺凌者同時也是受害者，即欺凌—受害者（bully-victim），他們在較年輕的成年人階段，有較高風險出現自殺念頭和試圖自殺；[29]

7. 欺凌—受害者相比那些單一欺凌者或單一受害者，會出現更嚴重的精神或身體功能問題，例如：抑鬱、內在健康問題和外化行為障礙（externalizing disorders）；[30]

8. 青少年欺凌者酗酒的機會，較沒有欺凌的同輩高出五倍之多；而他們使用藥物的機會，也較沒有欺凌的高出七倍；[31]

9. 青少年欺凌者（如肢體欺凌、關係欺凌等）明顯地有較多的外化行為問題，如表現出對立性反抗症和品格障礙症的症狀；[32]

10. 參與網絡欺凌的青少年，不論是欺凌者抑或是受害者，身心和社會適應方面（well-being）都處於欠佳的狀態，比傳統的欺凌行為更為甚。[33]

2.6.3 欺凌行為對旁觀者的影響 [34]

1. 他們或會感到焦慮及不安全；[35]

2. 他們害怕會遭報復而不敢求助；[36]

3. 他們對人際關係比較敏感、感到無助，或有潛在的自殺念頭。[37]

　　青少年受到欺凌後，若不懂得如何有效處理，是有可能如螺旋式向下發展出更嚴重的問題（見圖 4.2）。[38] 研究指出，雖然青少年被欺凌，與他們自我傷害或產生自殺念頭有顯著的正面關聯，但是若青少年有高度的自控能力（high levels of self-control），這個正面關聯便會減弱了，從而帶來較小的傷害。[39]

圖 4.2　欺凌事件對青少年的螺旋式影響 [40]

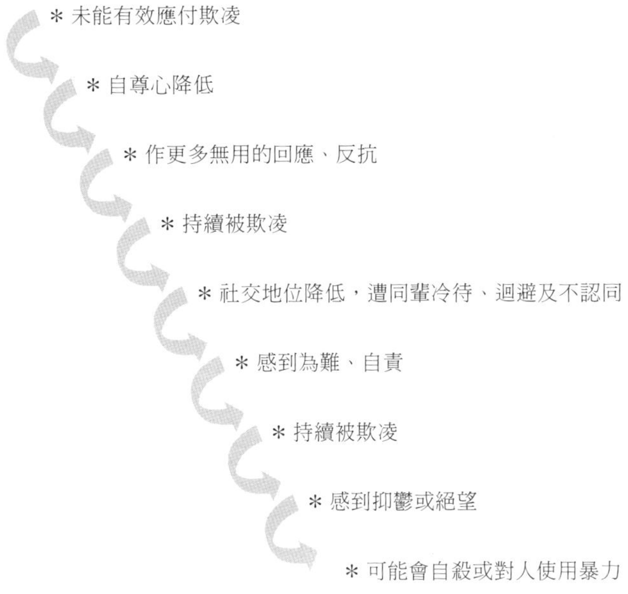

＊未能有效應付欺凌

＊自尊心降低

＊作更多無用的回應、反抗

＊持續被欺凌

＊社交地位降低，遭同輩冷待、迴避及不認同

＊感到為難、自責

＊持續被欺凌

＊感到抑鬱或絕望

＊可能會自殺或對人使用暴力

2.7 欺凌行為的普遍性

　　即使種族、文化、價值觀、環境、生活方式、宗教等各異，世界各地還是一樣在發生形形色色的校園欺凌事件。然而，青少年欺凌行為的普遍性卻是因「地」而異；有些國家如瑞典，青少年欺凌事發率

遠低於英美等地。你或會問：香港的青少年欺凌事發率又如何呢？

根據 2008 年的本地研究數據，[41] 在 7,025 位受訪的中國籍小學生當中，有 24% 表示曾以暴力欺凌他人。孰多孰少？看看表 4.2 及圖 4.3 便知香港跟世界各地的比較數值。

表 4.2　香港及世界各地的欺凌事發率數值[42]

地區	校園欺凌事發率	網絡欺凌事發率
香港	24%	30.2% 至 30.9%
新加坡	12.7%	25%
英國	8% 至 11%	22% 至 40%
瑞典	4.8% 至 8.6%	5%
歐洲	中位數由 15.8% 至 23.4%	5% 至 34%
美國	20% 至 33.3%	9% 至 43%

註：各地機構的研究方式及研究數目或許有異。

圖 4.3　香港及世界各地的校園欺凌及網絡欺凌事發率 *

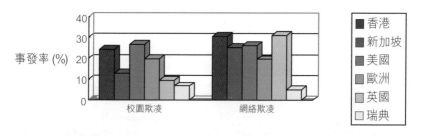

* 某些數值採用事發率的中位數。

另一方面，有 2010 年的研究卻稱香港的校園欺凌事發率已高達 70%，相比英美等國的 45% 至 65%，已超出預期了。[43]

姑勿論各地機構的研究方式及研究數目有何不同，但香港的校園及網絡欺凌的事發率也應該在預料之內 ——「名列前茅」。其實，根據上述的研究資料，還有一些發展中的國家（如立陶宛）比香港的數值遠超十多個百分比，所以香港還未算「獨佔鰲頭」。但為何我們的校園及網絡欺凌事發率會這麼「高不可攀」呢？

可惜的是，香港在這方面沒有太多大型的學術研究能解答之。但根據 2008 年的本地研究數據，[44] 校園欺凌行為多源於犯錯者的負面心理素質、觀念及環境因素；他們往往受不良的朋輩、社交及大眾傳播媒介的影響而生事。那麼，最普遍的校園欺凌行為又是甚麼呢？歸納多項英國的研究，[45] 可得出以下五項常見的欺凌行為：

1. 辱罵他人（包括口頭及文字）；
2. 孤立或排斥他人；
3. 恐嚇以暴力對待他人；
4. 以暴力虐待他人；
5. 詐騙錢財。

另外，有全國性的研究指出，[46] 女學生被欺凌的比率較男學生高，高中欺凌者則較初中欺凌者為多。這跟多年前另一項研究的結果 [47] 不謀而合。結果詳見下列四圖（圖 4.4 至圖 4.7）。

至於青少年網絡欺凌的事發率，香港家庭福利會 [48] 於 2010 年訪問了 1,800 位中學生（中一至中七），結果有 30.9% 的受訪者表示曾受網絡欺凌。

同年，香港青年協會 [49] 也訪問了 2,981 位中學生，結果有 30.2% 的受訪者也表示在過去一年內曾受網絡欺凌。

圖 4.4 校園欺凌事件的欺凌者、受害者及欺凌─受害者的比率（男性）

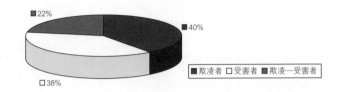

圖 4.5 校園欺凌事件的欺凌者、受害者及欺凌─受害者的比率（女性）

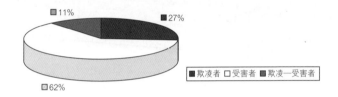

圖 4.6 校園欺凌事件的欺凌者、受害者及欺凌─受害者的比率（初中學生）

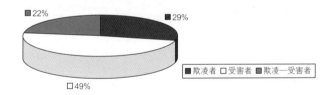

圖 4.7 校園欺凌事件的欺凌者、受害者及欺凌─受害者的比率（高中學生）

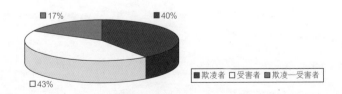

　　兩項的調查結果相若，顯示青少年網絡欺凌的比率已經居於高位，甚至超越了校園欺凌的比率（如表 4.2 及圖 4.3 所示）。

　　不過，在青少年網絡欺凌的比率上，香港也不盡是最高的。英國曾有調查[50]訪問過 4,600 位介乎 11 至 16 歲的青少年，結果有近 40%的受訪者表示連續數週、數月在網絡上欺凌別人。美國也曾有更駭人的調查數據：[51] 43% 的 18 歲以下受訪者表示曾受網絡欺凌；如果把 18 至 24 歲的族群也計算在內，竟有多達 56% 的受訪者表示曾受網絡欺凌。

　　或許電腦及智能手機的普及率（分別是 97.5% 及 63%）及社交網站的使用率（Facebook 是 45% ，Instagram 是 42%），[52] 或多或少解釋了網絡欺凌日趨嚴重的原因。

　　下面的部分會深入探究校園及青少年欺凌行為的原因。

2.8 香港近年欺凌個案

個案一

　　小五女生，疑因學習成績欠佳常被同窗嘲笑欺凌，在校園高處攀過圍欄墮斃。

(http://hk.apple.nextmedia.com/news/art/20131210/18544373, 2013 年 12 月 10 日香港《蘋果日報》)

個案二

　　「港女」被網上言論圍剿及私生活被「大起底」後，曾萌生自

殺念頭。

(http://news.hkheadline.com/dailynews/content_hk/2010/01/04/98872.asp, 2010 年 1 月 4 日香港《頭條日報》)

3. 欺凌行為的理論及模式

為了解欺凌事件日趨嚴重的原因，以下會較多著墨於欺凌事件的前因及原理。根據 2004 年的外國研究，[53] 我們可總結出以下五種不同的理論及建構模型。

3.1 個別差異

個別差異是指每個人的個性都有其特點。當中，有人較想在同一社群中，透過欺壓別人來提升權力地位，有人則不大會這樣做。有研究指出，[54] 小孩的個性特點及父母的管教方法，與小孩的行為表現有著莫大的關係。比方說，父母的不良影響和兄姊的欺凌，會使小孩較容易牽涉欺凌事件。

或許你會問：小孩的個性特點，是與生俱來，還是後天培養的呢？

其實直到現在，我們還沒有肯定的答案。支持前者的學者提倡，我們的性格特質，是受制於細胞內的遺傳密碼（即 DNA）；支持後者的學者則提倡，後天的經歷及環境因素影響至深。

大多數的學者普遍認為兩派學說各有理據，兩者都會影響個別差

異。在支持後者的學說（即後天的經歷及環境因素影響較大，以下簡稱「後天學說」）中，有學者[55]認為孩童及青少年時期所受的影響，是決定日後的觀念、行為等方面的重要一環；有學者[56]則嗤之以鼻，認為日後的經歷及環境因素，並不太受制於早期確立的觀念及人格。古語有云：「三歲定八十。」那麼，你是支持還是反對這種觀念呢？

話說回來，究竟欺凌事件跟個人差異有何關係呢？

根據後天學說的闡釋，個人差異跟思想、認知、情緒、行為有著密不可分的關係。欺凌，是我們觀察得到的客觀行為，當中涉及的因素，其實極為複雜和微妙。

舉世聞名的心理學家艾理克森（Erikson）的心理社會發展理論[57]指出，人生每個階段也有相應的個人發展、危機及要求，就像不同年紀的人在不同的場合有不同的表現一樣；故此，每個人生階段也會遇到相對的、特定的問題。他按年齡把人生劃分為八個階段，並以兩極對立的概念來帶出個人發展的目標及危機（參見表 4.3）。

若你細看表 4.3，不難發現從出生至青少年，已經佔了人生的五個階段。人生的八分之五，難道我們這麼短命？

當然不是！艾理克森的理論是想強調人生中的早期成長，對日後的發展極其重要。是故對孩童影響深遠的心理社會發展因素如父母的教養方式、父母及兄弟姊妹的家庭關係、自我的身份認同等，也會深深影響孩童日後的發展。

鮑比的依附理論[58]及班度拉的社會學習論[59]更說明了孩童的偏差行為，是直接或間接地受制於家庭因素（如父母的教養方式、父母跟孩童的關係及溝通方式）。換句話說，孩童及青少年的欺凌行為，

表 4.3　艾理克森提出的心理社會發展理論的八個階段 [60]

階段	年齡	發展目標	相對	發展危機	簡單說明
1	0-1 歲（嬰兒期）	信任	相對	不信任	透過養育者來培養信任；不全的發展會使嬰兒事事存疑。
2	1-3 歲（嬰孩期）	自主行動	相對	羞怯懷疑	發展自主性；不全的發展會使嬰孩懷疑或羞怯於表現自我能力。
3	3-6 歲（童年期）	自動自發	相對	退縮愧疚	自發進行任務；不全的發展會使孩童退縮及對自己的倚賴性感到愧疚。
4	6-11 歲（青少年期）	勤奮合作	相對	自卑自憐	勤奮工作以表現能力，並發展與別人的合作精神；不全的發展會使青少年自卑自憐及不合群。
5	11-18 歲（青年期）	自我認同	相對	角色混淆	開始自我身份的認同及人格的形成；不全的發展會使青年自我角色混淆，出現人格異常。
6	18-40 歲（成年期）	親密友愛	相對	孤僻疏離	跟別人建立親密友愛的關係；不全的發展會使成年人孤僻，跟別人或社會疏離。
7	40-65 歲（中年期）	積極充沛	相對	頹廢遲緩	積極致力於養育下一代或工作；不全的發展會使中年人自覺人生若有所失，並無意義。
8	65 歲以上（老年期）	正直無缺	相對	悲觀失望	開始對生命反思，對人生無愧；不全的發展會使老年人對人生悲觀失望，但又害怕人生終結。

圖 4.8　解釋欺凌事件的建構圖（前因）

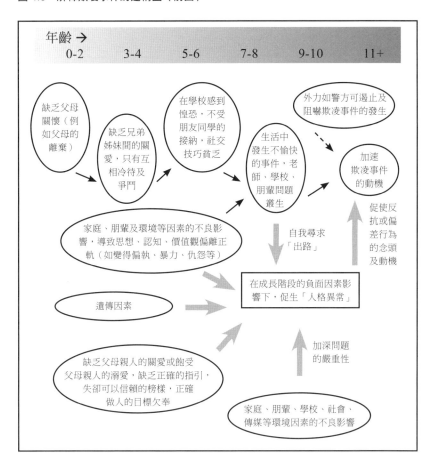

甚或他們長大後的偏差行為，或多或少也是他的父母及家庭所造成的。[61] 因此，青少年的欺凌行為或其他偏差行為，是源於他們的「人格異常」；而他們異常的人格，則受先天的遺傳因素、後天的經歷及環境因素（如父母的教養、家庭的關係、朋輩學校社會等）影響所

形成。

　　這一節的理論，就是綜合了上述三位心理學大師的精髓，建構出一個模型來闡釋，孩童的人格以至思想、認知、情緒及行為，也受父母日積月累、潛移默化的影響，從而形成日常習慣及待人接物的方式。

　　圖 4.8 是一幅欺凌事件的建構圖，簡單說明了欺凌行為的前因。當中的事件，有多少是你似曾相識的呢？

3.2 認知發展階段

　　在進化理論的基礎上，我們可以理解攻擊行為的性質其實是動物和我們的祖先為奪取有限的資源，以保存自己的基因遺傳而作出的競爭行為。欺凌行為的本質和動機，與人類的獸性衝動有密切關係。[62] 幼兒為了建立自己在社會上優越過人的地位（social dominance），會不惜犧牲別人來肯定自己，損人利己，自小便會粗暴地推撞其他比自己弱的幼童。這體現了進化理論下，人類需要支配和控制別人，來令自己在競爭環境中以最強的姿態生存。[63]

　　欺凌是天生自然發展過程的一部分。當兒童慢慢長大，欺凌行為會由肢體武力，轉變為較多以語言和間接的方法去表達。一些幼童在處理與別人的關係時能力不足，可引致他們被朋輩拒絕和排斥。經歷拒絕和排斥，孩童與人正面互動的機會會被限制，加劇了他們人際關係處理能力的不足，[64] 或會增加他們的挫折感和增多攻擊別人的行為。

　　有研究發現，受害者在幼童或青少年階段被欺凌的情況不太穩定。換句話說，他們未必每次都成為欺凌者的目標，但是隨著年齡的增長，這種情況或會有變；相反，研究發現自幼童階段開始，欺凌者角色的穩定性已偏高。[65] 具侵略性的孩子最初攻擊一班同輩，直到找出能給予他們最大收穫或滿足感的目標才會稍作停歇。[66]

　　認知發展對一個人如何看待欺凌相當重要，社會資訊處理理論（Social Information Processing Theory）提出一系列連續性資訊處理階段（例如：接收訊息、分析訊息、決定回應方法、執行回應方法等）。透過這些階段，每個人接收和吸取不同的線索，去了解和看待在他身邊發生的每件事。[67] 我們可利用這些理論來解釋欺凌問題，如弱勢青少年會因缺乏社交智慧，而未能成功與朋輩交往，便遭到欺凌及傷害。另一方面，那些具侵略性的青少年在處理資訊運作上，有著感知的偏差（perceptual bias），扭曲了對事情的認知，破壞規則，缺少社會意識，似乎變成被孤立拋棄的一群。

　　一方面，有些人認為年輕人易落入受害者的角色當中，但從不知自己是被別人欺凌。較年長的，會較多參與關係上的欺凌，而原因往往也涉及社交發展的過程（例如：一個男孩嘗試約會一個女孩，卻被朋輩嘲笑）。另一方面，有些人則認為欺凌者其實是社交技巧的操縱能手，他們會利用反社會的手段，來為自己爭取權力和領導地位。這些人也缺乏能力去閱讀和理解其他人的情緒，讓人感覺他們較冷酷無情。

3.3 社會文化現象

當我們從社會文化現象的角度來看欺凌行為，這可被視為社會群組間權力差異的產物。根據 Mabasa [68] 的社會霸權理論（Social Dominance Theory），社會是由以群組為單位的架構所構成。這些群組各有不同的權力，而某些群組（如個別種族）的權力會較大，並傾向於支配其他群組。Reijntjes 等人 [69] 認為欺凌是由於渴望支配其他同類群組而產生的行為，Sidanius & Pratto [70] 亦認為暴力是用來維持社會中不同階級之間的權力鬥爭。

因此，那些權力較小的群組便會成為受害者。礙於群組的數目，少數族裔會更容易受到欺凌。研究顯示，在大都市中心有多種族學生的校園內，會有較多受害者。例如，比起其他種族，亞洲學生在美國更容易受到朋輩排斥或欺凌。[71] 另外，由於殘障人士一向被暴力或欺凌者視作沒有能力保護自己的群組，所以身體有殘障的學生及有學習障礙的學生均會較容易被欺凌。校園欺凌受害者中，亦不乏社會地位較低的學生。[72]

校園欺凌問題可以用社會生態模式來解釋。Hong 等人 [73] 檢視了社會生態的架構，及當中直接或間接地影響青少年與同學或同輩關係的因素，指出學生間的關係與衝突受多層生態系統結構內不同的因素影響，更是環環相扣。在美國，拉丁美洲及亞洲人普遍被視作少數族裔，而他們在社會生態系統不同的生態層：宏觀系統、外系統、微觀系統和個體系統，都受到不同的不利因素影響，令他們更容易受到欺凌（參見圖 4.9）。

圖 4.9　少數族裔社會生態系統的不利因素

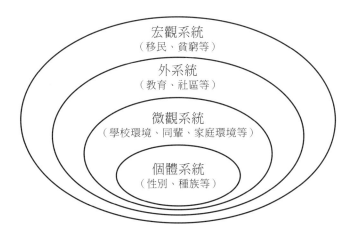

　　從社會支配論的角度來看，欺凌是取得支配地位及資源的手段；而這一手段是否成功，有賴於朋輩間的支持及認同。從這個角度介入校園欺凌，我們的目標是令朋輩否定欺凌者的行為，從而使他們無法透過欺凌達到目的。Reijntjes 等人 [74] 建議介入的關鍵是改變旁觀者的看法，令他們認為欺凌是一種失敗的策略；而提升同理心及反欺凌態度的介入方法，均能令旁觀者培養出協助朋輩受害者的觀念。

　　由於社會生態系統跟校園欺凌問題有千絲萬縷的關係，決定介入方法時可考慮這些不同因素。[75] 反校園欺凌計劃亦需因應學校裡不同的情況，例如學生的種族、背景，作出調節，從而建立一個互相接納的氛圍，教育學生我們可和而不同，活在同一天空下。

3.4 回應朋輩壓力

　　我們可以透過社會生態中的群組，深入了解青少年之間的欺凌

問題。在人類社會發展過程中，群組有著重要的影響力，而群組亦是兒童的社會生態系統中最基本和重要的微觀社會生態系統。Burns等人 [76] 認為欺凌是一種群組進程，用來辨認各人在群組中扮演的角色，如欺凌者、受害者及旁觀者；學校成員的態度建構出校園的氛圍。然而，Rigby [77] 認為相比起學校的氛圍，青少年的行為更容易受他們認為較有歸屬感的小社群影響。

不少研究更指出，比起青少年的意願，他們更容易受現在的朋友圈子或朋輩壓力影響而作出欺凌行為。學生透過欺凌來獲得認同，或提升展示他們在朋輩間的地位。[78] Burns 等人 [79] 更指出，有些學生認為欺凌的壓力來自朋友之間的群組，而他們欺凌的動機是為了在朋友的群組中得到認同或歸屬感。由於在朋友群組感受到的壓力會增加校園欺凌的可能性及持續性，在設計反欺凌的方案時，學校需留意群組及欺凌者所扮演的角色，而其他旁觀者的責任更必須加以留意。[80]

在處理由朋輩壓力產生的校園欺凌時，可以使用共同關注方法（method of shared concern）。[81] 這包括老師與欺凌者的交涉，目的是了解他們與受害者的關係，並邀請他們作出負責任的行為；老師同時從中加以檢視。這是為了減少群組對個人行為可能造成的影響。最後，欺凌者和受害者會被邀請來互相體會、肯定，要他們明白作為同一群體，不應傷害對方。

3.5 恢復公義模式

在兒童及青少年的成長階段中，他們不同的特質會令他們容易成為校園欺凌者或受害者。在校園欺凌事件中，欺凌者在學校裡通常沒

有太多自豪感，所以他們未能融入到校園的群體中。[82] 他們未能感到羞愧，並傾向於認為受害者活該有此下場。

校園的氛圍是由個別學生的態度和信念累積而成的，例如他們應該如何對待他人。校園內的欺凌者，可能是尚未適應學校新環境的學生，並且尚未對學校產生歸屬感。他們的欺凌行為會影響校園的氛圍，而校園的氛圍亦是影響學生會否參與欺凌的重要因素。

恢復公義模式的重點是當有問題出現時，我們要為受害者、欺凌者（及旁觀者）帶來和好或可容忍的關係，多關注被傷害的人，讓他們重回正軌。

這模式可以透過不同方式應用，而多數的應用均涉及主要關聯人士的參與，包括欺凌者、受害者和社區其他人如家長、旁觀者或老師，這些人會在一位受過訓練的主持人或輔導員協助下開始會面，鼓勵欺凌者與受害者說出他們的感受和經驗。在這些會面中，其他參與者的反應是十分重要的。恢復公義模式期待透過其他參與者的反應，藉此向欺凌者施壓，令他們感到內疚和作出補救及相應的公義回應。這些會面的動機旨在提供機會讓社區中所牽涉的人對所發生的事件作出全面理解及跟進，從而使社區恢復和平與融合。

黃成榮教授和他的團隊評估了一個在香港推出的反校園欺凌計劃的成效，[83] 計劃使用了一個全校性的恢復公義方案。這方案包括介入方法及發展策略，以建立一個全校一致的反校園欺凌氛圍。反欺凌政策亦成為現有校園訓導政策及行為守則，以建立有質素的同窗關係，並提供支援予學生，讓他們強化自我與他人的關係。在該研究中，參與計劃的組別認為這項計劃有效地減少了校園欺凌。

4. 欺凌者與受害者的性格特徵

4.1 欺凌者、受害者及欺凌 — 受害者的一般性格特徵

外國有學者查考了（meta-analysis）由 2001 至 2006 年發佈的 153 份研究報告，當中 120 份有關欺凌者，121 份關於受害者，只有 31 份是關於欺凌 — 受害者。[84] 這三個不同的角色，對於預測性格特徵來說，是有跡可尋的（參見表 4.4）。

表 4.4　欺凌者、受害者及欺凌 — 受害者的一般性格特徵 [85]

角色	一般性格特徵（medium effect size, r>0.30）
欺凌者	1. 外化行為，包括：挑釁性、攻擊性、破壞性行為（r=0.34）； 2. 其他相關的認知，包括：同理心、觀點的選擇（r=-0.34）； 3. 朋輩影響，包括：有所偏差，或依循群組（r=-0.34）。
受害者	1. 朋輩中的地位，包括：被排斥、有人氣、受歡迎程度（r=-0.35）； 2. 社交能力，包括：互動式的社交技巧（r=-0.30）。
欺凌 — 受害者	1. 朋輩影響，包括：有所偏差，或依循群組（r=-0.44）； 2. 與自我有關的認知，包括：自尊、自我效能（self efficacy）（r=-0.40）； 3. 社交能力，包括：互動式的社交技巧（r=-0.36）； 4. 朋輩中的地位，包括：被排斥、有人氣、受歡迎程度（r=-0.36）； 5. 外化行為，包括：挑釁性、攻擊性、破壞性行為（r=0.33）； 6. 其他相關的認知，包括：同理心、觀點的選擇（r=-0.34）； 7. 學術表現 *（r=-0.32）。

* 只有一份研究報告是關於「欺凌 — 受害者」的學術表現。

以上介紹了欺凌者、受害者及欺凌 —— 受害者的一般性格特徵。外化的攻擊性和挑釁行為、缺乏同理心和以消極的態度對待別人，都是一般欺凌者所擁有的較強的個人性格特徵。同時，缺乏社交技巧和被朋輩排斥，則是受害者的一般特徵。對於欺凌 —— 受害者，研究指出，除了擁有大多數欺凌者和受害者的一般性格特徵外，此組還有自尊低落、學習成績差劣及易受朋輩的負面影響等一般性格特徵。

4.2 欺凌者、受害者的典型性格特徵

如表 4.5 所示，有學者總結了欺凌者和受害者的典型性格特徵。[86]

「主動」形式的欺凌者，受朋輩贊同他們的行為所影響，讓他們更傾向於發動「積極」形式的侵略性行為，意圖實現他們的目標——取得興奮、認同、重視、包容、知名度及社會地位。他們擁有較高的社交和領導能力，並具有較高的社會地位、主導地位、適應性和具吸引力的社交技巧。不過，這卻顯示他們具侵略性和破壞性的特徵。

青少年被欺凌後，有時會反過來去欺負別人，我們稱這為「被動」形式的欺凌者。他們欺凌的模式，是以「反應」式的侵略來回應實際或潛在的威脅，似是被自己的沮喪、傷害或憤怒促使而為。他們多處於較低的社會地位，並較不受朋輩歡迎。他們只想通過攻擊和侵略，彌補他們所受的傷害，及向曾傷害他們的人報復。

表 4.5　欺凌者、受害者的典型性格特徵 [87]

角色	典型性格特徵
欺凌者	1. 極具侵略性，利用「反應」形式來展示他們的憤怒，並顯示他們比同齡人強； 2. 自信和衝動； 3. 負面標籤別人。
受害者	1. 較害羞、胆小、柔弱、抽離； 2. 更多焦慮，沒有安全感； 3. 少同理心，不太受歡迎和被孤立； 4. 明顯表現出痛苦和困擾； 5. 不太能報復； 6. 以破壞性行為招來別人欺凌及讓自己成為受害者（欺凌－受害者），受朋輩嚴重排斥，或有嚴重的適應性調節問題（adjustment problems）。

　　早期的研究顯示，欺凌與「脾氣暴躁的性格」、「容易將敵意動機歸因於他人」及具有「防禦性的自我中心主義（defensive egotism）」有關。[88]「對人的本性欠缺信念」與男孩成為欺凌者和受害者的兩個角色相關；而「操縱的心態」則和女孩成為欺凌者的角色相關；對於男孩子來說，「對人的不信任」則與欺凌者和受害者兩個角色都相關。[89] 有學者研究英國的青少年人，發現在眾多有可能與成為欺凌者相關的因素中，包括：社會地位 (social economic status)，不完整的家庭，父母的管教，言語流暢性和衝動性，以「衝動性」為最重要的預測指標。[90]

4.3 從法證角度看欺凌者的特徵

法證分析是指研究和分析相關犯罪或訴訟活動的內容，從而描繪出更清晰的欺凌者特徵，以協助刑事司法系統的工作，也可用於法庭，作為證據使用。從法證角度看，欺凌者被區分成七個類型（見表4.6）。[91]

4.4 欺凌者與人格障礙

人格障礙被認為是起源於童年，並持續到成年，所以不良適應性的個性特徵隨時間發展成不良適應性的行為模式，對受影響的人產生很大的困擾，也吸引其他人的注意，例如那些從欺凌者引發出的挑釁、攻擊性和衝動性的行為。

邊緣人格障礙患者的特徵，是他們擁有不穩定的個人關係。反社會型人格障礙患者的特徵，是不顧他人的權利和感受，而繼續其撒謊和操縱性的行為，也不符合社會規範。這些都是他們年輕時經歷欺凌他人及／或被人欺凌，隨後步入成年人階段時最可能發展出的個性特徵。

有研究發現，即使把全部的兒童常見心理疾病和一系列的家庭問題計算在內，欺凌者患上反社會型人格障礙的風險是其他人的四倍。[92] 小學階段已經有欺凌朋輩經驗的兒童，不僅患上人格障礙的風險增加了，在 12 歲以前出現邊緣人格障礙症狀的風險也會增加。如果孩子曾遭受到「公開的」和「關係上」的欺凌，與沒有受欺凌的孩子相比，前者出現邊緣人格障礙症狀的機率比後者分別多七倍。[93]

表 4.6 從法證角度區分欺凌者

類型	典型性格特徵
自信欺凌者 （confident bully）	1. 很大的自我（而不是強的自我）、自我膨脹、有權利意識； 2. 喜歡暴力，對受害者沒有同理心； 3. 為別人製造痛苦而感到自身的重要； 4. 感覺高人一等； 5. 有較強的和要壓倒一切的個性。
社交欺凌者 （social bully）	1. 喜歡八卦、傳言、語言奚落； 2. 迴避、孤立受害者，排斥受害者參與學校活動； 3. 自我感覺很差； 4. 將自己的不安全感隱藏於魅力和誇張的信心背後。
全副武裝欺凌者 （fully armored bully）	1. 似乎冷靜和抽離，很少表現情緒； 2. 常找機會欺凌別人，尤其是當他以為不會被發現時； 3. 對受害者殘忍和狠毒，但在別人面前表現得迷人。
過度活躍欺凌者 （hyperactive bully）	1. 掙扎於自己的工作； 2. 常找機會欺凌別人，尤其是當他以為不會被發現時； 3. 認為別人想傷害他，並積極作出反應說：「我會先發制人。」
聚眾欺凌者 （the bunch of bullies）	1. 一群朋友，一起做事情； 2. 從來不單獨行事； 3. 孤立、排斥他 / 她們的目標和尋找替罪羔羊。
連群結黨欺凌者 （the gang of bullies）	1. 形式不是出於友誼，但作為一個動用武力的集體； 2. 控制、支配、征服別人； 3. 拉集在一起，欺負別人以贏得團夥的尊重； 4. 缺乏同理心和不會反省自己的行為。
被欺凌的欺凌者 （the bullied bully）	1. 不但是欺凌者，也是受害者； 2. 攻擊別人，以舒緩自我憎恨和無助的感覺。

5. 個案分享

　　阿強，一位 15 歲中學男生，被學校開除並送往羈留所羈留一年。他並沒有感到傷心或生氣，因為他未能從受害者的角度出發。他的受害者是添仔，一位同校不同級的 12 歲男生。添仔很害怕阿強，並曾經試過自殺。

　　在添仔入學的第一學期，阿強已經不喜歡他，因為添仔從來沒有「喜歡」過阿強。阿強開始叫添仔「矮仔」或者「白癡」，並在操場上對他人身攻擊。每當小息和午餐時間，阿強和他的「同伴」便會找添仔，搶他的飯盒，在吃完他的食物後把垃圾丟向添仔。當他們在洗手間見到添仔，便會把添仔的頭按向馬桶。他們試過以拳頭重擊添仔的臉。在下學期完結的時候，阿強用煙頭灼傷添仔的頸。其他男生或同伴會協助行動，例如叫阿強「上呀……」，或者捉住添仔。從來沒有人想過「欺凌」這兩個字，包括老師和添仔的同學，他們都認為是添仔令阿強生氣。

　　阿強是一個外表魁梧健碩的小伙子，他經常炫耀自己的健身技巧，並覺得自己是漫畫中的「金霸王」（Kingpin）。其他男生經常會圍在他身邊，聽他那「只要你夠健碩強壯，世界便是你的；不然你便是弱者，這世界會令你失望」的哲學。基本上，阿強有自己的小王國，有人幫助他，對某些老師反抗，不會交功課。阿強的成績屬於中下，他並不投入校園生活，覺得這對他並不重要。

　　當阿強被問到怎樣和為甚麼欺凌添仔和其他人時，他說：「如果他們有我想要的東西，例如錢或食物，我便會拿；如果他們愚蠢我便

會掌摑他們或者用拳頭打他們的肚；欺騙他們，最終他們會變得服從，並且給你取得想要的東西。」「我不需要旁觀者因為我不想要見證人，誰會相信一個哭泣的嬰孩？」「我有很多追隨者，他們會執行我的命令，令我的生活更加順利。」當你問阿強，他的所作所為會帶來甚麼後果時，他會說：「我從來不介意，我完全不會理會他們有甚麼感受。如果他們還手，我可能會尊重他們；如果不會，我會打得更加用力。」「我不會使用武器，我用拳腳。如果有人嘗試向我挑戰，我會殺死他們。」「如果有人刺激我，我不會為自己之後所做的行動負責。」

阿強不知道自己的生父是誰，他形容自己的母親為「死道友」，永遠不會關心他的存在。阿強和兄弟姊妹一家住在公共屋邨，正在接受社會援助。阿強並不屬於任何黨派，但他有街頭智慧，深得同輩喜歡，不過並沒有真正的友誼。阿強承認由九歲開始欺凌比自己弱小的男孩，並為有人滿足他的要求而感到開心。他否認年幼時曾經受到虐待。他沒有已知的濫藥問題，但有使用過酒精、大麻和可卡因，他認為自己沒有成癮問題，只是利用它們遠離煩憂。

他一向目中無人、反權威、針對警察。他認為自己知道怎樣避免被捉拿，他一直都有店舖盜竊、行騙、偷竊和使用暴力等行為。老師們都認為他很難相處甚至於可怕，並且不希望刺激到他，因為他會變得失控和脾氣暴躁。校長不希望他留在學校，但阿強知道怎樣擺佈制度。這次，學校認為在警察逮捕他之後，阿強便可以被永久開除。他的母親希望尋求兒童精神科醫生的幫助，醫生在跟阿強會面後診斷他有品行障礙。

我們稱阿強為信心欺凌者,他自我膨脹但自我價值低;他認為自己有權利使用暴力;對於受害者,他完全沒有同理心。這類欺凌者在對他人造成傷害時感受到自己的重要性,他有強烈的個性,認為自己比其他人優越。這類行為通常是從家庭成長環境中學到的,通常他會因為自己的貧窮而感到十分憤怒,缺乏父母照顧,被母親疏忽及忽視,並感到被不知名的生父遺棄。在早期家庭互動中,他認為暴力和激進行為會令他比起其他人更有力量。他脆弱的母親亦未能為他和家中各人設下底線和限制。

欺凌者的共同特點:

1. 他們都喜歡支配其他人並利用他們得到自己想要的東西;

2. 不肯承受個人行為帶來的責任;

3. 不會思考個人行為將會帶來的後果;

4. 渴望得到注意;

5. 藐視他們的受害者,認為受害者沒有價值,比自己下等,不值得受到尊重。

欺凌是從學習中得到的反社會行為,因此介入的過程如下:

1. 第一步是要找出起源或欺凌者的學習對象:這可以是他生命中任何一個人。阿強說過:「事情就是這樣,很多孩子都說過自己是天生壞種子,不只是我一個,我想我們天生就是這樣,不可以改變。事情分開好與壞,如果你好,你便不需要擔心;如果你壞,你便要步步為營。出來混,你便要表現得好,要不然不會有好的東西發生。」

2. 第二步是聆聽及檢視他對他人的態度和行為:不要具批判

性，但要清晰知道他行為背後不合情理的地方。了解這是他
需要的東西（受人關注、渴望權力、報復或單純的壞）。參考
法證檔案對他的批判，會讓我們知道他可以多傷心或絕望，
然後嘗試建構他欺凌行為的成因；

3. 和解：讓他為自己的欺凌行為負責。青少年需知道他要為自
己的行為負責任，欺凌者需要了解自己對受害者做了甚麼，
承認並承擔自己行為帶來的責任，真心悔改並承諾不會再
犯。他需要學習及發展自己的道德準則，明白在他身處的環
境有甚麼可為，甚麼不可為。建立具體界限（明白怎樣謂之
入侵他人空間）、親密界限（明白怎樣的親密行為或身體接觸
為不合適並可能造成性騷擾）、情感界限（容許他人告訴你他
們的感受）、心靈界限（容許他人告訴你他的信念，欺凌者傾
向於堅持主導受害者的思想、感受和信念）；

4. 認知重建：這技巧協助犯錯者重建他在現實生活中對他人極
大的憤怒，讓他可以從另一個角度了解為甚麼他會生氣及怎
樣建立另一種思維模式；

5. 社交技巧訓練：教他用不同的方法了解及認識「真朋友」，
如怎樣尊重、幫助、友善對待朋友，從而得到他們的信任與
尊重；

6. 教授解決問題技巧：教授欺凌者學習怎樣靠自己和朋友的幫
助面對挑戰，而不是透過欺凌讓他人為他解決問題；

7. 教他應對問題的方法：當阿強對母親感到憤怒時，他可以嘗
試做運動或用其他方法分散注意力，以擺脫憤怒的想法。我

們亦教他用深呼吸和考慮後果來控制他的脾氣。他需要用不同的方法來應對逆境；

8. 和解是一個與曾經受過傷害的人復合的過程，這是根據阿強對轉變的承諾，他計劃並堅持不再欺凌。

6. 給家長、學校、教師、欺凌事件受害者及旁觀者的建議

前文提及，校園青少年的欺凌事件已經是世界關注的議題。不論是欺凌者抑或受害者，他們的身心、情感及行為問題大概會日積月累地損害他們的青年階段甚至以後的成長階段。除了用針對性的輔導介入方法幫助他們，預防方法更是不可或缺。

6.1 處理校園欺凌事件

現今社會一般從以下三個層面去預防及處理校園的欺凌事件。[94]

6.1.1 學校層面

許多國際性及本地的研究指出，[95] 全校參與的反欺凌政策是最有效的。承接前文所提及，全校參與不單能打擊校園欺凌的事發率，而且更能增添校內的關愛文化，促進和諧的校園生活，加強師生溝通及家校合作。

然則，學校有甚麼具體的事情可做呢？

根據外國及本地學者的建議，[96] 校方可循以下各點著手：

1. 接受及承認校園欺凌事件的存在；

2. 訂立及定期檢討「校園欺凌零容忍」的政策及校規，並著全校上下各人各單位確切執行；

3. 把「校園欺凌零容忍」的政策及校規，推廣至家長群及社區，讓家長及社區共同參與，實行家校社區工作。比方說，學校可邀請家教會宣揚關愛校園的重要性，也可邀請警民關係科講解欺凌事件的嚴重性；

4. 向全校每一個同學推行關愛教育，並教導他們預防及應付欺凌事件；

5. 查究學校的欺凌事件黑點及最普遍的欺凌行為，適當地處理或輔導「犯案」的欺凌者，找出高危的欺凌者及受害者，並施以相應的輔導介入；

6. 定期給予教師、社工、校職員及校園各單位相應的培訓，例如辨識校園欺凌事件及各涉事人（即欺凌者、受害者及旁觀者）的特徵，輔導各涉事人的專業訓練；

7. 鼓勵同學及各校園單位舉報校園欺凌事件。接受匿名的舉報及廣泛宣傳舉報的方法，或增設舉報郵箱及熱線；

8. 多派遣教師及領袖生巡視校園，尤以欺凌事件黑點為甚。

除此之外，承接章節 3.4 及 3.5 所提及，校方亦宜訓練有潛質的學生成為「朋輩輔導員」，教授他們入門的調解及輔導技巧，[97] 讓他們在校園內協助調解同學間的紛爭，預防欺凌事件的發生或解決相關的困難，並協助輔導有需要的同學。

　　更值得一提的是，我們曾於章節 3.3 提及少數族群較易成為欺凌事件的受害者。故此校方要成立特定的「少數族群支援組」，不但可協助他們防犯欺凌事件，更可向他們提供適當的教學資源。

6.1.2 課堂層面

　　本地學者有以下研究結論：[98] 教師不宜只用懲治的方法去處理欺凌者，還應採用正面的方法去緩和欺凌者跟受害者的衝突。如果以為懲罰欺凌者便能了事，而忽略了欺凌者跟受害者的利害關係，這樣非但沒有解決欺凌事件，還使他們的衝突更為惡化，造成日後更嚴重的欺凌事件。

　　此外，原來良好的課堂管理以及班級經營，也是預防欺凌事件的要訣。[99] 換言之，如果教師能有效地管理課堂，創造良好的學習氣氛，使師生關係融洽，同儕互相尊重、共同學習，欺凌事件甚至校園的衝突，也會絕跡。

　　誠然，教師除要有效地教授學生關愛的重要性，更應向學生灌輸正確的價值觀，同時宜多辦課堂活動如小組討論或辯論（題目可以是關於個人差異、排斥別人跟偏差行為的關係、孩童應否觀看涉及暴力的電視節目等等），[100] 讓學生培養合作精神，鍛煉解難技巧，甚或成為他們的學習榜樣[101]。

6.1.3 個人方面

　　欺凌者應個別接受教導及指引，這不但能讓他們重建正確的價值觀，而且可幫助他們舒緩負面的情緒，改善人際關係，及減少偏差行

為。同時，正如章節 3.5 指出，欺凌者、受害者及旁觀者可同時進行小組輔導，讓有經驗的老師或社工協助他們了解彼此的觀點，從而解開他們的心結。[102]

　　章節 3.1、3.2 及 3.4 指出，由於欺凌者及受害者大多在認知行為發展或社交技巧上有阻礙，所以輔導介入可從這方面著手。他們應學習正確的價值觀及適當的社交技巧，更宜選擇合適的榜樣，以便模仿學習；如果行為有改善，可獲得獎勵，藉此鼓勵他們持之以恆，直至他們成功學會及應用正確的新行為，及以後不會作出偏差行為。

　　至於旁觀者或其他同學，宜學習以下口訣：[103]

1. 忽視欺凌者；

2. 遠離欺凌者；

3. 友善地跟受害者商談；

4. 語氣堅決地跟欺凌者商談；

5. 把欺凌事件告知老師、社工或父母。

家長宜採用下列建議：[104]

1. 從小就給予子女適當的關懷；

2. 貫徹不寬鬆不苛刻的教育方式；

3. 為子女樹立榜樣，灌輸正確的價值觀；

4. 了解子女的觀點；如他們做錯了，應心平氣和地讓他們知道何處有誤；與其打罵他們，不如剝奪他們已有的權利或獎賞，如不准他們看電視等；

5. 培養子女的責任感；

6. 跟學校及社區合作，共同教導子女；

7. 讓子女學會時間管理；

8. 不讓子女觀看涉及暴力的節目、電影或書籍等；讓他們正面
   認識欺凌行為及不能容忍欺凌事件的發生。

除此之外，教育局提供了許多資源、方法去協助解決校園欺凌事件的問題，詳見本章末。

總而言之，要對抗校園欺凌，學生、家庭、學校及社區要群策群力，互相合作，才能有美滿的成果。

6.2 欺凌與法律

用一個法律相關的概念 In Loco Parentis，意即當孩子在學校時，教育人員有相當於孩子父母的責任。所以學校員工必須運用他們的權力盡力保護校內的學生。他們在法律上有責任預防校園欺凌及幫助受害的學生得到幫助。

McGrath[105]引用以下三類法律處理欺凌個案：

1. 民事法：執行及保障公民權利，可以索取賠償等；

2. 刑事法：學校有責任保障學生在參與學校活動時免受滋擾、
   強姦、仇恨犯罪等。校園欺凌就是一種刑事行為；

3. 行政法：學校預防欺凌的政策、章程和規則。

我們認為還有以下幾種不同模式的欺凌行為，需要在討論立法時留意：

1. 跟蹤：指在對象不情願的情況下，對他作出過分的關注，令
   他感覺到被滋擾，或受到情緒的困擾。雖然香港已經發生過
   很多這類個案，但目前香港並沒有一條法例可以處理這種欺

凌行為；

2. 仇恨犯罪：指針對某一特定人士或群體，例如少數族裔、傷
殘人士等作出的刑事犯罪，包括人身攻擊、使用武力或者言
語恐嚇；

3. 連群結黨的欺凌。

就上述所見，大多數的欺凌行為都是違法的，並且可以採取民事
性法律行動。McGrath 建議採取的 FICA 標準 [106] 如下：

1. 發生了甚麼事？事實是甚麼？

2. 欺凌者的行為對受害者造成甚麼影響？

3. 事發的背景是甚麼？宣稱欺凌發生的環境是怎樣？

4. 當收到宣稱欺凌事件發生後，學校應採取甚麼相應行動？

7. 結語

無論是對欺凌者、受害者、甚至乎旁觀者，我們均不能否認校園
欺凌對所有人造成的長遠影響。受欺凌事件影響的群體，通常學業成
績會受到影響，且有抑鬱傾向，自我形象較低等 。[107]

在 2003 年一宗震撼香港的校園欺凌事件中，一個中學生在校內
經歷數次欺凌，甚至被一班同學打得頭破血流，此事被傳媒披露後引
起社會廣泛關注。涉案學生第二天被捕。然而，很多香港人仍然覺得
刑事檢控並非預防相關事件再次發生的一個適當方法。

儘管類似的嚴重欺凌事件在香港並非罕見，然而香港現存法律

制度並沒有相關條例針對校園欺凌。根據香港法例《少年犯條例》，兒童／少年罪犯的刑罰是否有別於成人罪犯，會視乎有關少年罪犯的實際年齡而定。10 歲以下的兒童毋須負上任何刑事責任；10 至 13 歲的兒童都不得被判處監禁；14 至 15 歲的少年人，如有任何其他適當的處理或懲罰方法，亦不得被判處監禁；除非法庭認為沒有其他更適合的判刑方法，否則便不應對 16 至 20 歲的少年犯判處監禁，除了「例外罪行」，其中包括誤殺、行劫、猥褻侵犯及其他嚴重罪行。而對少年罪犯，主要目的為協助少年罪犯改過自新而並非施以重罰。香港法庭對少年罪犯判處之各類刑罰（即判刑選擇）可詳見香港社區法網。[108]

　　教育事務委員會自 2004 年起展開相關討論，然而並未能覆蓋有關立法部分。從各項研究中，或根據當時教統局發給學校的指示，我們可以見到這些校園欺凌個案是持續發生、具惡意及恃強凌弱的暴力行為，例如某學生向同學施以拳打腳踢、掌摑拍打、推撞絆倒或拉扯頭髮等。

　　總括而言，我們認為學校、社會、政府不但有責任去提供一個安全的學習環境予所有學生及年青人，而且還應制定有關政策並確切執行，以杜絕學校及社區的欺凌行為。

　　以下為教育局設立的校園欺凌資訊的實用網站：

1. 校園欺凌零容忍政策

　　http://peace2.edb.hkedcity.net/chi/index.php

2. 和諧校園齊創建資源套

　　http://peacecampus.edb.hkedcity.net/

3. 和諧校園齊創建（概要）

　　http://peace2.edb.hkedcity.net/chi/hs1-1_1.php

4. 學生訓育及輔導服務資源（校園欺凌）

　　http://www.edb.gov.hk/tc/teacher/student-guidance-discipline-services/gd-resources/index.html

註釋

1 Smith, P. S. (2014). *Understanding school bullying: Its nature and prevention strategies.* London: Sage.

2 同上。

3 同上。

4 同上。

5 Rigby, K. (2002). *New perspectives on bullying.* London: Jessica Kingsley Publishers; R. M. Gladden, A. M. Vivolo-Kantor, M. E. Hamburger, & C. D. Lumpkin (2014). *Bullying surveillance among youths: Uniform definitions for public health and recommended data elements, version 1.0.* Atlanta, GA: National Center for Injury Prevention and Control, Centers for Disease Control and Prevention and U.S. Department of Education. Retrieved Feb 13, 2015 from http://www.cdc.gov/violenceprevention/pdf/bullying-definitions-final-a.pdf.

6 Mishna, F. (2012). *Bullying: A guide to research, intervention, and prevention.* New York: Oxford University Press.

7 黃成榮：《學童欺凌研究及對策：以生命教育為取向》（香港：花千樹出版有限公司，2003）。

8 香港個人資料私隱專員公署（2014年）：〈網絡欺凌你要知！〉，http://www.pcpd.org.hk/tc_chi/resources_centre/publications/files/cyberbullying_c.pdf（最後訪問日期：2016年3月27日）。

9 Myers, J. J., McCaw, D. S., & Hemphill, L. S. (2011). *Responding to cyber bullying: An action tool for school leaders.* Thousand Oaks, CA: Corwin Press.

10 Smith, P. S. (2014). *Understanding school bullying: Its nature and prevention strategies.*

11 Myers, J. J., McCaw, D. S., & Hemphill, L. S. (2011). *Responding to cyber bullying: An action tool for school leaders.*

12 Urbanski, J. & Permuth, S. (2009). *The truth about bullying: What educators and parents must know and do.* Plymouth: Rowman & Littlefield Education.

13 Shariff, S. (2008). *Cyber-bullying: Issues and solutions for the school, the classroom and the home.* Oxon: Routledge.

14 Wong, D. S. W., Chan, O. H. C., & Cheng, C. H. K. (2014). Cyberbullying perpetration and victimization among adolescents in Hong Kong. *Children and Youth Services Review, 36*, 133-140.

15 IOM (Institute of Medicine) and NRC (National Research Council) (2014). *Building capacity to reduce bullying: Workshop summary.* Washington, DC: The National Academics Press.

16 Copeland, W. E., Wolke, D., Angold, A., & Costello, E. J. (2013). Adult psychiatric outcomes of bullying and being bullied by peers in childhood and adolescence. *JAMA Psychiatry, April 2013*; Faris, R. & Felmlee, D. (2011). Status struggles network centrality and gender segregation in same- and cross- gender aggression. *American Sociological Review, 76*(1), 48-73; Ttofi, M. M., Farrington, D. P., Losel, F., & Loeber, R. (2011). Do the victims of school bullies tend to be become depressed later in life? A systematic review and meta-analysis of longitudinal studies. *Journal of Aggression, Conflict and Peace Research, 3*, 63-73.

17 Gini, G. & Pozzoli, T. (2013). Bullied children and psychosomatic problems: A meta-analysis. *Pediatrics, 132*, 720-729.

18 Buhs, E. S., Ladd, W., & Herald, S. L. (2006). Peer exclusion and victimization: Processes that mediate the relation between peer group rejection and children's classroom engagement and achievement? *Journal of Educational Psychology, 98*, 1-13; Buhs, E. S., Ladd, W., & Herald-Brown, S. L. (2010). Victimization and exclusion: Links to peer rejection, classroom engagement, and achievement. In S. R. Jimerson, S. M. Swearer, & D. L. Espelage (Eds.), *The handbook of school bullying: An* *international perspective* (pp.163-172). New York: Routledge.

19 Reijintjes, A., Kamphuis, J. H., Prinzie, P., & Telch, M. (2010). Peer victimization and internalizing problems in children: A meta-anlysis of longitudinal studies. *Child Abuse and Neglect, 34*, 244-252.

20 Klomek, A. B., Kleinman, E., Altschuler, F., Marrocco, F., Amakawa, L., & Gould, M. S. (2013). Suicidal adoloescents' experiences with bullying perpetration and victimization during high school as risk factors for later depression and suicidality. *Journal of Adolescent Health, 53*(1 Suppl), S37-S42.

21 Schreier, A., Wolke, D., Thomas, K., Horwood, J., Hollis, C., Gunnell, D., Lewis, G., Thompson, A., Zammit, S., Duffy, L., Salvi, G., & Harrison, G. (2009). Prospective study of peer victimization in childhood and psychotic symptoms in a nonclinical population at age 12 years. *Archives of General Psychiatry, 66*(5), 527-536.

22 Hunter, S., Boyle, J., & Warden, D. (2007). Perceptions and correlations of peer-victimization and bullying. *British Journal of Educational Psychology, 77*, 797-810.

23 Smith, P. S. (2014). *Understanding school bullying: Its nature and prevention strategies.*

24 Olweus, D. (1993). *Bullying at school: What we know and what we can do.* Malden, MA: Blackwell Publishing Ltd.

25 Sourander, A., Ronning, J. A., Eloheimo, H., Nimela, S., Helenius, H., Kumpulainen, K., Piha, J., Tamminen, T., Moilanen, I., & Almqvist, F. (2007). Childhood bullies and victims and their risk of criminality in late adolescence: The finnish from a boy to a man study. *Archives of Pediatric Adolescent Medicine, 161*(6), 546-552.

26 Ttofi, M. M., Farrington, D. P., Losel, F., & Loeber, R. (2011). The predictive efficiency of school bullying versus later offending: A systematic/meta-analytic review of longitudinal studies. *Criminal Behavior and Mental Health, 21*(2), 80-89.

27 Espelage, D. L., Basile, K. C., & Hamburger, M. E. (2012). Bullying perpetration and subsequent sexual violence perpetration among middle school students. *Journal of Adolescent Health, 50*, 60-65.

28 Copeland, W. E., Wolke, D., Angold, A., & Costello, E. J. (2013). Adult psychiatric outcomes of bullying and being bullied by peers in childhood and adolescence.

29 同上。

30 Haynie, D. L., Nansel, T., Eitel, P., Crump, A. D., Saylor, K., Yu, K., & Simons-

Morton, B. (2001). Bullies, victims, and bully/victims: distinct groups of at-risk youth. *The Journal of Early Adolescence, 21*, 29-49; Nansel, T., Craig, W., Overpeck, M., & The Health Behaviour in School-aged Children Bullying Analysis Working Group (2004). Cross-national consistency in the relationship between bullying behaviors and psychosocial adjustment. *Archives of Pediatric and Adolescent Medicine, 158*, 730-736; Veenstra, R., Lindenberg, S., Oldehinkel, A. J., DeWinter, A. F., Verhulst, F. C., & Ormel, J. (2005). Bullying and victimization in elementary schools: A comparison of bullies, victims, bully/victims, and uninvolved preadolescents. *Developmental Psychology, 41*, 672–682.

31 Pepler, D. J., Craig, W. M., Connolly, J., & Henderson, K. (2001). Bullying, sexual harassment, dating violence, and substance use among adolescents. In C. Wekerle, & A. M. Wall (Eds.), *The violence and addiction equation: Theoretical and clinical issues in substance abuse and relationship violence* (pp.153-168). Philadelphia: Brunner/Mazel; Pepler, D. J. (2006). Bullying interventions: A binocular perspective. *Journal of the Canadian Academy of Child and Adolescent Psychiatry, 15*(1), 16-20.

32 Prinstein, M. J., Boergers, J., & Vernberg, E. M. (2001). Overt and relational aggression in adolescents: Social-psychological adjustment of aggressors and victims. *Journal of Clinical Child and Adolescent Psychology, 30*(4), 479-491.

33 Mishna, F. (2012). *Bullying: A guide to research, intervention, and prevention.*

34 IOM (Institute of Medicine) and NRC (National Research Council) (2014). *Building capacity to reduce bullying: Workshop summary.*

35 Rigby, K. & Slee, P. T. (1993). Dimensions of interpersonal relation among Australian children and implications for psychological well-being. *British Journal of Educational Psychology, 133*, 33-42.

36 Musher-Eizenmann, D. R., Boxer, P., Danner, S., Dubow, E. F., Goldstein, S. E., & Heretick, D. M. I. (2004). Social-cognitive mediators of the relation of environmental and emotion regulation from factors to children's aggression. *Aggressive Behavior, 30*, 389-408.

37 Rivers, I. & Noret, N. (2013). Potential suicide ideation and its association with observing bullying at school. *Journal of Adolescent Health, 53*, S32-S36.

38 Urbanski, J. & Permuth, S. (2009). *The truth about bullying: What educators and parents must know and do.*

39 Hay, C. & Meldrum, R. (2010). Bullying victimization and adolescent self-harm: Testing hypotheses from general strain theory. *Journal of Youth and Adolescence, 39*, 446-459.

40 Urbanski, J. & Permuth, S. (2009). *The truth about bullying: What educators and parents must know and do.*

41 Wong, D. S. W., Lok, D. P. P., Wing, Lo, & Ma, S. K. (2008). School bullying among Hong Kong Chinese primary schoolchildren. *Youth and Society, 40*(1), 35-54.

42 同上；Ng, E., Rigby, K., (2010). *Breaking the Silence: Bullying in Singapore.* Armour Publishing Pte Ltd; National Center for Education Statistics and Bureau of Justice Statistics, School Crime Supplement (2011). *Student Reports of Bullying and Cyber-Bullying: Results from the 2011 School Crime Supplement to the National Crime Victimization Survey.* US Department of Education, August 2013 NCES 2013-329; Bradshaw, C. P., Sawyer, A. L., & O'Brennan, L. M. (2007). Bullying and peer victimization at school: Perceptual differences between students and school staff. *School Psychology Review, 36*(3), 361-382; Centers for Disease Control and Prevention (2014). Youth Risk Behavior Surveillance System, 2013. *Morbidity and Mortality Weekly Report, Surveillance Summaries, June 13, 2014, 63*(4); Craig, W., Harel-Fisch, Y., Fogel-Grinvald, H., Dostaler, S., Hetland, J., Simons-Morton, B., Molcho, M., deMato, M. G., Overpeck, M., Due, P., Pickett, W., (2009). A cross-national profile of bullying and victimization among adolescents in 40 countries. *Int J Public Health, 54* (Suppl 2), 216–224. doi: 10.1007/s00038-009-5413-9; Chamberlain, T., George, N., Golden, S., Walker, F. and Benton, T. (2010). *Tellus4 National Report* (DCSF Research Report 218). London: DCSF; 香港家庭福利會（2010）：《「香港中學生網絡欺凌現況」研究報告》，2010 年 7 月，http://www.hkfws. org.hk/b5_report_detail.aspx?id=6&aaa=1（最後訪問日期：2016 年 3 月 30 日）; Plataforma SINC (2010). More than 25% of teenagers have suffered cyber bullying in the past year. *ScienceDaily*, 15 December 2010. Retrieved March 20, 2016, from http://www.sciencedaily.com/releases/2010/12/101214085734.htm; National Crime Prevention Council (NCPC) (2007). Teens and cyberbullying. Retrieved August 29, 2007, from https://www.ncpc.org/resources/files/pdf/bullying/Teens%20and%20 Cyberbullying%20Research%20Study.pdf; Cross, D., Li, Q., & Smith, P. K. (2012). *Cyberbullying in the global playground: Research from international perspectives.*

Chichester, Malden, Mass.: Wiley-Blackwell; Låftman, S. B., Modin, B., & Ostberg, V., (2012). Cyberbullying and subjective health: A large-scale study of students in Stockholm, Sweden. *Children and Youth Services Review*, *35*(1), 112–119.

43〈校園欺凌嚴重　7 成港生曾受虐〉,《文匯報》, 2010 年 5 月 24 日。

44 Wong, D. S. W., Lok, D. P. P., Wing, Lo, & Ma, S. K. (2008). School bullying among Hong Kong Chinese primary schoolchildren.

45 Chamberlain, T., George, N., Golden, S., Walker, F. and Benton, T. (2010). *Tellus4 National Report* (DCSF Research Report 218); Griffin, R. S. & Gross, A. M. (2004). Childhood bullying: Current empirical findings and future directions for research. *Aggression and Violent Behaviour. 9*(4), 379-400; Green, R., Collingwood, A., & Ross, A. (2010). Characteristics of Bullying Victims in Schools. Department for Education Research Report DFE-RR001, UK.

46 Berkowitz, R., Benbenishty, R. (2012). Perceptions of teachers' support, safety, and absence from school because of fear among victims, bullies and bully-victims. *Journal of Orthopsychiatry*, *82*(1), 67-74.

47 Wang, J., Iannotti, R. J., & Nansel, T. R. (2009). School Bullying Among Adolescents in the United States: Physical, Verbal, Relational, and Cyber. *Journal of Adolescent Health*, *45*, 368–375.

48 香港家庭福利會（2010）:《「香港中學生網絡欺凌現況」研究報告》。

49 Hong Kong Federation of Youth Groups (2010). *Risks on the Internet: Views of parents and young people (II). Youth Poll Series no. 201 & 202,* Sep & Oct, 2010. Retrieved Mar 30, 2012, from http://yrc.hkfyg.org.hk/chi/yrc_p201_202.pdf.

50 Cross, D., Li, Q., & Smith, P.K. (2012). *Cyberbullying in the global playground: research from international perspectives.*

51 Dupper, D. R. (2013). *School bullying: New perspectives on a growing problem.* Oxford University Press.

52 Cyberbullying Research Centre (2013). Cyberbullying Research: 2013 Update. Retrieved March 30, 2012, from http://cyberbullying.us/cyberbullying-research-2013-update/

53 Rigby, K. (2004). Addressing bullying in schools: Theoretical perspectives and their implications. *School Psychology International, 25*(3), 287-300.

54 Steinberg, L. D. (2001). We know some things: Parent-adolescent relationships in retrospect and prospect. *Journal of Research on Adolescence, 11*, 1-19.

55 Sroufe, L. A. (2005). Attachment and development: A prospective, longitudinal study from birth to adulthood. *Attachment and Human Development, 7*, 349-367.

56 Lester, B. M., Masten, A. S., & McEwen, B. (Eds). (2006). *Resilience in children.* New York: Annals of the New York Academy of Sciences.

57 梁國香、黃山：《青少年問題解碼》（香港：三聯書店，2009）。

58 Bowlby, J. (1980). *Loss: Sadness and depression, Vol. 3 (Attachment and loss).* New York: Basic Books.

59 Bandura, A. (1986). *Social foundations of thought and action: A social-cognitive theory.* Englewood Cliffs, NJ: Prentice-Hall.

60 Berk, L. E. (2010). *Development through the lifespan* (5th ed.). Pearson Education Inc.

61 Lee. S. S. T., & Wong, D. S. W. (2009). School, parents, and peer factors in relation to Hong Kong students' bullying. *International Journal of Adolescence and Youth, 15*(3), 217-233.

62 Lines, D. (2008). *The bullies: Understanding bullies and bullying.* London: Jessica Kingsley Publishing.

63 Rigby, K. (2004). Addressing bullying in schools: Theoretical perspectives and their implications. *School Psychology International, 25*(3), 287-300.

64 Dodge, K. A., Lansford, J. E., Burks, V. S., Bates, J. E., Petit, G. S., Fontaine, R., & Price, J. M. (2003). Peer rejection and social information-processing factors in the development of aggressive behavior problems in children. *Child Development, 74*(2), 374-393.

65 Smith, P. S. (2014). *Understanding school bullying: Its nature and prevention strategies.*

66 Monks, C., Smith, P. K., & Swettenham, J. (2003). Aggressors, victims and defenders in preschool: Peer, self and teacher reports. *Merrill-Palmer Quarterly, 49*, 453-469.

67 Crick, N. R., & Dodge, K. A. (1996). Social information-processing mechanisms in reactive and proactive aggression. *Child Development, 67*(3), 993-1002.

68 Mabasa, F. Langutani. (2003). Review of social dominance: An intergroup theory of social hierarchy and oppression. *South African Journal of Psychology, 33*(3), 197.

69 Reijntjes, A., Vermande, M., Goossens, F. A., Olthof, T., van de Schoot, R., et al. (2013). Developmental trajectories of bullying and social dominance in youth. *Child Abuse &*

Neglect, 37(4), 224-234.

70 Sidanius, J., & Pratto, F. (1999). *Social dominance: An intergroup theory of social hierarchy and oppression.* Cambridge: Cambridge University Press.

71 Fisher, C. B., Wallace, S. A., & Fenton, R. E. (2000). Discrimination distress during adolescence. *Journal of Youth and Adolescence, 29,* 679-695. doi: 10.1023/A:1026455906512

72 Estell, D. B., Farmer, T. W., Irvin, M. J., Crowther, A., Akos, P., & Boudah, D. J. (2009). Students with exceptionalities and the peer group context of bullying and victimization in late elementary school. *Journal of Child and Family Studies, 18,* 136-150. doi: 10.1007/s10826-008-9214-1

73 Hong, J. S., Peguero, A. A., Choi, S., Lanesskog, D., Espelage, D. L., et al. (2014). Social ecology of bullying and peer victimization of Latino and Asian youth in the United States: A review of the literature. *Journal of School Violence, 13*(3), 315-338.

74 Reijntjes, A., Vermande, M., Goossens, F. A., Olthof, T., van de Schoot, R., et al. (2013). Developmental trajectories of bullying and social dominance in youth.

75 Lee. S. S. T., & Wong, D. S. W. (2009). School, parents, and peer factors in relation to Hong Kong students' bullying.

76 Burns, S., Maycock, B., Cross, D., & Brown, G. (2008). The power of peers: Why some students bully others to conform. *Qualitative Health Research, 18*(12), 1704-1716.

77 Rigby, K. (2004). Addressing bullying in schools: Theoretical perspectives and their implications.

78 Gini, G. (2006). Bullying as a social process: The role of group membership in students' perception of inter-group aggression at school. *Journal of School Psychology, 44,* 51-65.

79 Burns, S., Maycock, B., Cross, D., & Brown, G. (2008). The power of peers: Why some students bully others to conform.

80 Rigby, K. (2004). Addressing bullying in schools: Theoretical perspectives and their implications.

81 Pikas, A. (2002). New developments in shared concern. *School Psychologist International, 23*(3), 307-326.

82 Morrison, B. (2002) Bullying and victimization in schools: A restorative justice approach. *Trends and Issues in Crime and Criminal Justice*, No. 219.

83 Wong, D. S. W., Cheng, C. H. K., Ngan, R. M. H., Ma, S. K. (2011). Program effectiveness of a restorative whole-school approach for tackling school bullying in Hong Kong. *International Journal of Offender Therapy and Comparative Criminology*, *55*(6), 846-862.

84 Cook, C. R., Williams, K. R., Guerra, N. G., Kim, T. E., & Sadek, S. (2010). Predictors of bullying and victimization in childhood and adolescence: A meta-analytic investigation. *School Psychology Quarterly*, *25*, 65-83.

85 同上。

86 Mishna, F. (2012). *Bullying: A guide to research, intervention, and prevention.*

87 同上。

88 Smith, P. S. (2014). *Understanding School Bullying: Its nature and prevention strategies.*

89 Andreou, E. (2004). Bully/victim problems and their association with Machiavellianism and self-efficacy in Greek primary school children. *British Journal of Education Psychology*, *74*, 297-309.

90 Jolliffe, D., & Farrington, D. P. (2011). Is low empathy related to bullying after controlling for individual and social background variables? *Journal of Adolescence*, *34*, 59-71.

91 Chamberlain, T., George, N., Golden, S., Walker, F. & Benton, T. (2010). *Tellus4 National Report* (DCSF Research Report 218).

92 Copeland, W. E., Wolke, D., Angold, A., & Costello, E. J. (2013). Adult psychiatric outcomes of bullying and being bullied by peers in childhood and adolescence.

93 香港家庭福利會（2010）:《「香港中學生網絡欺凌現況」研究報告》。

94 Kiriakidis, S. P. (2011). *Bullying among youth: Issues interventions and theory.* New York: Nova Science Publishers, Inc.

95 Lee. S. S. T., & Wong, D. S. W. (2009). School, parents, and peer factors in relation to Hong Kong students' bullying.

96 同上；Varnava, G. (2002). *How to stop bullying in your school.* London: David Fulton Publishers Ltd.; Rigby, K. (2007). *Children and bullying: How parents and educators reduce bullying in schools.* Wiley-Blackwell; Dupper, D.R. (2013). *School bullying: New perspectives on a growing problem.*

97 Kiriakidis, S. P. (2011). *Bullying among youth: Issues interventions and theory.*

98 Lee. S. S. T., & Wong, D. S. W. (2009). School, parents, and peer factors in relation to Hong Kong students' bullying.

99 Roland, E., & Galloway, D. (2002). Classroom influences on bullying. *Educational Research, 44*, 299-312.

100 Varnava, G. (2002). *How to stop bullying in your school.*

101 Rigby, K. (2007). *Children and Bullying: How parents and educators reduce bullying in schools*; Dupper, D.R. (2013). *School bullying: New perspectives on a growing problem.*

102 Roland, E., & Galloway, D. (2002). Classroom influences on bullying; Robinson, G. & Maines, B. (2000). *Crying for help: The no blame approach to bullying.* Bristol: Lucky Duck Publishing.

103 Ng, E., & Rigby, K., (2010). *Breaking the silence: Bullying in Singapore.*

104 同上。

105 McGrath, M. (2007). *School bullying: Tools for avoiding harm and Liability.* Thousand Oaks, CA: Corwin Press.

106 同上。

107 Jordan, K., & Austin, J. (2012). A review of the literature on bullying in U.S. schools and how a parent-educator partnership can be an effective way to handle bullying. *Journal of Aggression, Maltreatment & Trauma, 21*(4), 440-458.

108 Are the penalties for young offenders different from those for adults? Community Legal Information Centre, HKU. Retrieved February 17, 2015, from: http://www.hkclic.org/en/topics/policeAndCrime/criminal_liability_and_penalties/q3.shtml

第五章

進擊的「懼」人

——反社會型人格障礙

葉矜媞　陳熾輝

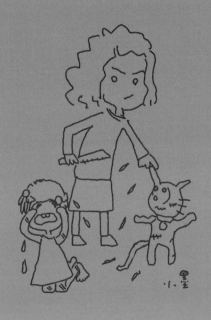

1. 引言

　　形容行為殘酷、沒有自覺的反社會型人格障礙（Antisocial Personality Disorder, 以下簡稱 ASPD）一詞在歷史上早於 1801 年就已出現，一位法國醫生形容他有反社會行為的病人為「道德失常」[1]。反社會型人格障礙這一用詞自從在 DSM-II 推出後，[2] 一直沿用至今。

1.1 甚麼是反社會型人格障礙？

　　反社會型人格障礙的特徵是不負責任、具侵略性、為自身利益剝削別人而毫無悔意、反權威。患者從青少年時期開始便出現反社會行為，例如違法、侵犯他人、衝動魯莽、重複犯錯而不知悔改等，這些症狀會一直持續至成年而變成反社會型人格障礙。[3] 大約有 2% 至 4% 的男性及 0.5% 至 1% 的女性會患上反社會型人格障礙。高峰期是 24 至 44 歲，其徵狀在 45 至 64 歲期間下跌，男性普遍比較容易患上反社會型人格障礙，男女確診比例大約是 2：1 至 6：1。[4] 在香港，大約有 2.78% 的男性和 0.53% 的女性被診斷為反社會型人格障礙。[5]

　　反社會型人格障礙的特徵大多早在八歲之前出現，患者在兒童時期被診斷為品格障礙，如果反社會行為持續，在 18 歲後便會被正式確診。大約八成人會在 11 歲之前出現第一個症狀，男性比女性更早出現症狀，女性可能在青春期才開始發展出這些特徵。大約 25% 的被診斷為品格障礙的女童會發展成為反社會型人格障礙，而男童則是 40%。[6] 有一些成年人被診斷為反社會型人格障礙，但沒有兒時品格障礙記錄，這些患者的症狀通常較為輕微。[7]

一些研究展示了問題行為從兒童期到青少年期的發展途徑：他們會首先觸犯輕微過錯，例如說謊、偷竊，再逐步發展到更嚴重的罪行而演變成為青少年罪犯。一般而言，我們認為兒童期的品行障礙是發展為成人反社會型人格障礙的重要因素。[8] 反社會型人格障礙可能與其他心理疾病一同出現，合併症包括抑鬱症（major depressive disorder）、躁狂抑鬱症（bipolar disorder）、焦慮症（anxiety disorder）、身心症（somatic symptom disorder）、物質使用失調（substance use disorder）等，而當中最常見的是抑鬱症（38%）和物質使用失調（32.4%）。[9]

1.2 反社會型人格障礙與親密伴侶暴力（Intimate Partner Violence）

反社會型人格障礙與親密伴侶暴力和酗酒有著密切的關係。如先前所說，反社會型人格障礙的合併症包括物質使用失調，其中以酗酒最常見，有研究顯示兩者是如何增加了親密伴侶暴力行為的風險。[10] 對這個發現，我們並不感到驚訝。因為衝動、容易生氣、具攻擊性、毫無悔意等這些反社會型人格障礙症狀與施虐者的特徵極度相似。

反社會型人格障礙患者普遍是男性，而他們出現與酗酒或者物質使用失調的合併症亦十分普遍。基於剛才提及的「酗酒＋反社會型人格障礙＝增加親密伴侶暴力」這一方程式，當談及親密伴侶暴力時，我們很自然會定性男性是施虐者，但其實患有反社會型人格障礙的女性，牽涉到親密伴侶暴力的風險同樣很高。Dykstra 近期的研究[11] 更指出，反社會型人格障礙提升親密伴侶暴力行為這結論，只適用於女

性而非男性。回歸分析中更發現，尋求治療物質使用失調的女性中，如果有臨床創傷記錄又確診為反社會型人格障礙，她們向親密伴侶施虐的風險或會大大提升，而愈來愈多被診斷患有反社會型人格障礙的女性因向親密伴侶施暴而被勒令接受治療。[12]

　　導致親密伴侶暴力行為的風險因素有很多種，根據單單幾個研究報告便將所有事情一概而論並非好事。當處理類似事件時，我們需要保持一個開明的態度，小心地剔除各種危險因素；當探知到有家庭暴力的風險時，便應即時作出進行風險評估及跟進。

2. 反社會型人格障礙的成因

　　我們不應該過分簡化反社會型人格障礙的成因，因為當中包括先天和後天的因素，而家庭和環境因素將會是這一節的重點。

　　大量雙生子研究確認了環境及基因在反社會型人格障礙發展中的重要角色，而 Kendler[13] 發現環境因素的影響佔了 59.1%，而遺傳則佔 40.1%。在一個研究導致早期侵略行為及品行障礙風險的統合回顧中，DeKlyen & Greenberg[14] 認為有四個範疇可以涵蓋侵略行為的發展，包括：

1. 孩子的生理因素（個性）；
2. 早期依附關係的質素（insecured or disorganized attachment, 不安全或紊亂型依附模式）；
3. 家長的管理策略（過分嚴謹而沒有紀律、缺乏溫暖等）；

4. 家庭環境（缺乏資源、社區支援不足、高壓力等）。

這些因素大多會累加並與其他因素互相影響，從而引致反社會型人格障礙。我們會在稍後再討論早期依附關係及父母管教策略。

2.1 反社會型人格障礙發展的不同分類

每一個人發展出反社會型人格障礙的過程亦不一樣，研究員建議了幾種不同的分類模式，讓我們更容易管理類似個案。以下是 Loeber 及其團隊 [15] 建議的分類：

1. 顯性途徑：從輕微的侵略性行為逐漸擴大，例如由滋擾他人、欺凌，發展到身體暴力、集體毆鬥，最終變成暴力行為，例如掠奪、強姦等；

2. 蛻變途徑：行為上有逐漸的蛻變，例如一開始是店舖盜竊、說謊，然後開始破壞公物、侵害他人財產，最後變成嚴重的盜竊行為、入屋行劫等；

3. 權威衝突途徑：首先是行為固執，然後嚴重不服從或挑釁權威，最終在 12 歲前會發展成為逃避，例如晚上在街上遊蕩、逃學、離家出走等。

2.2 依附模式與反社會型人格障礙的發展

Loeber & Farrington [16] 認為，在我們的成長中，有一些時期對某些特定行為具決定性，令它們在這時期發展並穩定下來。有很多證據指出，出生後的最初幾年是一個學習親社會技巧的關鍵性時期，頻密轉變照顧者會妨礙孩子未來的社交發展。[17] 雖然反社會行為看似負

面，但其實社會是接受某程度上的反叛；相反，如果孩子延遲發展「正常反叛」的重要階段，[18] 將來會更容易出現反社會行為。

不安全依附關係容易引致衝動、侵略行為等，而這些行為會在後來發展成為反社會型人格障礙。[19] 大量研究指出，當兒童感受到壓力時，他們會向主要照顧者尋求安慰與調節情緒，[20] 所以與主要照顧者的正面關係有助減少兒童的壓力水平；反之，紊亂型及不安型依附關係的兒童，受壓時由於未能得到正常的情緒疏導，壓力水平則會增加，對其帶來負面影響[21]。

2.3 紊亂型依附關係

在嬰孩時期，處於紊亂型依附關係中的孩子，由於未能從照顧者身上取得適當的關注和照料，衍生出不同的控制父母策略，[22] 例如透過正面行為牽動照顧者，或作出對父母需索無度等懲罰性行為。Shi 及其團隊[23] 透過研究母親與初生嬰兒的依附關係，來預測反社會型人格障礙的發展。他們發現母親的缺席[24] 容易造成嬰兒的紊亂型依附行為。母親缺席的行為包括，與嬰兒沉默互動、用玩具而非親身去安撫嬰兒情緒等。這些活動會製造一個死寂而且情感疏離的氣氛，令到嬰兒認為父母不想參與這段關係。這樣疏離的親子關係令嬰兒在受到情感衝擊時，未能即時得到疏導或調節，而這種互動正正是造成紊亂型依附行為的原因。研究發現，兒童在八歲前發展出紊亂控制型依附行為是反社會型人格特徵的一個警號；而當父母在場時才會出現這些行為，更會大大提高風險。

2.4 虐待兒童與反社會型人格障礙的發展

虐待兒童包括身體及精神上的虐待，不論是故意還是無意，任何模式的虐待兒童行為都與反社會型人格障礙的出現有著重大的關聯。要注意的是，言語虐待與性虐待或體罰同樣與反社會型人格障礙有關，我們永遠不能低估心理虐待的影響力。

人們一直相信虐兒與反社會型人格障礙的出現有所關聯，Aguilar及其團隊[25]的報告指出，於早年被虐待的兒童有可能在 16 歲前形成反社會型人格障礙；Trentacosta & Shaw[26] 發現，母親對不守規則的幼兒時常展露苛刻的反應，可能引致幼兒在 11 歲前捲入青少年罪案；而 Horwitz 及其團隊[27] 的報告指出，根據自我評估，16 歲時覺得父母關懷不足的話，預測到 20 歲時便會發展出反社會型人格行為。

3. 反社會型人格障礙的評估、治療及個案處理

3.1 反社會型人格障礙評估

基本上一些心理測驗已能有效辨認反社會型人格，明尼蘇達多項人格測驗（Minnesota Multiphasic Personality Inventory, 簡稱 MMPI）可提供廣泛的性格運作情況及能顯示某些反社會型人格的普遍存在。海爾氏心理病態量表（Psychopathy Checklist, 簡稱 PCL-R）由 Hare設計，可用來量度心理病態的性格特質（psychopathic traits）的存在及其嚴重性。

除了以上評估工具外，患者的個人歷史，也是判斷其是否患上反社會型人格的重要關鍵。[28] 必須查明當事人一生出現的反社會行為和性格特徵之模式。[29] 評估是根據從兒童或早期青少年階段開始，發生的長期、重複性的行為問題之歷史所作出的。[30]

由於這種人可以有很高的衝動性、暴躁或侵略性，缺乏洞察能力，傾向否認困難或諉過於人，所以他們欠缺維持人際關係（包括與醫護人士）的能力。當診斷可能不甚肯定時，他們的行為模式須接受較長時間的觀察，因為他們會說謊並隱瞞過往的病徵。

因此，要辨別反社會型人格障礙是很困難的。在大部分個案當中，他們反而會顯示其他身體上及心理上的基本狀態，包括抑鬱、焦慮、物質濫用和衝動控制障礙等病徵。他們很少以處理反社會型人格障礙作為治療目的。在取得這些人的同意後，輔導員將會邀請他們的家人和朋友出席，來提供關於他們的反社會行為的更多準確的資訊。

一份醫療病歷能協助理解患者情況，因為這種人傾向有機會意外受傷及患上性傳播的疾病。[31] 他們通常作衝動的決定，而又渴望即時的滿足。他們常被一些高度刺激性的活動所吸引而去作出一些魯莽的行為。[32] 再者，傳統上有紋身圖案和反社會型人格障礙是相關的。[33] 紋身仍是與某些高危行為保持著關聯性，例如：大量使用酒精或其他藥物，及犯罪行為。[34] 不過，現今的時尚已把紋身當作是一般青少年常見的特徵。

其他可協助評估反社會型人格障礙的重要策略還有：[35]

1. 從較客觀的記錄去尋找反社會特徵，如犯罪行為的歷史，不良的工作記錄，沒能力維持與他人的關係或冒險行為等；

2. 尋找其他資料來源，以協助理解案主的真實情況，包括其他
   醫護專業人員、社會工作機構、及（得到案主同意的情況下）
   其家人或親密朋友；

3. 理解案主如何呈現與家人的關係，及在社交網絡上和工作場
   所內，與其他人的關係。在家人或朋友在場的情況下，觀察
   他 / 她的行為表現。

3.2 反社會型人格障礙危機評估

由於 DSM-5 已較著重以反社會行為，而非以性格特質來判斷這
類異常的人格，所以我們相信反社會型人格障礙與犯罪行為有密切關
係，並不只是一種純粹需要治療的精神病。診斷準則已從確定心理因
素，如：缺乏同理心、表面化的人際交往風格及自我感覺膨脹，轉移
到辨別罪犯及犯罪行為。[36]

除此之外，在紀律不一致、不穩定和混亂的家庭裡，這類型人格
障礙發生的風險也會增加，特別是有研究指出，以下的情況若在家庭
中發生，孩子日後發展出反社會型人格障礙的風險也會有所增加：[37]

1. 父親有反社會型人格障礙，表現典型反社會及有酗酒行為；

2. 父親離開家庭及經常不知所蹤；

3. 母親負擔過重；

4. 欠缺支援及防禦性的家庭溝通模式；

5. 兒童沒有可供模仿的給予同理心、溫柔的對象；

6. 兒童學會了自己用暴力和侵略行為去威嚇別人以謀取自己的
   利益；

7. 兒童不害怕懲罰，早期表現出行為問題，及參與具挑戰性和
   危險性的活動。

在這些混亂的家庭中，通常焦慮或緊張的程度很高，相互的應對
都是富衝動性、敵對或充滿暴力行為或態度。因此，這類家庭比較容
易會有家庭暴力（domestic violence）發生。

3.3 家庭暴力危機評估

家庭暴力泛指，一個家庭成員向另一位家庭成員所犯下的所有傷
害性的行為，其中包括：肢體襲擊、性暴力及虐待、心理 / 情緒上的
虐待、控制行為及疏忽照顧等。[38]

隨著大量衝突在這類家庭發生，家庭中若有一位或多位家庭成員
有反社會行為，將會產生不少問題，甚至造成家庭暴力的悲劇，令家
人嚴重受傷或失去性命。

3.3.1 親密伴侶暴力的風險因素

親密伴侶暴力是指在親密關係裡，任何能導致身體上、心理上
或性關係上造成傷害的行為，包括人身攻擊、心理虐待、性暴力和其
他不同的控制行為。[39] 干犯暴力行為的可以是男方或女方，或男女雙
方，並發生在不同的親密關係中：拍拖、同居、結婚、同性。

男性和女性都擁有相同的可能成為施襲者（perpetrator）及受害
者（victim）。[40] 女性比男性承受親密伴侶暴力所帶來的後果會更嚴
重，及更可能被伴侶所殺害。而男性則有較大機會被朋友、相熟的人
和陌生人所殺。[41] 相反地，雖然女性較男性更少使用暴力，但當她們

真的犯下殺人罪，受害者多數是親密伴侶及家庭成員。[42] 不過，大部分研究都只考察男性向女性伴侶使用暴力的風險因素，表 5.1 將列出有關內容以供參考。

表 5.1　親密伴侶暴力的風險因素（以下項目能增加風險）

施襲者 （男性）[43]	1. 較大機會擁有反社會性格特徵； 2. 有暴力歷史——在成長家庭內，曾目睹和經歷過暴力； 3. 酒精和藥物濫用； 4. 失業； 5. 佔有慾及性妒忌。男性多有極強的妒忌心，從而引發多樣控制行為，例如： 　（1）伴侶的有限自主權（工作、社交及家庭關係）； 　（2）經常查找伴侶的行蹤； 　（3）控制他／她的財務及其他資源； 　（4）控制他／她與朋友及家人的接觸。
受害者 （女性）	1. 較年輕的女性；[44] 2. 伴侶雙方的年齡差別較大。[45]
關係	1. 擁有繼子／繼女；[46] 2. 雙方是同居關係；[47] 3. 雙方分開或要脅分開——女性離開或威脅要終止雙方關係，會承受較高風險；[48] 4. 被前度跟蹤會有較高風險成為受害人。[49]
社會角色	1. 性別賦權在跨文化上的差異；[50] 2. 對婦女的文化態度；[51] 3. 性別不平等——女性社會地位相對較低；[52] 4. 把女性看成丈夫的「財產」； 5. 在香港的環境中： 　（1）男權社會對女性的壓迫； 　（2）傳統對性別角色的期望； 　（3）和諧文化，「家和萬事興」； 　（4）不介入態度，「各家自掃門前雪，莫管他人瓦上霜」。

3.3.2 兒童面對家庭暴力的風險因素

家庭暴力在家庭內發生，孩子是如此脆弱，因此有可能成為具有反社會型人格障礙特徵的父母所侵犯和毆打的對象。根據資料顯示，雖然很多孩子並不是直接被他們的父母蓄意殺害，但仍有不少兒童成為兇殺案的受害者，他們死於身體被毆打、虐待、被忽略及被剝奪基本物質需要。對兒童施以暴力的行為可包括：身體虐待、性虐待、性侵犯、情感虐待、實際忽視、教育忽視和情感忽視。[53] 表 5.2 列出了有關兒童被家庭暴力傷害的風險因素。

表 5.2　兒童遇到家庭暴力的風險因素

施襲者 [54]	1. 類似親密伴侶暴力的情況； 2. 多數年輕、失業； 3. 有情緒及行為問題，如抑鬱、酗酒、濫藥； 4. 常承受顯著壓力。
受害者 （兒童）[55]	1. 女孩子有較大機會受性虐待／性侵犯； 2. 男孩子中，較年幼的兒童及身體有殘缺的兒童，有較大機會受虐待及忽視。
關係	1. 嬰幼兒早期被殺害大多數是母親所為，而這些母親通常比較年輕、未婚，處於社會弱勢和失業狀態；[56] 2. 年紀較大的兒童被殺害則較常是父親所為，並較多發生在兒童持續地被虐待和疏忽照顧的情況下，而且男性施襲者有反社會行為的歷史；[57] 3. 比起親生父親，繼父有較大機會殺害孩子；[58] 4. 擁有一位或多位繼父／繼母，會令兒童有更大風險被虐待或被殺害；[59] 5. 在照顧者之間經常出現爭拗及糾紛，甚至是暴力行為，會令兒童被虐待的風險增加。[60]
社會性 [61]	1. 貧窮及與社會隔離者，和鄰里的關係處於較劣勢的地位； 2. 社會弱勢家庭； 3. 親密伴侶之間的暴力情況較多。

3.3.3 長者面對家庭暴力的風險因素

長者受虐待是指一次性或重複性，或不恰當的行為，這些行為發生在任何一段原可信賴的關係中，並導致長者受到傷害或困擾。[62] 對長者疏忽及虐待的行為被視為罪行，不過我們對它的性質和程度所知不多。[63] 表 5.3 列出有關長者被家庭暴力傷害的風險因素。

表 5.3　長者遇到家庭暴力的風險因素

施襲者[64]	1. 多數是長者之照顧者，他們承受很多壓力； 2. 有暴力行為的歷史； 3. 有物質濫用的問題。
受害者 （長者）[65]	1. 被孤立； 2. 身體機能有所缺失。
關係及社會性	1. 財政上依賴子女； 2. 困在子女與他們的配偶或伴侶之間的糾纏； 3. 照顧孫兒時與子女持不同意見，以致發生衝突； 4. 居住在擠迫的環境中，兩至三代甚至四代同住； 5. 貧窮，社會福利對其支援不足。

3.4 反社會型人格障礙之處理

在未詳細描述有關治療方法之前，我們在此先介紹一些處理反社會型人格障礙的可行策略。

此類型人格障礙患者，極少會自己主動尋求治療，所以要建立治療同盟（therapeutic alliance）是相當困難。輔導員須有同理心，並與抱有敵意的案主一起建立協作的關係（collaborative relationship）。[66]

最初，案主或會表面上與輔導員合作以避免任何負面的後果，但

在參與治療中會表現出抗拒和阻延任何進度。[67] 輔導員也須避免作權威性、批判性及懲罰性的姿態,而只宜擔當一個在心理治療上同行的拍檔角色。

在輔導過程中,輔導員能向案主提供有關人格問題的解釋,以及參與輔導的明確指引和限制,是十分重要的。[68] 在治療關係中,清楚的底線能有助減低案主與輔導員敵對或操控輔導員的機會,或利用權力鬥爭去對付輔導員。

在處理反社會型人格障礙患者時所使用的策略,目的是協助案主考慮自己的反社會行為,有哪些長遠後果和風險。輔導員不應試圖建立或加強案主對以往所作行為之反省、責備或罪咎感。焦點應集中在讓案主了解親社會(pro-social)行為所帶來的實際好處。[69]

輔導員亦須留意,這類型人格障礙患者有可能要求不必要的醫療服務,詐病(malingering)或製造人為疾病 / 障礙(factitious disorder)。患者可能想透過治療,以尋求繼發性得益(secondary gains),例如領取傷殘優惠或津貼、曠工、避免法律問題或只意圖獲得照顧。

表 5.4 列出一些應對反社會型人格障礙患者的介入策略,除了處理他們所想得到的繼發性得益外,更要考慮他們的抗拒性,以及他們充滿問題而又不能忍受需持續依從輔導的特性。[70]

由於在輔導過程中,案主出現偶發性暴力行為的機率相對較高,所以輔導員須察覺在過程中,自己可能會出現的反移情(counter-transference)反應。[71] 故此,在處理具有反社會型人格障礙的患者個案時,輔導員須找有關專業人士協助,進行合適的諮詢和督導工作。

表 5.4　輔導員應對反社會型人格障礙患者之關鍵策略[72]

1	對患者害怕被剝削或利用，及他 / 她的低自尊，表達同理心。
2	留意是否被利用作爭取繼發性得益。如懷疑患者不誠實，可與其他輔導員反覆檢視他 / 她的症狀和病患情況。
3	不要說教，只要讓患者明白，不實的資料只會破壞對患者的照顧。
4	糾正患者對現實扭曲及不合理的期望。
5	婉轉查問不理性的思想，並建議更理性的思維。
6	分析患者的心理防禦情況。
7	藥物只用作輔助治療。

表 5.5　全面評估反社會型患者須包括的內容

1	反社會行為。
2	性格功能運作：強項和限制。
3	其他合併症的心理障礙，特別是抑鬱、焦慮、藥物及酒精濫用 / 錯誤使用 / 依賴、創傷後壓力症，及其他人格障礙。
4	治療需要，包括心理治療、職業輔導。
5	評估是否有家庭暴力、虐待或侵犯行為的存在。

輔導員也須全面評估表 5.5 中的項目，更詳細地了解這類患者的情況，從而作出更適切的處理。

根據兩份文獻的資料顯示，[73] 有學者指出以往就反社會型人格障礙治療方法所作的研究，並不足以評定治療方法的有效性。[74] 再者，有研究計劃曾使用純粹反射式、洞悉導向談話治療方法（insight-oriented talk therapy），來治療既患有抑鬱症或飲食失調、又有反社會型人格障礙的患者，發覺成效負面。[75]

當使用堅決和公正的行為治療方法處理反社會型人格障礙的個案時，可利用獎賞去鼓勵適當的行為，亦可教導患者一些生活上的技

巧，以便他們可以獨立自主，並在社會的規範和限制下過建設性的生活。這些都是處理這類型患者較理想的方法。

3.4.1 藥物治療

從兩個關於藥物治療的較大型統合分析可以看到，[76] 沒有一致的證據支持，使用任何一種藥物治療介入方法能有效地處理反社會型人格障礙或其行為和症狀。有學者亦指出，藥物治療不應常規性地用於治療反社會型人格障礙，或相關的侵犯行為、憤怒和衝動的症狀。[77] 不過，精神科醫生傾向處方藥物來治療合併症，特別是抑鬱症和焦慮症，尤其是當它們和反社會型人格障礙同時出現時。

3.4.2 認知行為治療（Cognitive Behavioral Therapy, 簡稱 CBT）

根據上文所述，沒有足夠的測試證據證明，有任何心理治療介入方法，能有效治療患上反社會型人格障礙的成年人。但有文獻曾提出 CBT 能幫助減少反社會行為及改變患者的錯誤思維。[78] 亦有其他學者曾做過另一份統合分析，發現 CBT 乃是治療反社會行為之最成功的介入方法。[79]

當患上反社會型人格障礙的人有動機去作出改變的時候，他們會比較容易對治療目標有回應，特別是那些中度心理病態（moderately psychopathic）的反社會型人格障礙患者，他們對治療的反應是最能預測的。當他們面對自己的反社會行為所帶來的令人討厭的後果時，他們便能感覺到自己情感上及實際上的痛苦。[80]

CBT 的基本治療目標是改變人們的錯誤思維，從而提升思維運

作，以促成更合乎道德和社交規範的行為模式。[81] CBT 模型幫助反社會型人格障礙患者評估其扭曲的思維和態度，如何干擾著自己的功能運作。[82] 這個模型能協助患者從死板但富衝動性的思想轉向其他替代方案，以配合不同情況的抽象性思維。認知功能的改善可透過專注於問題，把思維集中在欠適應功能的問題行為上，從而建立應對技巧及作出更具建設性的選擇。[83]

根據 Beck 及其團隊（2004）的解釋，總共有六個自我照顧（self-serving）的信念，[84] 是會影響反社會型人格障礙患者的自動化的思想（automatic thoughts）和反應。有關信念列於表 5.6。

表 5.6　反社會型人格障礙患者最常見的思維扭曲（自我照顧的信念）[85]

1	「合理化」──案主相信自己的願望就是他／她的行為之充分理由
2	「能想到的便相信」──傾向假設他／她的思想和感受是正確的（只因為它們出現）
3	「自己絕不犯錯」──相信自己不會做錯
4	「感覺製造事實」──相信當自己感覺良好時，決定永遠都是對的
5	「別人的重要性」──相信所有其他人的看法是無關緊要的，除非他們能直接影響他／她的周圍環境
6	「低影響性的後果」──認為他／她的行為所帶來的後果對自己並沒有影響

CBT 幫助提升應對技巧，令反社會型人格障礙的患者能成功地和別人互動，以達成更有意義的改變。技巧訓練包括教導他們採納不同的觀點，學會溝通、調節情緒、宣示主張、訓練繼發性思維（consequential thinking）、忍受沮喪的感覺，及控制衝動。[86] 當這些技巧發展得更好的時候，他們便能夠增加相對合適的社會互動。例

如：透過學習繼發性思維，他們較能夠在未行動之前評估自己的行為，以作出一個可以得到最好結果的決定。從即時滿足轉變為延遲滿足，可以幫助反社會型人格障礙患者，避免因衝動性的選擇，而得來不良或痛苦的結果。利用 CBT 的成本與效益比較技巧（cost & benefit comparison），他們也可以和輔導員因應面對的環境，共同有系統地檢視每一選項的代價和效益，從而作出有建設性的選擇。

　　雖然 CBT 提供了許多能幫助反社會型人格障礙患者的方法，也為他們帶來不少好處，但是由於這類病人的獨特特徵，如愛欺騙、剝削和操控別人，有論點提出，CBT 治療所提供的技巧能令他們變得更懂得操控其他人。[87] 不過，大部分懂得從治療中學習一些技巧去操控他人的反社會型人格障礙患者，通常處於反社會光譜的極端，他們較難真正地投入和參與治療。[88]

3.4.3 認知分析療法（Cognitive Analytic Therapy, 簡稱 CAT）

　　Ryle 設計的 CAT，提供了一個全面的評估模式及治療方法，來處理反社會型人格障礙的患者。[89] CAT 的目的是透過利用一個分析的導向，去處理案主過去的歷史經驗。當案主明白到自己的問題時，輔導員便利用行為訓練來讓案主改善自己的異常行為，作出一些更符合社會可接納規範的行為。CAT 是一個常見的能有效處理反社會型人格障礙的方法，輔導員須接受相關訓練才可嘗試為案主進行這種治療。有關 CAT 更詳細的內容，已在第二章詳細解釋。

3.4.4 家庭治療（Family Therapy）

大多數反社會型人格障礙的患者，他們參與治療是出於外在的因素，而對自己反社會行為形成的原因，既不太能洞悉，也沒有動機去改變，只知道行為所帶給他們的利益，而不理會其中的代價。因此，如能在早期介入個人及家庭個案，對於減低發展成反社會型人格障礙的風險相當重要，特別是那些有品行障礙的少年，他們有一定的風險會發展出反社會行為。

一些學前的幼兒園、學校和家庭探訪的計劃，被證實能有效防止高危家長的孩子發展出品行障礙。家長訓練及解決認知問題的方法，或能有效處理進入青春期之前的兒童的品行障礙。[90]

雖然沒有已公佈的研究資料能證實家庭治療能有效處理患有反社會型人格障礙的成年家長，但是實證證明有些家庭治療方法可治療少年的品行障礙，如功能性家庭治療（functional family therapy）及系統性家庭治療（systemic family therapy），但我們在此不詳細描述。亦有學者指出，有輕度至中度心理病態的反社會型人格障礙成年患者，當他們陪同自己患有品行障礙的孩子出席家庭治療時，其實治療對家長亦有很大的幫助。[91]

家庭治療的基本原理是由於家長較低的自我區分（differentiation of self）程度和自我（self），令到家庭運作失調，因而孩子要建立足夠的自我形象、自尊及內在行為模式，都受到一定的干擾。[92] 家庭治療應針對：1. 加強父母與孩子的合作、父母之間的合作和配偶之間的相互合作；2. 提升家庭管理技巧，以減少家庭中強制性、懲罰性及衝動性的互動；3. 減少跨世代傳遞反社會型人格特質的趨勢。

不過，如果父母有一方是嚴重心理病態（severely psychopathic）的反社會型人格障礙的患者，建議不採用家庭治療。[93] 從輔導員及 / 或其他家人處取得的資料，將被這位家長利用來作傷害及操控其他人之用。

3.5 反社會型人格障礙之個案處理

反社會型人格障礙普遍的不負責任的行為模式，侵犯了他人的權利及無視他人的感受。我們必須密切監察他們與伴侶和家人的關係中所存在的風險。他們的衝動性及攻擊性的行為，是對社會規則和規範的反應，也往往導致他們傾向於操控、偷竊、撒謊、缺乏同理心，對人和動物兇殘，惡意破壞和打鬥。這些都是反社會型人格障礙患者較常干犯的罪行，所以風險管理對患者及其家人相當重要。

3.5.1 風險管理

根據英國 National Institute for Health and Clinical Excellence（簡稱 NICE）[94] 所提供的指引，當處理暴力風險時，須保持一份詳細的記錄，內容包括：

1. 現在和過去的暴力經歷，包括嚴重性、當時的環境、犯事者及受害者；
2. 曾被法庭判罪的資料及判監禁的年期；
3. 合併症的存在、心理治療及 / 或物質不當使用；
4. 現時的生活壓力、關係及涉及生命中的重要事件；
5. 家庭成員及照顧者提供的其他資訊；

6. 建立全面風險管理計劃，包括其他社區健康護理服務。

3.5.2 反社會型人格障礙個案管理

除了要有效管理個案的反社會行為和暴力的風險外，就患者需接受的心理及藥物治療，我們須注意以下情況的發生及其影響：

1. 拒絕依從指示服藥及治療；

2. 接受治療的不一致性；

3. 出現嚴重摩擦或衝突；

4. 不當使用配方藥物，以求繼發性獲益；

5. 藥物的互相影響（包括酒精和非法藥物）。

要妥善處理這類患者，我們亦根據 NICE 的建議，[95] 分類列出各種方法，以供參考。

1. 自主根據及選擇

透過以下工作，與案主共同建立他們的自主性及提供選擇：

（1） 確保他們保持尋找解決方案之積極性，特別是在有危機出現的時候；

（2） 鼓勵他們考慮不同治療方案及不同的選擇；

（3） 讓他們明白所選擇的方案的後果。

2. 建立樂觀及可信任的關係

為了促使案主繼續參與輔導，正面獎賞的方法總比懲罰式的好，可考慮：

（1） 在充滿希望和樂觀的氣氛中探索治療方案；

（2） 解釋復元是可能的及可實現的；

（3）建立信任關係；

（4）保持公開性參與、不批判的態度；

（5）一致及可靠的輔導員角色。

3. 參考和動機

當與他們面談治療時，特別是住院或在宿舍的案主，要留意應鼓勵他們參與治療，因為反社會型人格障礙患者很容易提早終止治療及其他的介入工作。

4. 讓家人參與

直接問明案主，是否希望家人參與治療，如能得到案主同意及考慮好他／她的保密權利，便可以：

（1）鼓勵家人參與；

（2）確保他們的參與不會令案主有所損失或不能申請某些服務；

（3）為家人提供可支援他們的本地機構資料。

當得到案主的同意，家人才可加入，我們亦須考慮家人的需要，特別需要注意的方面包括：

（1）反社會及犯罪行為對家庭的影響；

（2）顯著的藥物或酒精濫用的後果；

（3）孩子的需要及風險，以確保他們的利益得到保障；

（4）任何家庭暴力的潛在風險及影響；

（5）虐待／侵犯的歷史和類別；

（6）披露虐待／侵犯資料可能遇到的障礙；

（7）目前的生活壓力及／或其他可增加風險的因素；

（8）安全計劃及轉介尋求支援；

（9）提供資訊及其他資源。

3.6 台灣的隨機殺人案

2014 年台北捷運四死 22 傷，以至後來台北市內湖區小女孩被無辜砍頭，都顯示這些隨機殺人案涉及嚴重的暴力，令不少無辜者犧牲。殺人罪犯有明顯的殺人動機，行為亦極具侵略性和衝動性，更沒有絲毫的內疚或自責。究竟他們是否患上反社會型人格障礙？為何他們隨意在街上殺人？現附上相關案情以供參考。

個案：台北捷運隨機屠殺乘客

男大生在台北捷運車廂內，持刀隨機屠殺乘客，造成 4 死 22 傷。當時他口出狂言：「殺完人很舒坦！」事後被判 4 個死刑，則表示不後悔也不怕死，「只怕槍決過程太痛苦」。他稱小學時被兩名女同學欺負，立志殺人報復；覺得日子苦但沒勇氣自殺，選在密閉車廂內快速大量殺人。

（http//www.appledaily.com.tw/appledaily/article/headline/20160423/37177137/, 2016 年 04 月 23 日台灣《蘋果日報》）

4. 個案分享

1. 簡介

羅莎現年 22 歲，育有兩個小孩，她被控傷人（丈夫）及疏忽照顧子女，是以被安排見輔導員。她外表肥胖，走路蹣跚，略有不穩；時而面帶怨恨，時而面目猙獰。她常暗忖：我應有更好的生活。

她自稱兩年前被騙嫁給一無業漢。兩人相識於酒吧，每晚相見均喝酒吸大麻，性格投契，繼而相戀。他倆無業，以領取綜援為生，父母雖反對他倆交往，但他們還是同居起來。起初兩人如膠似漆，形影不離；但直至誕下首個孩子，羅莎的丈夫不勝孩子終日吵鬧，所以常外出酗酒，拋下妻兒在家。情況自第二個孩子出世後更是急轉直下。他倆依舊無業，一貧如洗。羅莎的丈夫終日跟她吵鬧，對孩子的吵鬧卻充耳不聞。二人終日酗酒、濫藥，更遑論照顧、餵養親兒，因此孩子瘦骨嶙峋。羅莎的媽媽偶有前來照顧小孩，但家居環境還是亂七八糟、凌亂不堪。某天，羅莎自覺受盡丈夫虐待，身心受創，於是決定還擊，從廚房拿刀刺傷他。最終驚動鄰居報警。

2. 背景

羅莎從不喜歡上學，自覺兄長較她聰穎，深得父母歡心，而她只是被冷待的「黑五類」吧。她於 11 歲時，已常跟男生交往；她喜歡略為打扮，對男生裝腔作勢。可能因為父母嗜酒如命的關係，羅莎自幼嗜酒，他們也不甚理會。她愛連群結黨，外出招搖，常引來路人側目。有一次她打碎商店櫥窗，滋擾路人，最終被送上警局，頓成少年罪犯。另一方面，她在校欺凌弱小，招數更是天天新奇，如指令同學

替她擦鞋，於她們頭上吐痰，又稱她們為小奴才，自己則是武則天，
號令天下。她視學校如遊樂場，每天生事，見校長實乃家常便飯。玩
厭了，便跟三五黨羽逃學生事。

她厭惡社會，恥笑別人的不幸；她常鬧脾氣，情緒極為不穩；她
對同輩愈來愈冷酷不仁，從不同情老人病人等弱小群體；她待人態度
惡劣，常無理批評別人；她自我中心、懶惰、責任感欠奉，常怪罪別
人；在 14 歲那年，她在校濫藥販毒，又於便利店盜竊而被捕。父母
無法管教她，似乎放棄了她。

3. 跟輔導員的面談

跟輔導員建立關係是首要任務。輔導員盡量跟羅莎合作，所以她
雖不覺輔導員是完人，但也算可靠。她覺得輔導員把界線分得清清楚
楚，卻帶著不設防的溝通風格。輔導員在面談時，曾陷入進退兩難之
局，不由自主地被羅莎牽著鼻子走。輔導員承認面談時曾感到氣餒、
挫敗、無望、甚至憤怒。輔導員於是改變策略，實行小步子大躍進方
案，把面談劃分為不同的工作環節，分別針對羅莎的反社會行為及後
期的認知過程（積極性及德育教育）。輔導員明白：反社會型人格障
礙的患者或永不可能轉化為盡責的公民或社會榜樣，但深信只要輔導
員宅心仁厚，便能幫助患者改善行為問題，及令他們更能為他人設
想，較少傷害別人。

4. 替羅莎訂立目標

訂立目標的步驟如下：

（1）檢視她的問題行為之前因、過程及後果——這不單指她
刺傷丈夫的行徑，而且還包括她的暴力及欺凌往事，包

括衡量暴力事件發生的原因，及別人遷怒於她的地方。她需要花很長時間才能接受自己的錯誤思想與行為。

（2）讓她在康復中心接受監管，遠離毒品及酒精，身心逐漸康復過來。

（3）讓她體驗受害者的情況，尤其是被她欺凌或傷害的朋輩、長者及弱小。同時跟她一起處理她以往的不道德、欠缺責任感及怪責別人的事件。不過她仍舊時常自築城牆保護自己，經常否認自己的過錯，以減低自己的罪疚感。

（4）重新探討跟丈夫及孩子的關係，追溯她的過去，感覺及理解她父母對她的忽略及冷待，檢視這些事情的虛實。雖然這很費時，但是羅莎逐漸開始相信輔導員。她漸漸明白當年父母不理她，不是因為不愛她，而是不知道怎樣幫她、怎樣教她。整體而言，面談環節對她確有裨益。

（5）針對及質疑她的錯誤思維及觀念，諸如「我應有……」及「世界對我不公」，看她怎樣洗心革面、擇善從之，如停止取笑或欺凌弱小，停止找她自覺曾傷害她的人復仇，及體會修善後的感覺。

（6）家庭及婚姻輔導在整個輔導過程較後期進行。當羅莎於康復中心接受感化令時，她的父母可前來幫忙照顧孩子。

　　羅莎被判兩年感化令，所以整個輔導過程也歷時兩年，否則她未必能把它完成。感化令後期，她可回家跟丈夫及孩子相處，她變得較為文靜，不像以前那樣好鬥和暴力，情緒也比以前穩定。在社工的協

助下，她真的遠離毒品及酒精了。

一年後，她較以前更關愛孩子，暴力事件不復再有；她仍不太想工作，但卻想在幼兒園幫忙，惜未能如願。

5. 今日家暴

反社會型人格障礙跟家暴行為息息相關。很明顯，家暴是由某家人的暴力行為所引起的，而許多反社會型人格障礙患者也有暴力行為。反社會型人格障礙患者要經過精神科醫生等專業人士的診斷才能確認，但家暴問題一般人也可觀察到。有鑒於此，我們會在本章探討家暴問題。

5.1 世界各地的家暴案發率

家暴不但可破壞家庭關係，而且還會影響整個社區的安寧。家暴不單是個人問題，還是世界性問題，受種族文化等環境因素牽制。究竟世界各地的家暴問題有多嚴重？

根據 2010 年的資料顯示（UNIFEM），[96] 英國及美國家暴虐打的案發率分別是 22% 和 30%。如果再加上精神虐待個案，數字更是驚人。

至於香港的情況，根據社會福利署 [97] 在 2015 年所作的調查，數據見下表：

表 5.7　2015 年香港的虐待個案

種類	個案數目
虐兒	874
虐打配偶或同居者	3,382
共計	4,256

另一方面，香港警務處[98]的統計數據顯示 2015 年的總體罪案數目是 66,439 宗。換言之，2015 年的家暴個案佔總體罪案的 6.4%。

乍看起來，香港家暴個案的案發率較世界各地為低。不過，這也不難明白，因為（本地）華人的傳統文化使然：家醜不外傳。為了「面子」，許多受害者認為家暴只可在「家」解決，不可向外求助；也有許多受害者認為法律管不了「家法」，因此他們往往會替施虐者隱瞞案情，拒絕報案。

5.2 香港的家暴個案支援

是以家暴事件其實無處不在。那麼若你遇上了，你會怎麼做？除了看自救手冊外，社會福利署、醫院管理局及許多非政府機構（或非牟利志願團體）也會施予援手。現把它們羅列如下，逐一簡介。

5.2.1 社會福利署

本港有一系列由社會福利署支援虐兒、虐待配偶或同居情侶、性暴力受害人的福利服務。社會福利署的綜合家庭服務中心和綜合服務中心會為遭受性暴力侵犯的人士，提供社會服務及臨床心理服務。包括外展、背景調查、危機介入、法律保護、深入個案和小組治療。如

有需要，社工亦會安排各項服務轉介，例如法律援助、學校和宿位安排等。

5.2.2 非政府機構（或非牟利志願團體）

現今香港有多間非政府機構支援家暴個案，這些機構包括保良局、東華三院、香港明愛、和諧之家、防止虐待兒童會等等。它們的工作包括：提供介入服務予家暴受害者、兒童目擊者，提供可臨時寄宿的庇護所予受害者及他們的家庭成員，提供教育活動及計劃，提供不同的求助及查詢熱線等等。值得一提的是，許多服務主要支援女性及小童，但現今已有些機構專責協助男性受害者了。以下列舉了一些網址及熱線號碼。

1. 網址：
   （1）東華三院（芷若園）：http://www.tungwahcsd.org/tc/our-services/youth-and-family-services/family-and-child-welfare-services/CEASE/introduction;category/56
   （2）保良局：http://victimsupport.poleungkuk.org.hk/index.php
   （3）和諧之家：http://www.harmonyhousehk.org/index.asp
   （4）香港明愛：http://fcsc.caritas.org.hk/
   （5）關注婦女性暴力協會：http://www.rainlily.org.hk
   （6）防止虐待兒童會：http://www.aca.org.hk
2. 熱線：
   （1）明愛向晴軒危機專線（24 小時）：18288
   （2）明愛男人熱線：26491100

（3）和諧之家 MAN（男士）熱線：2295 1386

（4）保良局男士輔導熱線（24 小時）：2890 1830

5.2.3 醫院管理局

除了家暴個案，醫院管理局還處理反社會型人格障礙患者的個案。醫院管理局不單提供門診及住院精神治療，而且還舉辦許多教育計劃〔如男性憤怒管理（Anger Management for Men）、受害者意識（Victim Awareness）〕及提供許多社區服務（如臨床心理服務、提高社會對精神病認識的教育工作）等等。

另一方面，醫院管理局還跟綜合家庭服務中心及綜合服務中心合作，為有關家庭暴力個案及反社會型人格障礙患者提供臨床心理服務等支援。

5.2.4 執法

根據香港大學社區法網，[99] 家庭暴力不單只涵蓋身體暴力，同時亦包括任何被視為「騷擾」的行為，因此，身體虐待、語言虐待及精神虐待，亦可能屬於家庭暴力。根據 2010 年 1 月 1 日生效的《家庭及同居關係暴力條例》，法庭可向以下類別的人士頒佈強制令（參見表 5.8）。值得一提的是，此條例所保護的人士包括同性或異性的同居或曾同居人士，所以有人認為這比以前更能保障家暴個案的受害者。

儘管如此，現今的被虐個案數目似仍有上升之勢，或許是時候檢討現時的條例了（如收緊條例範疇及加重刑罰等）。另一方面，如前

表 5.8　《家庭及同居關係暴力條例》強制令人士

1	配偶或前配偶；
2	同居或前同居人士（無論是相同性別或不同性別，皆包括在內）；
3	受害人的子女或與受害人同住的孩子；
4	受害人的繼父、繼母、繼祖父母或繼外祖父母；
5	受害人的岳父、岳母、家翁或家姑，他們必須是受害人配偶的親生父母、領養父母或繼父母；
6	受害人配偶的祖父母或配偶的外祖父母，他們必須是受害人配偶的親生祖父母、親生外祖父母、領養祖父母、領養外祖父母、繼祖父母或繼外祖父母；
7	受害人的兒子、女兒、孫子、孫女、外孫子或外孫女（不論是親生關係或領養關係）；
8	受害人的繼子、繼女、繼孫子、繼孫女、繼外孫子或繼外孫女；
9	受害人的女婿或媳婦，他們是受害人親生子女、領養子女或繼子女的配偶；
10	受害人的孫女婿、孫媳婦、外孫女婿或外孫媳婦，他們是受害人的親生孫、親生外孫、領養孫、領養外孫、繼孫或繼外孫的配偶；
11	受害人的兄弟或姊妹（不論是全血親、半血親或領養關係）；
12	受害人配偶的兄弟或姊妹（不論是全血親、半血親或領養關係）；
13	受害人的繼兄弟或繼姊妹；
14	受害人配偶的繼兄弟或繼姊妹；
15	受害人的伯父母、叔父母、舅父母、姑丈、姑母、姨丈、姨母、姪兒、姪女、甥、甥女、表兄弟、表姊妹、堂兄弟或堂姊妹（不論是全血親、半血親或領養關係）；
16	受害人配偶的伯父母、叔父母、舅父母、姑丈、姑母、姨丈、姨母、姪兒、姪女、甥、甥女、表兄弟、表姊妹、堂兄弟或堂姊妹（不論是全血親、半血親或領養關係）；
17	任何兄弟、姊妹、繼兄弟、繼姊妹、伯父母、叔父母、舅父母、姑丈、姑母、姨丈、姨母、姪兒、姪女、甥、甥女、表兄弟、表姊妹、堂兄弟或堂姊妹的配偶。

文所說，反社會型人格障礙其實是指患者思想及行為的偏差，所以我們要側重他們的心理教育、心理治療及精神康復。此外，我們也應該加倍注意家暴及反社會型人格的預防方法及風險。

6. 結語

反社會行為已經為個人、家庭及社會帶來很大的破壞，它具有不同的嚴重性，心理病態行為在行為偏差的光譜之一端，另一端則是較溫和的反社會行為。這類行為大部分是終身的、具重發性及涉及罪案。直到目前，仍未有標準方法，又或有大量實證來支持的有效的治療方法，可以處理這類人格障礙。

反社會型人格障礙的患者欠缺同理心、過度自我中心、自大，漠視別人的感受、權利和痛苦。他們經常作出不負責任的行為，以魯莽、欺騙及剝削的方式出現。這種行為模式往往導致他們於職業和家庭的人際關係上，產生許多的困難，為患者自己及其他人造成不少困擾。

在處理這類型人格障礙時，要安全及有效地管理輔導員和患者之間的同盟關係，確實是相當大的挑戰，同時也產生了不少治療上的難題。[100]

1. 反社會型人格障礙患者無視自己和他人的安全，增加了家庭暴力及虐待 / 侵犯行為的潛在風險。如有濫用藥物情況，將引發風險進一步增加；

2. 養兒功能缺損，令家長對孩子作出虐待、侵犯或忽視等行為；

3. 作出說謊及操控等複雜行為，以致違反界線，詐病和提供關於自己的不一致的個人資料；

4. 濫用處方藥物，及可能使用非法藥物和酒精，也會引起因藥物相互作用而導致的有害影響；

5. 性健康風險增加，因為較多發生性濫交、衝動的性行為，並且不顧及自己和他人的健康；

6. 往往會斷絕治療關係，並不會去嘗試符合治療的規定。

為幫助這一類患者，有學者建議心理健康專業人員應以六大原則去制定更全面的照顧計劃：

1. 最初階段，確定他們心理病態（psychopathy）的嚴重程度，並在臨床上集中觀察焦慮、依附連結（bonding）和他們能分辨對錯的良心感覺；

2. 確定有無任何其他可治療的疾病，如其他心理病患或物質濫用；

3. 仔細描繪清楚甚麼情境和環境因素，可會加重或令反社會行為惡化；

4. 辨識法律問題及法律糾紛的潛在可能性，特別是有虐待和暴力的罪行，雖然案主可能否認；

5. 當只有確定治療對案主及輔導員都是安全並有效的情況下，才可以開始進行治療，並避免對嚴重心理病態的案主進行短暫性、傳統的心理治療；

6. 輔導員應注意反移情的反應，它可提供更多有關案主內心世

界的資料，及其心理病態之嚴重性。

我們曾於本書第二章介紹過「生理—心理—社交模式」（身心社理論），對反社會型人格障礙的患者有著很重要的影響。不過，要去評估治療成果是困難的。只要一直都與患者設定行為治療目標，便可以鼓勵他們去過一種沒有犯罪的生活。可以肯定的是，預防措施是十分必要的。輔導員也應作統籌，去協調所有相關服務提供者；不但協助治療患者和支援其家人，更重要的是幫助預防家庭暴力及救助暴力的受害者，因為家庭暴力一次都嫌多！

註釋

1　Bailey, C., & Shelton, D. (2014). Self-reports of faulty parental attachments in childhood and criminal psychopathy in an adult-incarcerated population: An integrative literature review. *Journal of Psychiatric and Mental Health Nursing, 21*(4), 365-374.

2　American Psychiatric Association (1968). *Diagnostic and statistical manual of mental disorders: DSM-II.* Washington, DC: American Psychiatric Association.

3　Goodwin, D. W., & Guze, S. B. (1989). Sociopathy (antisocial personality). In *Psychiatric diagnosis* (4th ed., pp.209-225). New York: Oxford University Press.

4　Black, D. W. (2015). The natural history of antisocial personality disorder. *Canadian Journal of Psychiatry, 60*(7), 309-314.

5　Chen, C., Wong, J., Lee, N., et al. (1993). The Shatin community mental health survey in Hong Kong. II. Major Findings. *Archives of General Psychiatry, 50*, 125-133.

6　Moran, P. (1999). The epidemiology of antisocial personality disorder. *Social Psychiatry and Psychiatric Epidemiology, 34*(5), 231-242; Goldstein, R. B., Compton, W. M., Pulay, A. J., Ruan, W. J., Pickering, R. P., Stinson, F. S., & Grant, B. F. (2007). Antisocial behavioral syndromes and DSM-IV drug use disorders in the United States:

Results from the National Epidemiologic Survey on Alcohol and Related Conditions. *Drug and Alcohol Dependence, 90*(2-3), 145-158.

7　Black, D., & Braun, D. (1998). Antisocial patients: A comparison of those with and those without childhood conduct disorder. *Annals of Clinical Psychiatry, 10*(2), 53-57.

8　Lahey, B. B., Loeber, R., Burke, J. D., & Applegate, B. (2005). Predicting future antisocial personality disorder in males from a clinical assessment in childhood. *Journal of Consulting and Clinical Psychology, 73*(3), 389-399; Loeber, R., Burke, J. D., & Lahey, B. B. (2002). What are adolescent antecedents to antisocial personality disorder? *Criminal Behaviour and Mental Health, 12*(1), 24-36.

9　Shi, Z., Bureau, J., Easterbrooks, M. A., Zhao, X., & Lyons-Ruth, K. (2012). Childhood maltreatment and prospectively observed quality of early care as predictors of antisocial personality disorder features. *Infant Mental Health Journal, 33*(1), 55-69.

10 Hesselbrock, V. M., & Hesselbrock, M. N. (2006). Are there empirically supported and clinically useful subtypes of alcohol dependence? *Addiction, 101* (Supplement 1), 97-103; Taft, C. T., O'Farrell, T. J., Doron-LaMarca, S., Panuzio, J., Suvak, M. K., & Gagnon, D. R. (2010). Longitudinal risk factors for intimate partner violence among men in treatment for alcohol use disorders. *Journal of Consulting and Clinical Psychology, 78*, 924-935.

11 Dykstra, R. E., Schumacher, J. A., Mota, N., & Coffey, S. F. (2015). Examining the role of antisocial personality disorder in intimate partner violence among substance use disorder treatment seekers with clinically significant trauma histories. *Violence Against Women, 21*(8), 958-974.

12 Henning, K., Jones, A., & Holdford, R. (2003). Treatment needs of women arrested for domestic violence: A comparison with male offenders. *Journal of Interpersonal Violence, 18*, 839-856.

13 Kendler, K. S., Aggen, S. H., Czajkowski, N., Roysamb, E., Tambs, K., Torgersen, S., Neale, M. C., & Reichborn-Kjennerud, T. (2008). The structure of genetic and environmental risk factors for DSM-IV personality disorders: A multivariate twin study. *Archives of General Psychiatry, 65*, 1438-1446.

14 DeKlyen, M., & Greenberg, M. T. (2008). Attachment and psychopathology in childhood. In J. Cassidy & P. R. Shaver (Eds.), *Handbook of attachment: Theory, research, and clinical applications* (2nd ed., pp.637-655). New York, NY: Guilford

Press.

15 Loeber, R., Wung, P., Keenan, K., Giroux, B., Stouthamer-Loeber, M., Kammen, W. B., & Maugham, B. (1993). Developmental pathways in disruptive child behavior. *Development and Psychopathology, 5*(1-2), 103; Loeber, R., Green, S. M., Keenan, K., & Lahey, B. B. (1995). Which boys will fare worse? Early predictors of the onset of conduct disorder in a six-year longitudinal study. *Journal of the American Academy of Child & Adolescent Psychiatry, 34*(4), 499-509.

16 Loeber, R., & Farrington, D. (1997). Strategies and yields of longitudinal studies on antisocial behavior. In D. Stoff, J. Breiling, & J. Maser (Eds.), *Handbook of antisocial behavior* (pp.125-139). New York: Wiley.

17 Shaw, D. S., & Bell, R. Q. (1993). Developmental theories of parental contributors to antisocial behavior. *Journal of Abnormal Child Psychology, 21*(5), 493-518.

18 Loeber, R., & Hay, D. H. (1994). Developmental approaches to aggression and conduct problems. In M. Rutter & D. H. Hay (Eds.), *Development through life: A handbook for clinicians* (pp.488-515). Oxford: Blackwell.

19 DeKlyen, M., & Greenberg, M.T. (2008). *Handbook of attachment: Theory, research, and clinical applications* (2nd ed.).

20 Sroufe, L. A., Carlson, E. A., Levy, A. K., & Egeland, B. (1999). Implications of attachment theory for developmental psychopathology. *Development and Psychopathology, 11*(1), 1-13; Ijzendoorn, M. H., Schuengel, C., & Bakermans-Kranenburg, M. J. (1999). Disorganized attachment in early childhood: Meta-analysis of precursors, concomitants, and sequelae. *Development and Psychopathology, 11*(2), 225-250.

21 Hertsgaard, L., Gunnar, M., Erickson, M. F., & Nachmias, M. (1995). Adrenocortical responses to the strange situation in infants with disorganized/disoriented attachment relationships. *Child Development, 66*(4), 1100.

22 Main, M., & Cassidy, J. (1988). Categories of response to reunion with the parent at age 6: Predictable from infant attachment classifications and stable over a 1-month period. *Developmental Psychology, 24*(3), 415-426.

23 Shi, Z., Bureau, J., Easterbrooks, M. A., Zhao, X., & Lyons-Ruth, K. (2012). Childhood maltreatment and prospectively observed quality of early care as predictors of antisocial personality disorder features.

24 Lyons-Ruth, K., Bronfman, E., & Parsons, E. (1999). Maternal frightened, frightening, or atypical behavior and disorganized infant attachment patterns. *Monographs of the Society for Research in Child Development, 64*(3), 67-96.

25 Aguilar, B., Sroufe, L. A., Egeland, B., & Carlson, E. (2000). Distinguishing the early-onset/persistent and adolescence-onset antisocial behavior types: From birth to 16 years. *Development and Psychopathology, 12*(2), 109-132.

26 Trentacosta, C. J., & Shaw, D. S. (2007). Maternal predictors of rejecting parenting and early adolescent antisocial behavior. *Journal of Abnormal Child Psychology, 36*(2), 247-259.

27 Horwitz, A. V., Widom, C. S., Mclaughlin, J., & White, H. R. (2001). The impact of childhood abuse and neglect on adult mental health: A prospective study. *Journal of Health and Social Behavior, 42*(2), 184-201.

28 Black, D. W. (2013). *Bad boys, bad men: Confronting antisocial personality disorder (sociopathy)* (Rev. and updated ed.). New York: Oxford University Press.

29 Dean, K. and Korobanova, D. (2015). Antisocial personality disorder: Managing healthcare relationship. *MedicineToday, 16*(8), 14-18.

30 Black, D. W. & Blum, N. S. (2014). Antisocial personality disorder and other antisocial behavior. In J. M. Oldham, A. E. Skodol, & D. S. Bender (Eds.), *Textbook of personality disorders* (2nd ed., pp.429-453). Washington, DC: American Psychiatric Publishing.

31 Brooner, R. K., Greenfield, L., & Schmidt, C. W. (1993). Antisocial personality disorder and HIV infection among intravenous drug abusers. *American Journal of Psychiatry, 150*, 53-58.

32 Kress, V. E., & Paylo, M. J. (2015). *Treating those with mental disorders: A comprehensive approach to case conceptualization and treatment.* Boston: Pearson.

33 Black, D. W. & Blum, N. S. (2014). Antisocial personality disorder and other antisocial behavior.

34 Laumann, A. E., & Derick, A. J. (2006). Tattoos and body piercings in the United States: A national data set. *Journal of the American Academy of Dermatology, 55*, 413-421.

35 Dean, K. and Korobanova, D. (2015). Antisocial personality disorder: Managing healthcare relationship.

36 Davey, G. (2014). *Psychopathology: Research, assessment and treatment in clinical psychology* (2nd ed.). West Sussex: British Psychological Society and John Wiley & Sons.

37 Seligman, L., and Reichenberg, L. W. (2014). *Selecting effective treatments: A comprehensive systematic guide to treating mental disorders* (4th ed.). Hoboken, NJ: John Wiley & Sons.

38 Durrant, R. (2013). *An introduction to criminal psychology.* Oxon: Routledge.

39 World Health Organization (2002). *World report on violence and health.* Geneva: World Health Organization.

40 Johnson, M. P. (2008). *A typology of domestic violence: Intimate terrorism, violent resistance, and situational couple violence.* Boston: Northeastern University Press.

41 Durrant, R. (2013). *An introduction to criminal psychology.*

42 Brookman, F. (2010). Homicide. In F. Brookman, M. Maguire, H. Pierpoint, & T. Bennett (Eds.), *Handbook on crime* (pp.217-245). Cullompton, Devon: Willan.

43 Durrant, R. (2013). *An introduction to criminal psychology.*

44 同上。

45 Shackelford, T. K., Buss, D. M., & Peters, J. (2000). Wife killing: Risk to women as a function of age. *Violence and Victims, 15*, 273-281.

46 Shackelford, T. K., & Mouzos, J. (2005). Partner killing by men in cohabiting and marital relationships: A comparative, cross-national analysis of data from Australia and the United States. *Journal of Interpersonal Violence, 20*, 1310-1324.

47 同上。

48 Johnson, H. & Hotton, T. (2003). Losing control: Homicide risk in estranged and intact intimate relationships. *Homicide Studies, 7*, 58-84.

49 McEwan, T., Mullen, P. E., Purcell, R. (2007). Identifying risk factors in stalking: A review of current research. *International Journal of Law and Psychiatry, 30*, 1-9.

50 Durrant, R. (2013). *An introduction to criminal psychology.*

51 同上。

52 Archer, J. (2006). Cross-cultural differences in physical aggression between partners: A social-role analysis. *Personality and Social Psychology Review, 10*, 133-153.

53 Durrant, R. (2013). *An introduction to criminal psychology.*

54 同上。

55 同上。

56 Porter, T. & Gavin, H. (2010). Infanticide and neonaticide: A review of 40 years of research literature on incidence and causes. *Trauma, Violence and Abuse, 11*(1), 99-112.

57 Stanton, J., & Simpson, A. (2002). Filicide: A review. *International Journal of Law and Psychiatry, 25,* 1-14.

58 Harris, G. T., Hilton, N. Z., Rice, M. E. & Eke, A. W. (2007). Children killed by genetic parents versus stepparents. *Evolution and Human Behavior, 28,* 85-95.

59 同上。

60 Durrant, R. (2013). *An introduction to criminal psychology.*

61 同上。

62 World Health Organization. (2002). *World report on violence and health.*

63 Durrant, R. (2013). *An introduction to criminal psychology.*

64 Tolan, P., Gorman-Smith, D., & Henry, D. (2006). Family violence. *Annual Review of Psychology, 57,* 557-583.

65 同上。

66 Sperry, L. (2003). *Handbook of diagnosis and treatment of DSM-IV-R personality disorders* (2nd ed.). Philadelphia, PA: Brunner-Routledge.

67 Seligman, L., and Reichenberg, L. W. (2014). *Selecting effective treatments: A comprehensive systematic guide to treating mental disorders* (4th ed.).

68 Beck, A. T., Freeman, A., Davis, D. D., & Associates (2004). *Cognitive therapy of personality disorders* (2nd ed.). New York, NY: Guilford Press.

69 Kress, V. E., and Paylo, M. J. (2015). *Treating those with mental disorders: A comprehensive approach to case conceptualization and treatment.*

70 Feinstein, R. E. and Connelly, J. (2016). Difficult encounters: Patients with personality disorders. In R. E. Rakel & D. P. Rakel (Eds.). *Textbook of family medicine* (9th ed., pp.1074-1089). Philadelphia, PA: Elsevier/Saunders.

71 Gabbard, G. O. (2014). *Psychodynamic psychiatry in clinical practice* (5th ed.). Washington, DC: American Psychiatric Publishing.

72 Feinstein, R. E. and Connelly, J. (2016). Difficult encounters: Patients with personality disorders.

73 Gibbon, S., Duggan, C., Stoffers, J., Huband, N., Vollm, B. A., Ferriter, M., & Lieb,

K. (2010). Psychological interventions for antisocial personality disorder. *Cochrane Database of Systematic Reviews*, (6); National Institute for Health and Clinical Excellence (2009). *Antisocial personality disorder: Treatment, management and prevention. NICE Clinical Guideline 77*. London: National Institute for Health and Clinical Excellence.

74 Black, D. W. & Blum, N. S. (2014). Antisocial personality disorder and other antisocial behavior.

75 同上。

76 National Institute for Health and Clinical Excellence (2009). *Antisocial personality disorder: Treatment, management and prevention*; Khalifa, N., Duggan, C., Stoffers, J., Huband, N., Vollm, B. A., Ferriter, M., & Lieb, K. (2010). Pharmacological interventions for antisocial personality disorder. *Cochrane Database of Systematic Reviews*, (8).

77 Meloy, J. R. & Yakeley, J. (2014). Antisocial personality disorder. In G. O. Gabbard (Ed.). *Gabbard's treatment of psychiatric disorders* (5th ed., pp.1015-1034). Arlington: American Psychiatric Association.

78 Davidson, K. M., Halford, J., Kirkwood, L., Newton-Howes, G., Sharp, M., & Tata, P. (2010). CBT for violent men with antisocial personality disorder: Reflections on the experience of carrying out therapy in MASCOT, a pilot randomized controlled trial. *Personality and Mental Health*, 4(2), 86-95.

79 Salekin, R. T. (2002). Psychopathy and therapeutic pessimism. Clinical lore or clinical reality? *Clinical Psychology Review*, *22*, 79-112.

80 Meloy, J. R. & Yakeley, J. (2014). Antisocial personality disorder.

81 Beck, A. T., Freeman, A., Davis, D. D., & Associates (2004). *Cognitive therapy of personality disorders* (2nd ed.).

82 Black, D. W. & Blum, N. S. (2014). Antisocial personality disorder and other antisocial behavior.

83 Beck, A. T., Freeman, A., Davis, D. D., & Associates (2004). *Cognitive therapy of personality disorders* (2nd ed.).

84 同上。

85 同上。

86 同上。

87 Butcher, J. N., Mineka, S., & Hooley, J. M. (2010). *Abnormal psychology* (14th ed.). New York, NY: Allyn & Bacon.

88 Hare, R. D. (1993). *Without conscience: The disturbing world of psychopaths among us.* New York: Pocket Books.

89 Ryle, A. & Kerr, I. B. (2002). *Introducing cognitive analytic therapy: Principles and practice.* Chichester: Wiley & Sons.

90 Meloy, J. R. & Yakeley, J. (2014). Antisocial personality disorder.

91 同上。

92 Sholevar, G. P. (2001). Family therapy for conduct disorders. *Child and Adolescent Psychiatric Clinics of North America, 10*(3), 501-517.

93 Meloy, J. R. & Yakeley, J. (2014). Antisocial personality disorder.

94 National Institute for Health and Clinical Excellence (2009). *Antisocial personality disorder: Treatment, management and prevention. NICE Clinical Guideline 77.*

95 同上。

96 UNIFEM, Amnesty USA, Stopvaw.org, findcounseling.com (2010). A 2010 Lenten Study compiled by the World Council of Churches, the World Student Christian Federation and the World YWCA. Retrieved March 20, 2016, from http://women. overcomingviolence.org

97 Social Welfare Department (2015). Hong Kong Government. Retrieved March 20, 2016, from http://www.swd.gov.hk/vs/chinese/stat.html

98 Hong Kong Police Force (2016). Hong Kong Government. Retrieved March 20, 2016, from http://www.police.gov.hk/ppp_en/09_statistics/csc.html

99 Community Legal Information Centre (2012). Retrieved March 20, 2016, from http://www.clic.org.hk/en/topics/familyMatrimonialAndCohabitation/protectionForVictimsIn DomesticViolence/

100 Dean, K. and Korobanova, D (2015). Antisocial personality disorder: Managing healthcare relationship.

第六章

失蹤罪

——自戀型人格障礙

林嫣錡　梁國香

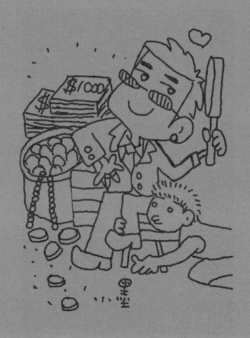

1. 引言

自戀是一種複雜和令人費解的人格特質。自戀者常被認為是有魅力、充滿自信的人。他們說服力強，往往都能從別人手中得到想要的東西；同時他們自私自大、言語苛刻不饒人。從表面看來，這些自戀者都有良好的社交能力，自信心強、有主見，懂得為自己爭取利益。他們的頑強好勝心和競爭力，會使他們在言行間不經意地侮辱和蔑視對方，甚至不惜中傷對手。[1] 因此，他們一般在第一次見面時都給人留下深刻的印象，但進一步了解後，他們的受歡迎程度便會下降；他們的逼人氣焰經常帶有侵略性，雖有魅力但卻令人敬而遠之，這往往導致他們在人際關係上出現極大的問題。

自戀型人格障礙就是極端的自戀，猶如自戀成癮。

自戀型人格障礙的主要特質就是對自我膨脹無止境的渴求。[2] 患者認為自己是非常特殊的，而且極希望每個人都知道這一點。雖然大多數人都希望別人喜歡自己，但患者卻是將這個願望無限放大，希望別人會膜拜甚至欣賞他的偉大。

1.1 何謂自戀？

自戀的英文術語 "narcissism" 意思是對自我的癡迷。Narcissism 一詞源於希臘神話中河神之子水仙（Narcissus）。神話中水仙以俊貌聞名，引以自豪，甚至會不屑那些傾慕他的人。諷刺的是，他因愛上自己在水中的倒影，但倒影未能回應他的愛意而墮進水中身亡。Havelock Ellis[3] 最先利用這個關於水仙的神話，來說明一個極度自戀

至將自己當成自己的性慾對象的案例。後來，佛洛伊德[4]的理論指出自戀是人類成長發展的一部分，是人類心靈當中一個自我保護的本能。根據佛洛伊德的理論，我們的成長可通過兩個階段發展：自戀和自我保護的階段去學會自愛（或認識自我的性慾）；將愛轉移給他人的階段。佛洛伊德的論點找出了自尊與病態自戀之間的關聯，後來更被引用在 Karen Horney 的研究中。Horney[5]依著佛洛伊德的論點再進一步劃分「健康的自尊」與「病態的自戀」之間的差異。在她的理論中，「健康的自尊」會透過自我理想化（self-idealization）對心靈作出補償，是一種心理保護機制；相反地，自戀所推動的自我膨脹往往是出於放縱，而不是為了補償或安撫缺失。因此，她認為自戀者的自尊心不強，是基於這不是他真正的成就。

　　儘管佛洛伊德認為自戀是人類本能的一部分，Robert Waelder[6]才是第一個將自戀解釋為一個特定個性的心理學家。Waelder 描述一個擁有自戀型人格的人，其待人接物的態度總是表現得高不可攀，覺得自己高人一等，明顯地缺乏同理心；尤其在性關係中，往往都是基於純粹的生理快感，而不是追求親密關係中情感的結合。

1.2 了解自戀型人格障礙

　　在 Nemiah[7]之前，自戀都被定性為一種人格特質。是他第一次明確描述自戀不僅是一種人格特質，在極端的形式下更會變成一種病態，稱為「自戀型人格障礙」（Narcissistic Personality Disorder, 簡稱 NPD）。其後，Otto Kernberg[8]在邊緣人格協會的一次發佈會上提出一份自戀型人格障礙的臨床描述，將 NPD 帶到人格障礙的學

術討論當中。Kernberg 在 NPD 上的畢生研究 [9] 後來被歸納為一份用作臨床診斷 NPD 必須觀察的基本行為列表。隨著上世紀 60 年代至 70 年代間關於 NPD 的臨床研究項目大幅進步，NPD 首次被引入 DSM-III。[10] 後來，以 DSM-III 的診斷為藍本研發出的自戀人格量表（Narcissistic Personality Inventory, 簡稱 NPI），[11] 在研究中被廣泛應用。

表 6.1　DSM-5 中陳述 NPD 的特質概覽

性格上的特質	與自己或別人互動上的特質
1. 敵對 　（1）持續或經常發怒； 　（2）針對弱者的煩躁、輕視和侮辱； 　（3）報復性行為。 2. 魯莽 　（1）無視承諾、責任或後果； 　（2）經常打破協議和承諾。 3. 浮躁 　（1）及時行樂，沒有考慮後果； 　（2）難以建立或履行計劃。 4. 愛冒險 　（1）參與高風險的活動、沒有底線； 　（2）否定實際的個人風險。	1. 個人 　（1）以自我為中心； 　（2）只會基於個人利益去設定目標； 　（3）未能遵守法律或社會規範的道德行為。 2. 人際 　（1）缺乏在傷害或虐待他人後懺悔的覺悟； 　（2）與他人建立的關係都是為了利用他人去得到自己的利益。（如透過欺騙、脅迫或恐嚇，去控制別人）

來源：American Psychiatric Association (2012). *Facultad de Psicologia, Universidad de Buenos Aires.* Retrieved March 16, 2016, from DSM-IV and DSM-5 Criteria for the Personality Disorders: http://www.psi.uba.ar/academica/carrerasdegrado/psicologia/sitios_catedras/practicas_profesionales/820_clinica_tr_personalidad_psicosis/material/dsm.pdf.

如今，NPD 被歸納在診斷手冊第五版（DSM-5）[12] 中，並被列

為人格障礙之一，其特點概覽參見表 6.1。最新的 DSM-5 標準強調精神病理學的可觀察特徵。雖然這些標準能用於捕捉病態自戀的一些重要特質，但有學者質疑 DSM-5 能否覆蓋 NPD 在實際臨床診斷中所表現的所有症狀。[13] Eve Caligor 等人 [14] 在一篇評論中指出，目前的 DSM-5 標準對 NPD 的診斷特點流於含糊和單一，只提到在思想或行為上自我膨脹、熱愛權力和缺乏同情心，卻忽略 NPD 的一些核心病徵，例如脆弱的自尊心、自卑感，空虛的內心特質等等。[15]

1.3 自戀與自愛

上一節提到自戀型人格量表（NPI）是其中一種研究或分析自戀程度常用的工具。NPI 的量度範圍包括：1. 有否為自己的權利挺身而出；2. 有否展示權威或領導者的角色；3. 有否表現出傲慢或與別不同的姿態；4. 會否欣賞自己。[16] NPI 呈現了一個典型 NPD 患者會有的特質，例如：事事都會以自己的利益為先，愛掌權當領袖，覺得自己高人一等，所以即使他們魅力四射，亦只能孤芳自賞。心理學家 Malkin [17] 批評舊有的 NPI 在篩選出有可能發展成 NPD 和那些自戀人格特徵偏高的自戀者（narcissist）之餘，亦包括進了一些有主見、懂得自愛的人。

有別於傳統的理論，Malkin 提出自戀是一種性格特質，猶如顏色有深淺一樣，可以由完全缺乏自愛到自戀成癮。圖 6.1 就是 Malkin 所提出的自戀人格特質光譜（The Narcissistic Spectrum）。得 9 分和 10 分的就是將自戀特質放到最大，已變成自戀成癮的 NPD 患者。相反，0 至 3 分的是自戀特質不足，Malkin 形容為自我否定

圖 6.1　自戀人格特質光譜（The Narcissistic Spectrum）

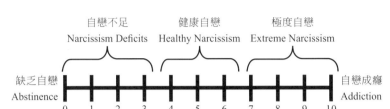

來源：Malkin, C. (2015). *The narcissist test: How to spot outsized egos... and the surprising things we can learn from them.* London: Harper Collins.

（self-denying）。嚴重的缺乏自戀往往令我們膽怯地成為別人的應聲筒（echoist）。

　　在 4 至 6 分徘徊的是有適當分量的自戀特質的人，足以去自愛並適當地堅持己見。據 Malkin 解釋，每個人也偶然希望成為鎂光燈下的主角，例如我們生日或生病的時候都會想得到特別的待遇。健康適量的自戀有助強化自尊心及上進心。[18] 例如，適量的自戀會加強爭勝心，令我們在人際關係中表現得更有主見。同時，適量的自戀會有助建立積極的自我形象。[19] Malkin 強調健康的自戀在於懂得在「為自己爭取」與「為成全他人」兩者之間取得平衡。有適量自戀特質的人懂得在關注自己的需要的同時考慮到別人的需要和感受。

　　而另一群介乎 7 至 9 分之間的自戀者，既比一般人自大，但又未至於像 NPD 患者般嚴重。可以想像得到，一個典型的自戀者會是一位雄心勃勃、易於自我滿足、事業小有成就，但人際關係有很多問題的人。[20] 雖然在動機及渴求上，高度自戀者與 NPD 患者有很多共通點，但並不能將他們混為一談。當自我形象受到威脅或面對挫折失

敗的時候，與高度自戀者相比，NPD 患者會顯得更為困擾而且不懂應付。[21]

　　這一理論既包含了佛洛伊德對於自戀是人類本能的概念，又解釋了過多或過少自戀的特質都不健康。Malkin 的理論提出了自戀是我們必然擁有的特質，適當的分量讓我們能在人群中恰當地表現自己，但過分的自戀則演化為目中無人的 NPD。

1.4 公開與隱蔽的自戀型人格障礙

　　雖然 DSM- 5 只將 NPD 描述成一個單一和過於概括的症狀，但仍有很多豐富的文獻將它作不同的演繹。[22]

　　其中一個區別是公開（grandiose and overt representation）或隱蔽（vulnerable and covert representation）地表現 NPD 的特徵（表6.2）。我們一般所認識的自戀人格特徵（narcissistic personality traits），就是 DSM-5 所形容的較為公開的 NPD 表徵。公開型的特點是自大、無視他人、愛搶風頭、傲慢而且面皮厚，患者很少表現出焦慮；儘管他們無視別人的需要，甚至為求目的刻意利用他人，但他們的外向和自信往往令他們在社交生活上盡顯魅力。[23] 相比之下，隱蔽型的自戀人格特徵對自己自戀的一面表現得較為含蓄，他們對別人的評價都非常敏感，甚至表現出膽怯，對待人的態度過分謙虛。據Gabbard[24] 的描述，隱蔽型 NPD 暗地裡很自大（quietly grandiose），而且對很細微的事情都非常敏感（extreme sensitivity to slight），因此他們經常刻意地避免成為焦點（leads to an assiduous avoidance of the spotlight）。

表 6.2　兩種 NPD 的演繹概覽

	公開型 NPD	隱蔽型 NPD
特點 [25]	1. 無視他人 2. 愛搶風頭 3. 傲慢自大	1. 對別人的評價非常敏感 2. 膽怯 3. 待人的態度過分謙虛
父母育兒風格 [26]	1. 缺乏父母監管 2. 與兒時虐待沒有關係	1. 父母專制和冷漠且侵犯孩子的私隱 2. 明顯會有兒時虐待（包括：性、身體、言語和情感上的虐待）
成年人依附風格 [27]	沒有發現與依附風格有任何關係	與焦慮型依附最有關聯
不同性別 [28]	大多為男性	大多為女性

　　這兩種表現自戀的不同方式至少已在六個有關係的研究中找到相當的證據。[29] Kernberg [30] 認為公開或隱蔽地呈現自戀人格特徵可能只屬於不同的臨床表現。Kernberg 在他的書中解釋，NPD 患者會用不同形式去表現自戀，其實正正反映出他們對自身的認識與看法都充滿著矛盾，因此臨床觀察才會察覺到患者在公開型或隱蔽型的特徵之間那微妙的分歧。例如，一個公開型 NPD 患者平日常公開表現自己自大自戀的一面，愛炫耀自己，表現自己的權威；但當發生突發事件或被發現做了一些丟臉的事時，他會像一個被刺破的膨脹氣球一樣洩氣，變得抑鬱，了無生氣，感覺痛苦和自卑。相反，向來都是隱蔽含蓄地表現自戀的隱蔽型，平日表現得害羞、膽小、克制，但經過更多的緊密接觸後，會發覺他其實很愛炫耀，有很多自我膨脹的幻想。隱蔽型還會透過苦難和痛苦去表現自己，形同一位烈士般偉大（因為他

們相信，權力那麼大的自己，遭受的痛苦也會比其他人多）。[31] 不論是哪一種表現，NPD 患者都愛陶醉於自己的魅力當中，對自己偉大的形象有著不切實際、浮誇的幻想。

2. 自戀型人格障礙的成因

在上一節中，我們已經解釋過 NPD 的各種類型。正正因為 NPD 有廣泛的表徵，病症成因的研究亦因而相當有限。學術界在遺傳學、精神分析理論和社會學習理論上，發現自我認知的矛盾是引致成年期有自戀型人格特徵的一個重要因素。

2.1 育兒風格

Kernberg 等學者 [32] 於早期提出貶值式育兒（parental devaluation）為 NPD 成因的理論。該理論認為，自戀發展是源於早期父母對幼兒的排斥和貶值。這些家長只會在滿足自己需求的情況下才與子女互動，創造一個情感無效化的環境。例如，這些父母平日對孩子愛理不理，然而當他們覺得需要與孩子互動時，會突然轉變態度，變得過分細心，甚至侵犯孩子的私人空間。正因父母向來都冷漠忽視孩子，孩子自然為保護自己而撤回自己的細小空間中，形成一個病態膨脹的自我認知。這個自我認知，是源於三方面的因素：現實中的孩子；孩子理想中的自己；還有孩子幻想中愛護他的父母。這三種因素結合出一個在孩子心中的避難所，讓孩子暫時躲避現實中嚴峻苛刻的成長環

境。為逃避現實中冷漠的父母，孩子同時亦否定了自己負面的形象，因此自我認知中只有一個偉大自信的自己。這個自我認知的分析解釋了為何 NPD 患者長期渴望被認同、愛受注意，並對批評非常敏感。[33]

　　的確，研究發現，父母的育兒方法與兒童發展出自戀人格特徵大有關聯，這正正支持了貶值式育兒理論作為成因的講法。育兒方法與 NPD 兩者關係的研究更發現，不同類型的自戀人格特徵會涉及不同的育兒方法。例如，自大愛炫耀的自戀與兒童遭受虐待和消極育兒方式沒有關係，只是稍微涉及到缺乏父母監管的因素。而情感脆弱的 NPD 患者卻明顯會有兒時虐待（包括：性、身體、言語和情感上的虐待）的經歷，而且大多描述他們的父母專制和冷漠，而且侵犯孩子的私隱（圖 6.2）。[34] 另一研究發現，不論是隱蔽型還是公開型，擁有自戀人格特徵的受訪成年人在憶述童年時都有提及父母冷淡的態度和對父母過分的崇拜，以及被抑制的親子關係。這些體驗與成年期引發自戀人格特徵大有關係。

2.2 依附理論

　　根據依附理論，兒童與育兒者之間的親密關係相當重要；兩者之間的依附模式會影響孩子將來發展出的自我概念和世界觀。[35] Bowlby 在他 1979 年的著作中 [36] 提到欠安全感的依附模式是發展出人格異常的重要因素，因為當孩子在建立最基本的親子關係上有困難時，會間接令脆弱的孩子對建立關係有一個扭曲的認知。Bowlby 甚至認為，不同類型的不安全依附模式（insecure attachment）能提高孩子發展出某一種特定自戀人格的風險；例如，有迴避型依附（avoidant attachment）的孩子，經常在要求安撫和保護的時候被斷然拒絕，他們成年後往往會發展出自戀人格特徵。

縱使統計研究發現依附風格的確和自戀人格特徵有關聯，但這似乎與 Bowlby 所假設的有所出入。Brennan & Shaver [37] 的分析以請一群受訪者回溯童年與父母的關係，來調查人格障礙與依附風格之間的關係，研究發現七成自戀人格特徵偏高的受訪者所憶述的童年都屬不安全依附模式（圖 6.2）。後來，另一項比較成年人依附風格與自戀人格特徵的研究，再進一步發現隱蔽型自戀與焦慮型依附（anxious attachment）最有關聯，而與迴避型依附最少關聯；同時，研究沒有發現公開型自戀人格特徵與依附風格有任何關係（表 6.2）。[38] 故此，依附理論只能解釋一部分自戀人格特徵的形成原因。

圖 6.2　擁有自戀人格特徵的受訪者在不同依附風格中的分佈

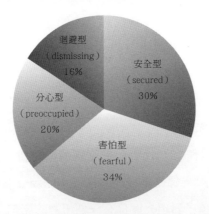

來源：Brennan, K., & Shaver, P. (1998). Attachment styles and personality disorders: Their connections to each other and to parental divorce, parental death, and perceptions of parental caregiving. *Journal of Personality*, *66* (5), 835-878.

2.3 社會學習理論

前文提及很多從精神分析角度出發來討論童年成長與發展自戀人格特徵之間的關聯，社會學習理論（social learning theory）則關注導致發展自戀人格特徵的環境因素。Millon 等學者 [39] 提出發展自戀人格特徵並不是因為父母低估孩子的自我價值，而是因為父母過分高估孩子的自我價值。也就是說，他們認為過分高估孩子自我價值的父母往往溺愛孩子，在每件事上都讚美他們，讓孩子覺得自己高人一等，助長他們發展自戀自大的個性。Millon 等人推論，擁有自戀人格特徵的人從小生活在父母的溺愛之中，早已習慣擁有特權的身份，從而被誤導，深信完美無瑕的自己應該被所有人無條件地愛戴。Millon 等人指出這種不切實際的自我高估會導致不切實際的自我膨脹，這也就解釋了為何自戀人格障礙患者會有浮誇的自我形象。

Millon 等人的這一假設最近亦受到一項研究結果支持。[40] 在這項研究中，他們在荷蘭招募了 565 位 7 至 12 歲之間（也就是自戀性格特徵最初出現表徵的年紀）的孩子。研究透過在兩年多的時間裡追蹤這些孩子和他們的父母，從訪問中記錄孩子自戀人格特徵的發展，同時評估孩子的自尊心，記錄父母有否過分高估孩子的自我價值，以及父母給予孩子的溫暖程度。研究發現，父母的溫暖程度雖然與孩子的自尊心最為相關，但父母過分高估孩子的自我價值卻與孩子自戀人格特徵的發展成正比。這一結果支持了 Millon 等人的社會學習理論；孩子自戀人格特徵的發展可以用父母高估的自我價值來預測，而不是由於缺少父母的溫暖。但是這並不意味著缺乏父母的溫暖不會引起其他的問題，它不是一個值得推薦的育兒方法。

2.4 神經學

在一群非臨床但擁有自戀人格特徵的參加者所提供的功能性磁力共振影像（fMRI）[41]中發現，擁有自戀人格特徵的人無法調節情感是由於右側前腦島（anterior insula）過於活躍。右側前腦島與前額葉（prefrontal）、杏仁核（amygdala）和腦幹中皮質下區域（subcortical area）連接，它主要的工作是整合內在及外在所收集的情感信息，因此它通常是在我們經歷或期待情緒的時候被激活。在這項研究中，學者發現參加者的右側前腦島在觀望有情緒與沒有情緒的臉孔時，都顯得非常活躍。因此可以解釋為何 NPD 患者對於關於自己的評價會特別敏感。

至於將「對社交評價高度敏感」列為自戀人格特徵之一的假設，學者[42]對一群非臨床但擁有自戀人格特徵的男性做了一個探討壓力水平的神經科學研究。他們發現，自戀人格特徵與過高的皮質醇反應有關。這一發現同時受另一個功能磁力共振影像研究結果支持。他們發現，自戀者對社交所感受的痛苦只出現在他們自己的大腦裡面；非臨床但有自戀人格特徵的參加者對於被外界排斥有明顯比一般人高的神經反應。[43]

2.5 遺傳學

到目前為止，遺傳學研究未有出現能夠解釋自戀人格特徵發展的理論。雖然有學者曾經嘗試在雙胞胎研究上找出自戀人格特徵的遺傳因素，[44]但這些研究似乎將遺傳效應誇大估計，未能作準。此外，暫時亦未有研究可識別出 NPD 的生物標誌。

3. 自戀型人格障礙的流行率

有一份研究七份 1980 至 2008 年之間的自戀型人格障礙患病率的統查系統性的文獻回顧（systematic review）發現，NPD 的平均流行率為人口的 1.06%[45]（介乎 0% 至 6.2% 之間）。這一發現顯示 NPD 在非臨床人口當中的流行率偏低。然而，NPD 常常與其他心理或功能障礙合併出現：[46] 在臨床樣本中 NPD 的流行率升至 1% 至 17%，[47] 尤其在被診斷有其他人格障礙的患者中最為常見[48]。

3.1 自戀人格障礙在中國是否有上升的趨勢？

中國文化深受儒家學說的影響，經常強調做人處事要謙虛，一個團體的成就往往遠比個人的成就更重要。[49] 按照這一邏輯，大家會猜測中國的自戀型人格障礙的流行率會比其他國家低。然而統計結果卻顯示並非如此。有學者指出，當代中國有一些社會變化已漸漸改變了我們對傳統思想的看法。[50]

1. 家長對孩子寄予厚望

雖然出於不同的原因，但不論是在中國（因為一孩政策）或香港（由於生活成本昂貴）都趨向建立較小型的家庭。現代中國家庭的父母大多都只有一個孩子，故此往往對這個孩子進行大量的投資。這種對孩子的成就寄予厚望的趨勢，就如上一節中說明的成因那樣，正正促進了孩子發展出自戀傾向，習慣以自我為中心，傲慢又自大。[51]

2. 經濟起飛

電子化商務在全球的興起和前所未有的技術進步，都為世界各

地的文化帶來迅速的變化，中國亦然。隨著中國經濟前所未有的急速增長，個人可支配的收入也大大增加。然而富裕與自戀是有直接關聯的，這就間接地助長了自戀的流行率。

3. 中國年輕一代都崇尚個人主義

隨著中國社會的開放及與西方文化的接觸，西方文化推崇的個人主義亦衝擊著中國傳統的價值觀，特別是年輕一代。由於個人主義鼓勵對自我的重視，這亦間接地鼓吹了自戀的表達。

考慮到以上的因素，有一批學者在中國不同地區向 3,552 位高中生作問卷調查，並將樣本用於人格障礙類別流行率的研究。他們發現，家庭結構和社會經濟因素是在中國青少年當中預測自戀的主要風險因素。[52]

3.2 合併症

就如前文所提及，自戀型人格障礙與其他人格障礙類型的合併率高，尤其是與 NPD 同屬 B 群的反社會型、邊緣型和戲劇型。[53] 除此之外，研究還發現 NPD 與其它精神疾病的併發率相當高，例如物質使用失調（12%-38%）、躁鬱症（4%-47%）、[54] 邊緣型人格障礙（17%），[55] 其中重度抑鬱症合併更是最為常見：研究指出兩者的合併率高達 42% 至 50% [56]。對比遲發性抑鬱症患者，NPD 在早發性抑鬱症患者當中更為普遍。這種抑鬱症與 NPD 的合併率可讓我們想像到，NPD 患者可能因為抑鬱中羞恥或羞辱的感覺而感到失敗及被人批評；相對地，抑鬱的感覺亦可能與情感脆弱的 NPD 中那些自我批評、自責和自卑感有關。

3.3 自殺率

有些學者認為，NPD 患者自殺率高是源於他們脆弱的自尊心。學者認為 NPD 患者特別容易感到挫敗，會在被批評或被羞辱的時候萌生自殺的念頭。雖然 NPD 患者的自殺行為未必與抑鬱症有關，[57]但另一研究卻發現患有邊緣型人格障礙的 NPD 患者自殺風險比單一 NPD 患者高 [58]。更有一項死後檢查研究發現，一群年輕男性自殺死者有超過兩成生前確診有 NPD。[59]

3.4 性別差異

一般而言，NPD 在男性（7.7%）中的發病率比在女性（4.8%）中更為普遍。[60]有些人認為這個性別差異是由於 NPD 的定義最初是從男性患者的臨床描述中取材。[61]若是如此，那麼 NPD 在女性中的表徵就有所不同了。有學者認為公開型與隱蔽型之間的區別正正能解釋不同性別對 NPD 的演繹；[62]NPD 的男性偏向公開表現他的自大愛炫，NPD 的女性則表現為情感較為敏感。不過，這論點的實證研究結論還是模棱兩可。儘管 NPD 的男性比女性多，但針對此性別差異的研究卻似乎未有任何確實證據去支持這個理論。[63]

3.5「暗黑三合會」（Dark Triad）

有一些研究發現自戀、心理病態和權謀心計（Machiavellian）三者之間是有關聯的。自戀、心理病態和權謀心計的特質都包含衝動 [64]、缺乏同理心 [65] 和為達到目的不擇手段 [66]，因而被稱為「暗黑三合會」[67]。然而，研究人員發現，儘管它們有相似之處，其背後的病

理結構卻並不一樣。三者比較起來，自戀者明顯表現出更多自信，但自省能力卻相對地最差。[68]

4. 自戀型人格障礙患者在青春期有甚麼特質？

評估青少年期的自戀人格特徵發展核心，在於如何儘早識別他們與朋輩不同的地方。前文已提到，青少年年少氣盛，愛冒險、愛炫耀、很自我等表現雖然都是自戀人格的一些特徵，但這些在青春期都很常見，實難以將兩者分辨。因此，有學者提出，學齡前的兒童才是值得關注的焦點。[69] 他們的觀察發現，那些備受矚目、較為衝動、自制力差而且活躍的學齡兒童於青春期發展成 NPD 的風險較高。很多人會假設，NPD 患者對權力和成功感的渴望會使他們在學校裡成為惡霸。然而相關的研究卻發現，具備多項自戀人格特徵的青年竟然有較低的社會能力。[70] 另一項研究發現，自戀人格特徵只會在男生中提高欺凌的風險；在女生當中，自戀人格特徵卻是一個有助從朋輩那裡獲得更多社交權力、成為交際能手的因素。[71]

Chabrol 等人[72] 對於前期發展出「暗黑三合會」相關表徵作出了研究（圖 6.3）。雖然在這項研究中他們發現，自戀與青少年罪行有所關聯，但當除去自戀以外的那兩個特質時，自戀與青少年罪行的關聯便變得不突出。這一發現支持「暗黑三合會」共享一些核心元素，因此令它們都與犯罪行為扯上關係；但並不等於自戀人格是唯一引致

這些行為的因素。

　　另外更重要的是，標籤一個人自戀或有 NPD 等都會被視作貶義，更可引致嚴重的後果。特別是與青少年合作的時候，必須慎重考慮標籤所引起的社會歧視問題。故此，若有懷疑應尋求專業意見。

圖 6.3　反映青少年「暗黑三合會」特徵的行為

待人無情	暴力	犯規
與朋輩打架的時候令對方嚴重受傷	1. 煽動及挑釁別人打鬥 2. 參與群毆	1. 在校內醉酒 2. 攜帶利器入校 3. 偷竊行為 4. 濫藥

5. 關於自戀型人格障礙的謬誤

謬誤 1：所有的 NPD 患者均性格外向和有魅力。

　　我們大多數人可能會以為，NPD 患者都如我們在電視中看到的真人秀明星名人，甚至政界人士那樣。雖然我們這假設不離譜（因研究也發現名人顯著地比一般人擁有更高程度的自戀[73]），但也有 NPD 患者，尤其是隱蔽型的 NPD 患者，不會特別關心外表、名氣或金錢。無論如何，若有疑問，最好還是去找一位經驗豐富的精神科醫生或臨床心理學家索取正規的診斷。

謬誤 2：我們正處在一個流行自戀特質的趨勢當中。

　　有學者假設現今社會推崇雄心勃勃、積極上進的做事態度，會

鼓吹和助長自戀的特質。[74] 依這個假設，自戀人格特徵，尤其在年輕一輩當中，應該有上升的趨勢。雖然自戀的特徵在青少年中較為常見（愛冒險、自我等），並在青春期達到最高峰，但隨著他們的人生經歷和見識的增加，在踏入成年期後，自戀的特徵會逐漸消退。[75]

謬誤 3：若給予足夠的關心，自戀人格障礙患者會自然作出轉變。

這是一個許多糾纏於不良關係之中的人常有的想法。很多人認為「只要我無條件給予支持和付出，從不展露一丁點忿怒或洩氣，那麼也許他 / 她也會因被感動到而做得更好」。 一個人徹底的蛻變需要其自身努力和堅持，沒有任何人可以強迫他們去改變。多年研究自戀與 NPD 的 Dr. Malkin [76] 強調的是：「一個從不願意認真面對和理解自己的自戀者，他永遠不可能改變。」

謬誤 4：擁有自戀人格特徵的人都有 NPD。

雖然本書既有提到「擁有自戀人格特徵」亦有提到「NPD 患者」，令人容易將兩者混為一談，但事實上兩者並不相同。NPD 患者是唯一已被專業人士確診的一群人（而且是自戀人格特徵的廣泛及嚴重程度已屬病態）。擁有自戀人格特徵則並不是一個確診的心理障礙，而是被廣泛用作形容一些有自大自戀等特質的人；簡單來說，這是對於擁有自戀人格特徵比較多的人的一個統稱。這些擁有自戀人格特徵的人實際上有沒有 NPD，是需要進一步去確診的。若有懷疑，最好還是咨詢相關專業人士以作進一步了解。

6. 個案分享

生於外國的湯姆現年 21 歲，他在兩歲那年被一個想要孩子的家庭收養了。他很喜歡被收養後頭三年的生活。因為那時他是被珍惜、愛護和溺愛的。三年後，他的養父母成功誕下一個兒子，兩年後又誕下一個女兒。從那時開始，湯姆覺得自己已被遺忘，心中雖羨慕自己的弟妹，但妒忌令他憎恨弟妹和養父母，心中缺乏安全感。他對養父的教導和批評非常敏感。他的養父是一名消防員，他教曉湯姆很多有關不同類型的火警以及如何撲救各種火災的知識。湯姆學會玩火後發現自己很享受這個過程，覺得很刺激。他瞞著父母去荒廢的工廠裡偷偷放火，更憑著養父教他的關於火警的知識，將不同化學物質混合起來放火，再從遠處觀望。火勢被他控制得很好，一直都沒有引起嚴重的火災及傷害。可是這些用化學物質巧妙地放火的案例並不常見，不久就引起了消防員的懷疑。為免被人懷疑，再加上反叛和桀驁不馴的性格，他決定離家出走。那時他才 11 歲。

離家後湯姆經常與販毒集團的人鬼混，變成了一個古惑仔，但他的生活仍算過得相當惬意。由於他經常參與各種不同的犯罪活動如盜竊、搶劫、販毒等，所以進出男童院、監獄等地方對他來說已是家常便飯了。

湯姆愛幻想自己是超級大英雄。他自大、自戀、渴求別人的認同和仰慕，還經常流連於賭場賭錢。由於他長得英俊瀟灑，女士們都為他的樣貌神魂顛倒。他單憑花言巧語，就可讓女士對他死心塌地並願意為他付出一切。他雖玩弄女性，但從沒有與她們發生任何性行為。

即使他的女伴為博得他的歡心，不斷向他送上豐厚的金錢和提供利益，仍然不能縛住他的心，關係都不持久。因為他覺得所有的人都不夠好，不能令他完全投入這些感情。他極為注重別人的樣貌、身份和地位。

然後，他在建築物的後樓梯放火被捕，被判處感化。

在第一次面談中，輔導員發現他是一個健碩、英俊、強壯的 21 歲「男孩」。他的衣著非常講究，行為卻十分膚淺，為人放縱、沒有責任心。他對儀容十分注重。他為人狂妄自大，對人傲慢不倨。他對自己放火的劣行感到驕傲自滿和絕無悔意。他甚至認為別人不應指責他，因為後樓梯實在有太多垃圾了。他極愛幸災樂禍，不時頂撞監護官。一直以來他都極不願意接受現實和別人的任何批評。

為了令輔導過程中輔導員和患者都可放心交流，在第一次的面談中，大家能建立一個可以互相了解和聆聽的關係是非常重要的。認知治療的目標是透過建立合作關係，從而針對自戀型人格障礙的問題作出介入，例如學習心理模式及訂立契約，去幫助他們面對人格障礙的各種問題。

湯姆會以不同的方式去挑戰輔導員的底線（例如，「當我不開心時可以打電話給你嗎？」「如果我生病了，我不能去面談，你會責罰我嗎？」）。然而當輔導員反問他「你覺得呢？」時，他總能夠說出背後的真正用意。其後，輔導員與湯姆就探討背後動機，並商討出一個雙方都能夠接受的共識和界線。大家都答應要完成這協議，並展示出良好的關係。見面時間議定為最初每週一次，連續 12 週，接著是每月一次甚至每兩個月一次，為期兩年。

在最初的面談中首先要設立短期的目標，主要是去尋找他那扭曲思維模式的證據。湯姆憶述說，他覺得過去的一切都令他憤怒，包括人們對他的誤解、不接受他，以及對他不好的評價。

他的即時想法（automatic thoughts）是：

「我是最好的，任何人都不應低估我。」

「我應該得到更好的，這個世界對我不公平。」

「人們對我不公平，他們都是殘忍和愚蠢的。」

「我要向他們展示我是最棒的。」

很明顯地，他在言談中用了很多「我」字，他必須要將它改為「我們」或「他們」。他極需要得到別人的關心和重視，但他自己卻不關心別人；他常常都感情用事，並以扭曲的思維去做事。後來，他終於明白到他的想法支配著自己的感情和行動。下一步，輔導員教導了他如何挑戰自己的思維盲點，從而正視自己不正常且無理的想法，並得到改善。例如，當他自認為高人一等的身份被人挑戰的時候，輔導員讓他反問自己：

「誰說這個世界是公平的？」

「為甚麼你應該得到比別人多？」

「他們真的在指責我嗎？有貶低我嗎？」

「為甚麼我要得到最好的？」

「每個人生來是平等的嗎？」

在一連串的面談中，輔導員透過質疑他的想法並與他探討其他的思考方向，將湯姆各種扭曲的即時想法就著事件逐一處理。有時輔導員會與他做一些行為測試（behavioral experiment），例如當他的鄰居

要他在午夜之後將音樂的聲量調低,湯姆認為這代表他們不喜歡他。於是輔導員與他測試在白天將音樂聲量調高,結果沒有像湯姆預期那樣被鄰居投訴,這令他明白到鄰居並不是不喜歡他,鄰居投訴他只因這行為是不合理的,晚上他們都要睡覺,明早才能去上班。於是湯姆決定晚上十時後用耳筒聽歌,便不會因被投訴而再向鄰居叫囂怒罵。經過三個月的努力,他們的小目標似乎進展良好,不過在對事情的理解和實踐上,他還是需要別人的不斷提醒。

輔導員用了系統脫敏法(systematic desensitization)來針對湯姆對批評過分的敏感。他透過用錄像反饋(video feedback)的方法去處理湯姆過度激烈的情緒。因此湯姆開始意識到自己激烈的情緒爆發會令許多事情被誤解,一旦事實的真相被了解後,他的情緒便會平伏下來。心理教育課程對他建立自己的主見有很大幫助,並有效地幫助他收斂那盛氣凌人的態度,亦能使他達到同樣的目標。

此外還需要多加注意輔導員與患者之間的關係。輔導員過少披露自己(self disclosure)會被誤以為過於權威性,但過多的披露又會使自己被患者利用。因此輔導員只可在適當的時候披露自己去幫助他。例如,湯姆偷了別人的單車,並認為自己使用它是合理的。於是輔導員便講述他的單車曾被人偷去,為他帶來許多的麻煩和不便。這給了湯姆一個學習將心比心的機會,令他明白到受害者的感受。輔導員並向他發問:「假使同樣的事情發生在你身上的話會怎樣呢?」從而教導他如何對人產生同理心。

經過多次的面談,湯姆才肯相信輔導員不是為警察或法院做事,而是打從心底想幫助他改變。當輔導人格障礙患者時,我們必須要慎

重地逐一處理他們的情緒波動、不擇手段地擺佈別人和說謊等種種問題。移情（transference）和反移情現象是常見的，只要處理得宜，它可以成為輔導過程中一種非常重要的工具。雙方都可能在治療中感到愧疚、敵意、報復和失望，但只要輔導員堅持自己的輔導方向，鼓勵正面的思想和行為，幫助患者遠離自私和自戀的言論和行動，假以時日，改變是有可能的。這一類的患者時常需要輔導員持續的提醒、鼓勵和讚美，才能有動力去作正面的改變。

有一天晚上約十一時左右，輔導員接到湯姆的電話。他說他感到非常絕望，想要傷害自己，但他唯一想做的事就是與輔導員告別。當然，這可能是他想測試自己在輔導員心中的重要性的古惑伎倆，去試探輔導員是否真的在乎他。輔導員巧妙地作了真誠的回應，令他改變了主意。他說：「我沒有想到任何人會在乎我的」；「這事令我確信你是真心在乎我的，因此我也應該學會在乎別人。」

經過 12 次的面談後，他願意延續每個月一次的面談兩年。當中輔導員處理了他的社交技能訓練、禮貌，學會關注自己的謊言和操縱別人的行為、情緒管理。在這一個案中，認知行為治療的確幫助湯姆重新審視自己的現況，並幫助他探討他內心中那些較為負面的自我對話（self talk）及自吹自擂言行背後的思維模式。

7. 介入及治療重點

7.1 症狀評估重點

很多時候，自戀型人格障礙患者都會帶著抑鬱或焦慮症狀前來求助。這是因為他們往往想做一台戲去將自己的不安誇大到難以忍受的程度，把生活中的問題放大，藉以強調自己必須受到關注。若不是如此，他們永遠都不會尋求治療，因為他們覺得自己對一切都了如指掌。

因此，替他們作評估是棘手的一步。有時候，輔導員會派貝克抑鬱量表（Beck's Depression Inventory）或貝克焦慮量表（Beck's Anxiety Inventory）給患者填寫，這有助緩和氣氛，亦有助輔導員與患者促進關係。隨著輔導員收集病人的個人病歷，他會逐漸發現求助者一些自戀人格特徵的跡象。他們喜歡誇大自我，又經常貶低身邊的每一個人。例如，自戀型人格障礙患者會抱怨地說「無用的人往往佔據重要地位，而忽略了我聰明的建議」之類的話。但是無奈現實與他們幻想的並不一致，患者因而感到壓抑。他們這種「離地」的狀態很難被拉下來，隨著他們的中心思想重複地圍繞著一個未能滿足的期望，因而常常感到他的能力和智慧被人漠視。他們總認為都是別人的問題導致了他的失敗。

7.2 評估患者的社交圈和人際關係

在 NPD 患者的社交圈子和人際關係評估上，大多會發現當中有很多不滿的感受和僵持的關係。他們夫妻之間欠缺和諧，甚至離婚都

皆因自戀型人格障礙患者認為「我的配偶不適合我，因為他／她不夠我好」。患者大多好勝心強，每當他的配偶比他獲得更多外界的關注時，患者便會感到非常沮喪和嫉妒。一般自戀型人格障礙患者身邊都盡是酒肉朋友，並無深交。每當他們沒有被賜予特權的時候，便會變得苛刻、無禮而且充滿挑釁性。

7.3 工作評估

NPD 患者也可以勤奮地投入工作，皆因會受到老闆的賞識，這對他們而言是工作最大的動力。他們經常越權，去做一些超出他們本分範圍的決定，有時還會濫用職權。他們看不起比自己職位低的同僚，更討厭自己處於劣勢之中。他們認為「真正重要的都是我認為是重要的事」，甚至為求目的不擇手段。如果他們在工作中沒有找到他們想要的滿足感，他們寧可不工作或失業，並會抱怨說「這個社會的運作模式不適合我」之類的話。

7.4 建立融洽的關係

建立一個融洽的關係是輔導員和 NPD 患者在治療中一個棘手的問題。當輔導員堅持提出功課或訂立目標時，NPD 患者會說出侮辱和粗魯的話是常見的。故此輔導員會不斷地用獎勵和稱讚去鼓勵患者同意大家共同努力。我們要注意到患者的面皮很薄，縱使他／她做錯了，也不易接受別人的批評或意見。因此，在給予他／她評價時需要考慮到這一點，並要用一個合適的方式去表達，以令患者可以接受。尤其當他們說謊時，輔導員必須找到一個合適的方法去進行建設性的

批評。談話中輔導員必須保持警覺，注意自己的舉止、措辭和回應所表達的訊息。馬虎和懶惰的回應在處理 NPD 的個案時會引致嚴重的後果。

7.5 留下正面的形象

處理 NPD 個案的輔導員應保持一個正面的形象，包括積極、健康的自我認知，和對自己感受和思考反應敏銳的觸覺。輔導員與案主在設立一個完整的認知陳述（cognitive formulation）後，良好的關係有助輔導員巧妙地針對陳述作建設性的回應，並與案主一同分析工作上或人際關係上的問題。輔導員應持續及耐心地觀察案主的進展情況，偶然也可與案主重新審視治療方向和目標。透過定期給予案主建設性的評語，輔導員能幫助案主慢慢修正自己的行為。當案主感到失敗或落後於目標的時候，輔導員切記要耐心地給予合適的回應，做一個有耐心的同行者。

7.6 處理案主扭曲的思維模式

輔導員應運用認知行為治療的技巧，幫助案主重組對自我的認知。透過讓案主觀察及分析自己扭曲的思維模式，去幫助他們找尋合適的思維去替代。輔導員需更正案主自覺優越過人的態度（「我值得⋯⋯」、「我被賦予⋯⋯」），幫助其作出適當的心態及期望調整。有時，輔導員會針對案主的不良習慣（例如酗酒、揮霍、謾罵等）實施一些行為方案和應急管理措施；有時，輔導員會重點處理案主的人際關係或工作上的問題，例如讓案主學習承擔更多的責任，尊重別人

和自己，在日常的應對中更加靈活，有時輔導員還會安排婚姻治療或與案主的配偶見面，以進一步了解其家中狀況，從而全面地鼓勵和回應案主在輔導中取得的進展。

8. 給親友的話

首先，如果你懷疑你的朋友或親戚可能有 NPD，最好是請專業的臨床醫生（即一個有經驗的精神科醫生或臨床心理學家），去作進一步的評估諮詢。

此外，這裡整理了一些提示，讀者可以此為參考：[77]

1. 諒解他們的行為是從何而來

情感脆弱的自戀者往往需要透過善待自己去安撫自己的感受。雖然他們有時可以為一己私利作出一些從中取利和欺騙性的行為，但這些行為往往來自他們的不安感。透過給予他們足夠的肯定，我們就可以讓他們安頓下來去專注於眼前需要做的事。但要注意，過分地討好他們，會煽動他們自我膨脹的慾望，助長歪風；但適度地肯定他們的能力，就能讓他們冷靜下來，埋首於手頭上的工作或任務。

2. 要有主見

不要讓自己被他們牽著鼻子走。當自戀型人格障礙患者或自戀者在眾人矚目之下，這時候旁觀的我們會很容易失去自己的目標和想法，而被自戀者魅力四射的演繹而吸引並盲目追隨。嘗試在你自己的主見與考慮到他們的感受之間作出平衡。當他們看到你能表現自己，

他們便失去了主導你的興趣，並將目標轉移到別的事情上。

3. 對自己坦誠，接納你感到煩躁的心情

與自戀者對抗可以很消耗心力和令人煩躁。可想像到你正想專注完成一件事，然而旁邊不斷有一個人為了想成為眾人的焦點而不停打斷和滋擾你，你感到氣餒或煩擾是人之常情。只有認識及接納自己的這份感受，才可以幫助你去以最有效又不會影響關係的方法去面對他。

9. 結語

在這一章我們認識到，NPD 患者的自我膨脹就如同有一個大氣球放在面前，他們眼裡只有一個思想澎湃的自己。但同時，NPD 患者虛張聲勢的背後是一個渴望被人關心和認同的孩子。現今社會鼓吹年輕人要有好勝心、有主見；但當每個家長都想培育一個小領袖的同時，亦助長了自戀人格特質的形成。縱然如此，我們必須緊記不能隨意將別人標籤為自戀型人格障礙。就如心理學家 Malkin 所說，自戀是健康心理的一部分，而且在日常生活中是有其用處的。每一個人也會有想自戀、想受人矚目的時候。

我們希望讀者能增加對自戀人格障礙的了解，從而認識自愛、自戀與自戀型人格障礙的分別。當然，若有進一步的疑問，還是建議向專業人士諮詢。

註釋

1 McGreal, S. (2015, November 29). *Personality's "Big One" and the Enigma of Narcissism.* Retrieved March 31, 2016, from Psychology Today: https://www. psychologytoday.com/blog/unique-everybody-else/201511/personalitys-big-one-and-the-enigma-narcissism; Back, M., Küfner, A., Dufner, M., Gerlach, T., Rauthmann, J., & Denissen, J. (2013). Narcissistic admiration and rivalry: Disentangling the bright and dark sides of narcissism. *Journal of Personality and Social Psychology, 105* (6), 1013-1037.

2 Levy, K., Reynoso, J., Wasserman, R. H., & Clarkin, J. F. (2007). Narcissistic personality disorder. In S. Lilienfeld, & W. O'Donohue, *Personality disorders: Toward the DSM-V* (pp.233-278). Thousand Oaks: SAGE Publications, Inc..

3 Ellis, H. (1898). Auto-eroticism : A psychological study. *Alienist and Neurologist, 19,* 260-299.

4 Freud, S. (1905). Three essays on sexuality. In J. Strachey (Ed.), *The standard edition of the complete psychological works of Sigmund Freud* (J. Strachey, Trans.). London: Hogarth Press.

5 Horney, K. (1939). *New ways in psychoanalysis.* New York: Horton.

6 Waelder, R. (1925). The psychoses: Their mechanisms and accessibility to influence. *International Journal of Psychoanalysis, 6,* 259-281.

7 Nemiah, J. (1961). *Foundations of psychopathology.* Oxford: Oxford University Press.

8 Kernberg, O. (1967). Borderline personality organization. *Journal of the American Psychoanalytic Association, 15,* 641-685.

9 Kernberg, O. (1970). Factors in the psychoanalytic treatment of narcissistic personalities. *Journal of the American Psychoanalytic Association, 18,* 51-85; Kernberg, O. (1975). Further contributions to the treatment of narcissistic personalities: A reply to the discussion by Paul H. Ornstein. *International Journal of Psychoanalysis, 56,* 245-247; Kernberg, O. (1984). *The treatment of severe character disorders.* New Haven: Yale University Press; Kernberg, P., Hajal, F., & Normandin, L. (1998). Narcissistic personality disorder in adolescent inpatients: A retrospective record review study of descriptive characteristics. In E. Ronningstam (Ed.), *Disorders of narcissism: Diagnostic, clinical, and empirical implications* (pp.437-456). Washington, DC:

American Psychiatric Association .

10 American Psychiatric Association (1980). *Diagnostic and statistical manual of mental disorders* (3rd ed.). Washington, DC: American Psychiatric Association .

11 Raskin, R., & Hall, C. (1979). A Narcissistic Personality Inventory. *Psychological Reports, 45* (2), 590; Raskin, R., & Terry, H. (1988). A principal-components analysis of the Narcissistic Personality Inventory and further evidence of its construct validity. *Journal of Personality and Social Psychology, 54* (5), 890-902.

12 American Psychiatric Association. (2013). *Diagnostic and statistical manual of mental disorders* (5th ed.). Arlington, VA, US: American Psychiatric Publishing.

13 Shedler, J., & Westen, D. (2004). Refining personality disorder diagnosis: Integrating science and practice. *American Journal of Psychiatry, 161*, 1350-1365; Ronningstam, E. (2009). Narcissistic personality disorder: Facing DSM-V. *Psychiatry Annual, 39*, 111-121.

14 Caligor, E., Levy, K. N., Frank, E., & Yeomans, F. E. (2015). Narcissistic personality disorder: Diagnosis and clinical challenges. *American Journal of Psychiatry, 172* (5), 415-422.

15 Ronningstam, E. (2009). Narcissistic personality disorder: Facing DSM-V.

16 Emmons, R. (1984). Factor analysis and construct validity of the Narcissistic Personality Inventory. *Journal of Personality Assessment, 48* (3), 291-300.

17 Malkin, C. (2015). *The narcissist test: How to spot outsized egos... and the surprising things we can learn from them.* London: Harper Collins.

18 Oldham, J., & Morris, L. (1995). *The new personality self-portrait: Why you think, work, love and act the way you do.* New York: Bantam Books; Brown, R., & Zeigler-Hill, V. (2004). Narcissism and the non-equivalence of self-esteem measures: A matter of dominance? *Journal of Research in Personality, 38*, 585-592.

19 Morf, C., & Rhodewalt, F. (2001). Unraveling the paradoxes of narcissism: A dynamic self-regulatory processing model. *Psychological Inquiry, 12* (4), 177-196.

20 Wink, P. (1992). Three types of narcissism in women from college to mid-life. *Journal of Personality, 60*, 7-30; Ronningstam, E. (2005). *Identifying and understanding the narcissistic personality.* New York: Oxford University Press.

21 Ronningstam, E. (2005). *Identifying and understanding the narcissistic personality.*

22 Fossati, A., Beauchaine, T., Grazioli, F., Carretta, I., Cortinovis, F., & Maffei, C. (2005).

A latent structure analysis of Diagnostic and Statistical Manual of Mental Disorders, Fourth Edition, Narcissistic Personality Disorder criteria. *Comprehensive Psychiatry*, *46* (5), 361-367; Miller, J., & Campbell, W. (2008). Comparing clinical and social-personality conceptualizations of narcissism. *Journal of Personality*, *76*, 449-476; Ronningstam, E. (2005). *Identifying and understanding the narcissistic personality*; Russ, E., Shedler, J., Bradley, R., & Westen, D. (2008). Refining the construct of narcissistic personality disorder: Diagnostic criteria and subtypes. *American Journal of Psychiatry*, *165*, 1473-1481.

23 Levy, K. (2012). Subtypes, dimensions, levels, and mental states in narcissism and narcissistic personality disorder. *Journal of Clinical Psycology, 68* (8), 886-897.

24 Gabbard, G. (1989). Two subtypes of narcissistic personality disorder. *Bulletin of the Menninger Clinic, 53*, 527-532.

25 Dickinson, K. A., & Pincus, A. L. (2003). Interpersonal analysis of grandiose and vulnerable narcissism. *Journal of Personality Disorders, 17*, 188-207; Edelstein, R., Yim, I., & Quas, J. (2010). Narcissism predicts heightened cortisol reactivity to a psychosocial stressor in men. *Journal of Research in Personality, 44* (5), 565-572; Hendin, H. M., & Cheek, J. M. (1997). Assessing hypersensitive narcissism: A reexamination of Murray's narcissism scale. *Journal of Research in Personality, 31*, 588-599; Hibbard, S., & Bunce, S. (1995, August). Two paradoxes of narcissism. *American Psychological Association Annual Meeting*. New York, USA: American Psychological Association; Rathvon, N., & Holmstrom, R. W. (1996). An MMPI–2 portrait of narcissism. *Journal of Personality Assessment, 66*, 1-19; Rose, P. (2002). The happy and unhappy faces of narcissism. *Personality and Individual Differences, 33*, 379-392; Wink, P. (1992). Three types of narcissism in women from college to mid-life; Kernberg, O. (1992). *Aggression in personality disorders and its perversions*. Haven, CT: Yale University Press.

26 Miller, J., Dir, A., Gentile, B., Wilson, L., Pryor, L., & Campbell, W. (2010). Searching for a vulnerable dark triad: Comparing Factor 2 psychopathy, vulnerable narcissism, and borderline personality disorder. *Journal of Personality, 78* (5), 1529-1564.

27 Dickinson, K. A., & Pincus, A. L. (2003). Interpersonal analysis of grandiose and vulnerable narcissism; Smolewska, K., & Dion, K. (2005). Narcissism and adult attachment: A multivariate approach. *Self and Identity, 4*, 59-68.

28 Haaken, J. (1983). Sex differences and narcissistic disorders. *American Journal of Psychoanalysis*, *43*, 315-324.

29 Dickinson, K. A., & Pincus, A. L. (2003). Interpersonal analysis of grandiose and vulnerable narcissism; Edelstein, R., Yim, I., & Quas, J. (2010). Narcissism predicts heightened cortisol reactivity to a psychosocial stressor in men; Hendin, H. M., & Cheek, J. M. (1997). Assessing hypersensitive narcissism: A reexamination of Murray's narcissism scale; Hibbard, S., & Bunce, S. (1995, August). Two paradoxes of narcissism; Rathvon, N., & Holmstrom, R. W. (1996). An MMPI–2 portrait of narcissism; Rose, P. (2002). The happy and unhappy faces of narcissism; Wink, P. (1992). Three types of narcissism in women from college to mid-life.

30 Kernberg, O. (1992). *Aggression in personality disorders and its perversions.*

31 Miller, J., & Campbell, W. (2008). Comparing clinical and social-personality conceptualizations of narcissism. *Journal of Personality*, *76*, 449-476.

32 Kernberg, P., Hajal, F., & Normandin, L. (1998). Narcissistic personality disorder in adolescent inpatients: A retrospective record review study of descriptive characteristics; Kernberg, O. (1984). *The treatment of severe character disorders*; Kernberg, O. (1970). Factors in the psychoanalytic treatment of narcissistic personalities.

33 Akhtar, S., & Thomson, J. (1982). Overview: Narcissistic personality disorder. *American Journal of Psychiatry*, 12-20.

34 Miller, J., Dir, A., Gentile, B., Wilson, L., Pryor, L., & Campbell, W. (2010). Searching for a vulnerable dark triad: Comparing Factor 2 psychopathy, vulnerable narcissism, and borderline personality disorder.

35 Bowlby, J. (1973). *Separation: Anxiety and anger.* New York: Basic Books.

36 Bowlby, J. (1979). *The making and breaking of affectional bonds.* London: Tavistock.

37 Brennan, K., & Shaver, P. (1998). Attachment styles and personality disorders: Their connections to each other and to parental divorce, parental death, and perceptions of parental caregiving. *Journal of Personality*, *66* (5), 835-878.

38 Smolewska, K., & Dion, K. (2005). Narcissism and adult attachment: A multivariate approach.

39 Millon, T., Grossman, S., Millon, C., Meagher, S., & Ramnath, R. (2004). *Personality disorders in modern life* (2nd ed.). Hoboken, NJ: John Wiley & Sons, Inc.

40 Brummelman, E., Thomaes, S., Nelemans, S., Orobio de Castro, B., Overbeek, G., &

Bushman, B. (2015). Origins of narcissism in children. *PNAS, 112* (12), 3659-3662.

41 Fan, Y., Wonneberger, C., Enzi, B., de Greck, M., Ulrich, C., Tempelmann, C., et al. (2011). The narcissistic self and its psychological and neural correlates: An exploratory fMRI study. *Psychological Medicine, 41* (8), 1641-1650.

42 Edelstein, R., Yim, I., & Quas, J. (2010). Narcissism predicts heightened cortisol reactivity to a psychosocial stressor in men.

43 Cascio, C., Konrath, S., & Falk, E. (2015). Narcissists' social pain seen only in the brain. *Social Cognitive and Affective Neuroscience, 10* (3), 335-341.

44 Torgersen, S., Lygren, S., Oien, P., Skre, I., Onstad, S., Edvardsen, K., et al. (2000). A twin study of personality disorders. *Comprehensive Psychiatry, 41*(6), 416-425; Coolidge, F., Thede, L., & Jang, K. (2001). Heritability of personality disorders in childhood: A preliminary investigation. *Journal of Personality Disorders, 15*, 33-40.

45 Dhawan, N., Kunik, M., Oldham, J., & Coverdale, J. (2010). Prevalence and treatment of narcissistic personality disorder in the community: A systematic review. *Comprehensive Psychiatry, 51*, 333-339.

46 Stinson, F., Dawson, D., Goldstein, R., Chou, P., Huang, B., Smith, S., et al. (2008). Prevalence, correlates, disability, and comorbidity of DSM-IV narcissistic personality disorder: Results from the Wave 2 National Epidemiologic Survey on Alcohol and Related Conditions. *Journal of Clinical Psychiatry, 69* (7), 1033-1045; Miller, J., Widiger, T., & Campbell, W. (2010). Narcissistic personality disorder and the DSM–V. *Journal of Abnormal Psychology, 119* (4), 640-649.

47 Ronningstam, E. (2009). Narcissistic personality disorder: Facing DSM-V; Ronningstam, E. (2005). *Identifying and understanding the narcissistic personality.*

48 Clarkin, J. F., Levy, K. N., Lenzenweger, M. F., & Kernberg, O. (2004). The Personality Disorders Institute/Borderline Personality Disorder Research Foundation randomized control trial for borderline personality disorder: Rationale, methods, and patient characteristics. *Journal of Personality Disorders, 18*, 52-72; McGlashan, T. H., Grilo, C. M., Skodol, A. E., Gunderson, J. G., Shea, M. T., Morey, L. C., et al. (2000). The collaborative longitudinal personality disorders study: Baseline Axis I/II and II/II diagnostic co-occurrence. *Acta Psychiatrica Scandinavica, 102* (4), 256-264.

49 Chang, L., Arkin, R., & Leong, F. (2004). Subjective overachievement in American and Chinese college students. *Journal of cross-cultural psychology, 35* (2), 152-173.

50 Cai, H., Kwan, V., & Sedikides, C. (2012). A sociocultural approach to narcissism: The case of modern China. *European Journal of Personality, 26*, 529-535.

51 Lebeau, J. (1988). The "Silver-Spoon" syndrome in the super rich: The pathological linkage of affluence and narcissism in family systems. *American Journal of Psychotherapy, 42* (3), 425-436.

52 Wang, Y., Zhu, X., Wang, L., Wang, M., & Yao, S. (2013, April). Screening cluster A and cluster B personality disorders in Chinese high school students. *BMC Psychiatry.*

53 Zukermann, M. (1991). *Vulnerability to Psychopathology: A biosocial model.* Washington, DC: American Psychological Association.

54 Ronningstam, E. (1996). Pathological narcissism and narcissistic personality disorder in Axis I disorders. *Harvard Review of Psychiatry, 3* (6), 326-340.

55 Dickinson, K. A., & Pincus, A. L. (2003). Interpersonal analysis of grandiose and vulnerable narcissism.

56 Ronningstam, E. (2005). *Identifying and understanding the narcissistic personality.*

57 Kernberg, O. (1992). *Aggression in personality disorders and its perversions.*

58 Stone, M. (1989). Long-term follow-up of narcissistic/borderline patients. *Psychiatric Clinics of North America, 12*, 621-641.

59 Apter, A., King, R., & Kron, S. (1993). Death without warning? A clinical postmortem study of suicide in 43 Israeli adolescent males. *Archives of General Psychiatry, 50*, 138-142.

60 Stinson, F., Dawson, D., Goldstein, R., Chou, P., Huang, B., Smith, S., et al. (2008). Prevalence, correlates, disability, and comorbidity of DSM-IV narcissistic personality disorder: Results from the Wave 2 National Epidemiologic Survey on Alcohol and Related Conditions.

61 Levy, K., Reynoso, J., Wasserman, R. H., & Clarkin, J. F. (2007). Narcissistic Personality Disorder.

62 Haaken, J. (1983). Sex differences and narcissistic disorders. *American Journal of Psychoanalysis, 43*, 315-324.

63 Torgersen, S., Kringlen, E., & Cramer, V. (2001). The prevalence of personality disorders in a community sample. *Archives of General Psychiatry, 58*, 590-596; Grilo, C., McGlashan, T., Quinlan, D., Walker, M., Greenfeld, D., & Edell, W. (1998). Frequency of personality disorders in two age cohorts of psychiatric inpatients.

American Journal of Psychiatry, *155*, 140-142.

64 Jones, D., & Paulhus, D. (2011). The role of impulsivity in the dark triad of personality. *Personality and Individual Differences*, *51*, 689-682.

65 Wai, M., & Tiliopoulos, N. (2012). The affective and cognitive empathic nature of the dark triad of personality. *Personality and Individual Differences*, *52*, 794-799.

66 Zuroff, D. C., Fournier, M. A., Patall, E. A., & Leybman, M. J. (2010). Steps toward an evolutionary personality psychology: Individual differences in the social rank domain. *Canadian Psychology*, *51*, 58-66.

67 Paulhus, D. L., & Williams, K. M. (2002). The dark triad of personality: Narcissism, Machiavellianism, and psychopathy. *Journal of Research in Personality*, *36*, 556-563.

68 Paulhus, D. L., & Williams, K. M. (2002). The dark triad of personality: Narcissism, Machiavellianism, and psychopathy; Paulhus, D. L. (1998). Interpersonal and intrapsychic adaptiveness of trait self-enhancement: A mixed blessing? *Journal of Personality and Social Psychology*, *74*, 1197-1208.

69 Carlson, K., & Gjerde, P. (2009). Preschool personality antecedents of narcissism in adolescence and emergent adulthood: A 20-year longitudinal study. *Journal of Research in Personality*, *43* (4), 570-578.

70 Barry, C., Grafeman, S., Adler, K., & Pickard, J. (2007). The relations among narcissism, self-esteem, and delinquency in a sample of at-risk adolescents. *Journal of Adolescence*, *30*, 933-942.

71 Reijntjes, A., Vermande, M., Thomaes, S., Goossens, F., Olthof, T., Aleva, L., et al. (2016). Narcissism, bullying, and social dominance in youth: A longitudinal analysis. *Journal of Abnormal Child Psychology*, *44* (1), 63-74.

72 Chabrol, H., Leeuwen, N., Rodgers, R., & Séjourné, N. (2009). Contributions of psychopathic, narcissistic, Machiavellian, and sadistic personality traits to juvenile delinquency. *Personality and Individual Differences*, *47*, 734-739.

73 Young, S., & Pinksy, D. (2006). Narcissism and celebrity. *Journal of Research in Psychiatry*, *40* (5), 463-471.

74 Brummelman, E., Thomaes, S., Nelemans, S., Orobio de Castro, B., Overbeek, G., & Bushman, B. (2015). Origins of narcissism in children.

75 Roberts, B., Edmonds, G., & Grijalva, E. (2010). It is developmental me, not generation me: Developmental changes are more important than generational changes in narcissism–commentary on Trzesniewski & Donnellan (2010). *Perspective Psychological Science, 5* (1), 97-102.

76 Malkin, C. (2016, February 17). *The 5 most dangerous myths about narcissism (Part 2).* Retrieved April 1, 2016, from Psychology Today: https://www.psychologytoday.com/blog/romance-redux/201602/the-5-most-dangerous-myths-about-narcissism-part-2

77 Whitbourne, S. (2014, August 30). *8 ways to handle a narcissist: How to keep your own emotions in check when dealing with difficult people.* Retrieved April 6, 2016, from Psychology Today: https://www.psychologytoday.com/blog/fulfillment-any-age/201408/8-ways-handle-narcissist

第七章

「貓屎」小姐

——強迫型人格障礙和飲食失調（厭食症）

鄧翠喬　梁國香

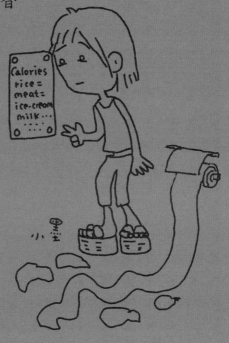

1. 引言

　　本章將首先介紹強迫型人格障礙和飲食失調的特徵，並側重於厭食症。之後，本章會討論強迫型人格障礙和飲食失調的關係以及治療這類患者會遇到的挑戰。最後，本章會探討有助患者康復的治療方法。

2. 強迫型人格障礙

　　根據 DSM-5，強迫型人格障礙是 C 型人格障礙的其中一種，其症狀包括自成年早期起在各種環境和情況下都追求規則和控制，並且具有極端完美主義的傾向。[1] 由於此類人極度著重細節、規則、秩序、整潔和遵守道德標準，在他人眼中，他們欠缺靈活性和守舊。他們做事的效率亦因對自己的高標準要求和過度認真而降低。此外，此類人對環境和身邊的人有很強的控制慾望，難於妥協，因此人際關係受到影響。其他症狀包括難於把破舊和沒價值的東西扔掉、囤積物品（為未來有機會發生的災難做準備）和吝嗇。有強迫型人格障礙的人亦往往著重生產力和成就感，並有「工作狂」的稱號。很多人可能會有強迫型人格的特徵，但並不是所有人都會有強迫型人格障礙的診斷，因為大部分人都能夠取得平衡，透過有效運用規則和控制以及對自己和他人有適當的要求而達到目標，而非讓這些特質影響自己和他人的身心健康。

　　由於有強迫型人格障礙診斷的人過於追求完美，他們很多時候會擔心事情出錯，因為這代表他們「不完美」。因此，他們常常感到焦慮。他們也會過分注意自己的行為是否正確、舉止是否適當，對自我過分克制。他們為自己設定高標準，儘管竭盡全力，卻仍很難達標，因此認為自己不夠好。他們亦可能因為深信其他人對他們寄予厚望而不顧一切地追求完美。除了對自己要求高或相信他人對他們有高期望外，他們也希望別人把事情做得盡善盡美，這令其他人覺得他們固執、刻板、居高臨下。他們控制欲強，但現實生活中並不可能所有時間都能對他人和環境作出干預和控制。在這些情況下，他們會覺得「失控」，或事情不在他們控制範圍之內。因此，他們會感到憤怒和苦惱。他們也覺得表露情緒是失控的表現，所以他們會容易把衝突理智化，具有強烈的自制心理和自控行為。他們亦不能平易近人、難於熱情待人、缺乏幽默感。

刻板和逃避行為

　　有強迫型人格障礙的人經常會感到焦慮和恐懼。例如，他們擔心犯錯，所以要作決定時總是猶豫不決和感到不安。這是因為犯錯對他們來說等於不完美和會受批評，並代表他們是「失敗者」。所以，如果他們不能百分百確定事情的結果，他們會採取逃避的態度來避免失敗。著重不犯錯、要求完美的行為和思想在自己控制範圍之內，亦令他們難以察覺到和接受自己有問題，為治療增添難度。高度焦慮亦會引致各種其他心身症狀，例如緊張性頭痛、潰瘍、對家庭成員不耐煩、發脾氣和無法適當向別人表達情感，因而影響人際關係。除了焦

慮和恐懼，強迫型人格障礙的人也經常患有輕度抑鬱。這是因為死板的性格讓他們生活沉悶，而逃避嘗試新事物讓他們缺乏機會發展和建立興趣。

3. 飲食失調症

飲食失調症是一種精神病。它不但會對患者生活中多個範疇構成不良影響，亦有機會致命。飲食失調可分為三種：厭食症、暴食症和狂食症，而厭食症是死亡率最高的精神病。[2] 飲食失調患者對自己的外在形體或體重極為在意，因而飲食模式變得異常。

厭食症在總人口中有 0.3% 的流行率。[3] 雖然這是較罕見的精神病，但能構成嚴重的不良影響。它能大大影響患者的身體和心理健康，因而對生活多方面，例如學業、事業、社交造成障礙。[4] 厭食症患者大多是女性，尤其是青少年和年輕的成年女性。[5] 根據研究，男性跟女性患者的比例是 1：10。[6] 大部分患者能完全或部分康復，但有半數患者自病發起七年後仍然受此病困擾，[7] 而大概五分之一的患者未能康復，並長期受到此問題困擾。[8] 一般來說，患病時間越長，預後效果越差和死亡風險越高。[9] 厭食症的死亡率高達 10%，是所有精神病中的首位，而死因大多是自殺和合併症。[10] 很多被診斷出有厭食症的人患有其他心理病，尤其是強迫症和社交障礙症，而同時患有其他心理病的人比只是有飲食失調症診斷的患者預後較差。[11] 除了心理病，被診斷為厭食症的人中大約有 20% 同時有發展障礙。[12]

根據 DSM-5 的準則，厭食症患者過於著重自己的體型和體重，例如他們將自我價值過度建基於自己的體型和體重。他們的體重在正常水平的 85% 以下。儘管體重過低，他們仍然極度恐懼體重增加或肥胖，並且要繼續節食。女性的月經也會停止（但這不再是診斷厭食症的準則）。厭食症可分為兩種：節約型和暴食 / 清理腸胃型。節約型患者會限制進食，而部分人還會以過度運動來消耗他們認為過多的熱量。暴食 / 清理腸胃型跟節約型相似，除了限制進食，他們還會以暴食或用扣喉引吐、瀉藥、利尿劑或過度運動來去除多餘的食物。

部分厭食症患者是完美主義者和有強迫行為，跟強迫型人格障礙患者的特質相似。以下會探討厭食症和強迫型人格障礙的關係及其意義。

3.1 合併症

研究顯示有些人格障礙和性格特質在患有飲食失調的患者中較普遍，[13] 而它們亦能預測飲食失調的進程和結果 [14]。

例如，和健康對照組比較，飲食失調患者有較高的機會患上 C 類型人格障礙或相關性格特質（如完美主義）。C 類型的人格障礙包括焦慮型、強迫型和逃避型。[15] 根據文獻評論，半數厭食症患者和半數暴食症患者同時有 C 類型人格障礙的診斷。[16] 另外一個研究特別指出 81% 的厭食症患者有強迫型性格特質。[17] 此外，有一個研究顯示所有厭食症患者均有強迫型性格特質，但是樣本容量很小，只有十二人。[18] 比較近期的研究中，有 3.3% 至 60% 的飲食失調患者同時有強迫型人格障礙診斷，而樣本容量最大的研究顯示節約型厭食症患者

中，高達 10% 有強迫型人格障礙診斷。[19]

　　雖然以上研究顯示的百分比各不相同，但它們不約而同地顯示強迫型性格特質在厭食症患者中相當普遍。在某些個案中，這些性格特質如完美主義、衝動控制和情緒克制的程度足以符合強迫型人格障礙診斷標準，從而導致雙重診斷。

3.2 強迫型人格障礙和飲食失調的相似之處

　　在飲食失調患者同時有強迫型人格障礙診斷或其特質的個案當中，我們可以看到強迫型人格障礙如何影響飲食失調症狀的表現。飲食失調患者過度節制飲食，並透過嚴格監控其卡路里或脂肪攝取量來控制飲食分量，把體重維持在正常水平以下。這與強迫型人格障礙極度著重細節、規則、秩序、整潔和缺乏靈活性的特徵不謀而合。強迫型人格障礙的其中一個特質完美主義，與飲食失調者竭盡所能捱餓、嚴格監控飲食和堅持過量運動來達到他們心目中的完美身形／體重，或成為他們生活圈子裡最纖瘦的人相似。極度著重減肥和達到完美體型和體重而導致社交退縮，與強迫型人格障礙的過於投入工作和著重生產力相似。過度追求減肥而無視其對身體和心理的影響，則體現了強迫型人格障礙的剛性和固執。

　　我們可以透過不同的心理模型去加深對各種人格障礙／特質和飲食失調之間關係的認識，而這些模型亦讓我們更明白治療這群患者的困難之處。接下來會仔細介紹和討論兩個能協助理解強迫型人格障礙／特質和飲食失調的關係，以及這些問題為何持續的模型。

3.2.1 類群模型

類群模型是共因模型的一種。這一模型用於分析不同形式的共生心理障礙，例如用於理解分裂型人格障礙和精神分裂症的關係。[20] 類群模型假定強迫型人格障礙／特質和厭食症有共同的病因，只是表現形式不同而非獨立實體。[21]

家系研究的結果支持類群模型。家系研究讓我們理解厭食症和強迫型性格特質由基因決定的程度以及它們通過不同家庭因素（基因或環境因素）傳遞的程度。

根據 Lilenfeld 等[22] 的研究，不論厭食症患者是否符合強迫型人格障礙診斷的準則，其親屬符合強迫型人格障礙診斷的比率都比沒有厭食症診斷的群組之親屬高。這為強迫型性格特質透過家庭傳遞、導致厭食症和強迫型人格障礙的論點提供了證據。

3.2.2 認知人際關係延續模型

另一個有助了解強迫型人格障礙的模型是 Schmidt & Treasure[23] 建立的認知人際關係延續模型。此模型除了承認饑餓是維持厭食症的其中一個因素外，它也指出主要的誘病和維持厭食症的因素，還包括病前強迫型人格特質、慣於逃避、贊成厭食症的想法和人際關係，而頭兩項是厭食症的主要誘因。[24]

1. 病前強迫型人格特質

強迫型人格特質包括完美主義和表現刻板，而這些特質與強烈的控制慾和對安全感的慾望有關，亦與獲得成功感有關。這些特質源於一系列的認知功能障礙，包括較低的作業轉換的能力和整體或重點

思考能力的缺失。這意味著這類人偏好細節部分多於全盤思考。如上一部分所討論，這些性格特質由家庭傳遞。有這些特質的兒童會更容易受社會規條影響，而其留意細節的特質讓各方面的外觀在他們眼中更加突出。生活上的事件或其相關情緒，如欺凌、嘲弄或壓力可促成節食和/或運動，外觀的改變如身形變得纖瘦既受到他人的稱讚，也讓自己感到更有吸引力、獲得成就感，對情緒和生活有短暫幫助。可是，強迫性格特質意味著堅持一成不變的處事模式、刻板思維、欠缺彈性，所以這些節食和運動規則很容易會變成根深蒂固的習慣，進而演變成厭食症。當厭食症持續，患者的身體和腦部會因感到饑餓而影響認知能力，例如令整體或重點思考能力的缺失更嚴重。所以，厭食症患者會更加著重於遵守嚴格的飲食規則和運動規律，導致惡性循環。

2. 慣於逃避

慣於逃避，包括逃避因與他人互動而引起的厭惡情緒和逃避成年人的責任和密切關係，是厭食症的另外一個誘病因素。厭食症患者天生性格害羞、傾向有較多內化問題、傾向壓抑情緒、出現社交焦慮、感到孤獨和自卑。因此，他們比較傾向逃避。

逃避社交源於有助於有效溝通的一系列必要元素出了問題，例如注意力失調、解讀他人社會訊號的能力和表達自己的能力較弱，以及明白他人意圖的能力太弱。在注意力方面，厭食症患者對於社會威脅高度敏感，但對社會肯定的敏感度較低。此外，他們解讀他人和表達自己的意圖和情緒的能力較弱，因此溝通受阻。有一部分厭食症患者缺乏心智解讀能力，這意味著他們沒有能力去理解和推測自己或別

人有不同的心理狀況（如信念、思想、意圖、感受、願望、情緒），因此亦會影響他們組織這些資料來明白、解釋和預測別人的行為和感受。

部分傾向迴避社交的厭食症患者用節食來加強孤立感。Keys 等人 [25] 為饑餓的影響之研究提供了證據支持。在這項研究中，沒有社交迴避的人於饑餓一段時間後變得社交收縮。此外，過分饑餓會帶來身體虛弱和像兒童一樣的體型。這會降低其他人請他們做事或接近他們來建立密切關係的可能性。

總括來說，自我形象低落、習慣迴避和社交技巧不足使人易患厭食症。這些誘發因素與相促發因素（例如受到別人欺凌或被嘲笑其身形、體重或飲食），再加上對受到批評高度敏感和渴望受到接納，通通會引致病發和病情持續。

過度節食亦令腦袋缺乏營養而影響腦部運作，導致本已不足的溝通技巧進一步降低，因此他們倍感孤立，對需要用到解決問題之技巧的社交接觸更沒信心。饑餓的另一個影響是讓人情感麻木和更加缺乏認知彈性（包括作業轉換和整體思考能力），因而思考和行為更加以厭食症為中心，例如更多地想著節食細節如計算卡路里等。以上有助我們理解厭食症如何開始，以及導致惡性循環的因素。

3. 贊成厭食的思維

贊成厭食的思維指對於厭食症的功能看法正面，認為其具備有效的功用，而這種思維是讓厭食症持續的因素之一。厭食症患者對此病看法正面的其中一個原因，是當他們能夠遵守他們給自己設下的嚴格節食規則或／和運動計劃後，他們會獲得成功感，感到事物在自己

控制範圍之內和自我感覺良好。厭食症亦令有些患者覺得自己特別和有吸引力，也是象徵他們身份的一部分。因此，儘管厭食症會帶來很多不良影響，患者仍會隱藏和繼續飲食失調行為。以上的討論能夠解釋，為何厭食症患者不願意和未準備好踏上康復之路的情況屢見不鮮，因而令問題持續。

4. 人際關係

照顧厭食症患者的人如家屬等可能會向患者施加壓力，使他們因增加食量而增加體重。患者的不服從會讓親屬非常擔心其身體狀況，讓親屬覺得事情不在他們控制範圍之內，加上親屬本身可能已有強迫性格特質，因此面對厭食症患者持續節食和不願改變，他們可能會對患者有更強烈的情緒反應（例如批評、責罵或過度保護）。有些家屬也會過分遷就和允許患者的行為，讓問題持續。[26] 除了家屬，與患者有頻密接觸的護理人員和醫療人員亦有可能會像家屬一樣有以上的表現。[27] 正如前文提到，厭食症患者難以接納批評和負面情緒，所以身邊人的強烈的情緒表達會讓他們進一步減低與身邊人的互動，而更加傾向依賴厭食症所給予他們的安全感。

4. 治療方法及介入技巧

根據以上心理模型和研究結果，本節會討論在面對同時有強迫型人格障礙／特質和厭食症的患者時，應如何治療，以及作為家屬或醫療人士要注意的地方。

4.1 提供治療之指南

根據英國國家健康與照顧卓越研究院的指南，[28] 大部分厭食症患者應該接受門診治療。入院適用於對門診治療沒有反應或身體風險高的患者。住院或門診心理治療包括認知分析療法（CAT）、認知行為療法（CBT）、辯證行為療法（DBT）、人際關係治療（IPT）、聚焦精神分析療法（FPT）和以厭食症為重點的家庭治療（FT）。英國國家健康與照顧卓越研究院的指南沒有特別提議一種針對成年厭食症患者的心理治療方法，但有提議治療青少年應採用家庭治療。此外，抗抑鬱藥和抗精神病藥物可與心理治療結合使用，以提高療效。

4.2 挑戰

當治療厭食症患者時，醫務人員例如醫生、臨床心理學家、護士等等經常都會感到來自患者的阻力和矛盾，尤其是同時有強迫型人格障礙診斷的患者，由於這種人格障礙的特徵是需要事物在其控制範圍之內和處事模式刻板。因此，面對這類患者，家屬和醫務人員都較容易感到筋疲力盡。在這種情況下，醫務人員在提供治療之餘，亦需要對強迫型人格障礙／特徵跟厭食症的關係有更深的理解，然後通過靈活使用有研究支持的治療方法和以患者為中心的方式制訂個人化的治療方案。另外，要好好應對這類患者會遇到的難處，醫護人員應好好利用跨專業團隊會議、定期查房、與同事相互指導、參加反思小組和請教有經驗同事的意見。

在討論治療方法之前，我們會先用 Prochaska & DiClemente 的改變階段模式，來加深理解患者對治療和改變飲食失調問題之行為的

態度。人要改變習慣或不良行為的時候會經歷一系列的階段：意圖前期—意圖—準備或決定期—行動期—維持期和終結。人可以在這些階段中來回移動，這可以解釋為何有些康復者會復發。亦因如此，醫療人員需要向患者和家屬解釋這些概念，讓他們對康復有合理的期望。

當患者抗拒治療時，醫護人員和照料者會感到沮喪。在這些情況下，了解抗拒的原因會有幫助。抗拒治療或改變意味著患者還在意圖前期的階段，而厭食症的性質可讓我們理解為何他們會在這階段。厭食症的性質是「自我協調」，指的是厭食症的行為和情感與患者心中對自己的認識之情感和行為相符。[29] 他們覺得厭食症的症狀可以接受，亦不認為他們的行為有問題，所以在治療上他們缺乏動力，甚至會抗拒治療。更具體地講，儘管患者注意到自己刻板、完美主義、過度著重身形／體重和控制飲食，但並不覺得需要改變或把體重提升到正常水平。這在體重過低的情況下生活仍沒有受太大的影響，以及身體還沒出現嚴重問題的患者中尤其常見。如前述的認知人際關係延續模型所提到的，厭食症患者覺得難以放棄厭食症在他們生活中發揮的正面效用，而長期饑餓更進一步降低他們全盤思考的能力，因此加劇病情和使病情持續。

當患者除了注意到厭食症的功效，亦開始感受到厭食症帶來的不良影響時，他們會對作出改變產生強烈的矛盾感，而他們亦會由意圖前期階段進入到意圖階段。患者可以長時間停留在意圖階段，在他人眼中他們可能被看成在拖延。由於他們仍然有意願保持自己的行為，因此他們會想要控制治療方法。因此在這階段，醫療人員依然會遇到

來自患者的阻力。

時間越長，原先因厭食症而獲得成功感和感到他們能夠控制自己的人，開始留意到厭食症深深地影響了對他們來說重要的各個範疇（例如健康、事業、人際關係等等），甚至感到失控。這讓他們進入準備階段。當他們從準備進入行動階段，他們會開始與醫療人員協調和遵照治療方案。以下會討論協助提升動力的技巧以及不同的治療方法。

4.3 提升動力的技巧

如上所述，患者可以處於不同的改變階段。此外，改變的動力可能會有波動，各種飲食失調行為，例如極端的補償行為和節食，經常不處於同一個改變階段。[30] 所以，評估患者所處的改變階段，然後因應情況在治療過程中使用提升動力的技巧，來增加患者改變的力量和意願非常重要。[31] 可以令患者更加主動去作出改變來克服飲食失調，當中的技巧包括心理教育、成本效益分析和考慮個人價值觀。[32]

在意圖前期，讓患者了解飲食失調帶來的不良影響可以增加改變的動機。[33] 要達到這一效果，我們可以鼓勵患者把飲食失調當作是朋友，給他寫一封信，然後把厭食症當成敵人，再給他寫一封信。[34] 這樣，患者會看到飲食失調並不只是為他們帶來正面影響。

當患者意圖改變的時候，心理教育（包括過分節食／饑餓對身體和心理的不良影響）可以進一步增強改變動機，儘管這方面的研究基礎還是比較薄弱。除了患者，心理教育也適用於家屬和照料者。我們可以透過認知人際關係延續模型，讓他們明白各項讓病情持續的因

素，例如性格因素和過分饑餓如何令患者的慣性迴避與刻板處事模式進一步加強，以及進一步降低溝通能力，所以患者覺得更難作出改變；還有這些因素如何令家屬和照料者作出會讓病情持續的反應。

4.4 輔導員（或團隊）與患者的關係

協助患者不僅僅停留在行動階段，治療者（輔導員或團隊）與患者的關係很重要。根據 Steiger & Israël，[35] 治療者與患者的融洽關係是患者產生正面變化的重要因素。可是，正如處理其他人格障礙患者個案一樣，治療者嘗試在與有強迫型人格障礙的人建立融洽關係時會比較容易遇到困難，部分原因是一般人與強迫型人格障礙患者相處時，較易引起有關控制和權力的鬥爭。此外，強迫型人格障礙的人傾向用黑白分明和極端方式思考，認為所有問題和事情都有對錯之分。例如，他們會認為如果採納治療建議，就代表他們是錯的而治療是對的。此外，同時有飲食失調診斷的患者，害怕失去控制的意識更強。他們黑白分明、有或無的思維方式，亦對理解預後康復與治療過程造成障礙，例如他們會想知道要多久他們才能完全擺脫病症。由於他們無法容忍不確定性，所以治療者會覺得有必要對他們提出的問題一一解答，但是治療或康復實際上跟生活一樣，都包含未知之數和必須容忍不確定性。可是當治療者未能應患者要求於所有問題上提供明確答案的時候，患者會覺得輔導員不能勝任，而輔導員亦會感到力不從心。除此之外，這類患者一般對自己要求苛刻，因此對輔導員所說的話很敏感，並可能把中肯的言語理解成批評。

鑒於上述情況，輔導員可能會覺得他們要不滿足患者的需求，要

不讓他們推開自己，這代表輔導員如患者一樣，陷入了非黑即白的思維模式。在這種情況下，輔導員需要意識到自己陷入了缺乏彈性的思維模式，然後運用全盤思考的技巧鼓勵患者思考，這與他們過去與他人的接觸和相處有甚麼關係，而非倉促回答患者的問題以避免批評。與患者合作，如鼓勵他們確定治療目標，讓他們在治療中扮演主導角色，以及讓他們對自己做的事承擔責任等，都能增加他們在治療中的自主性、積極性和參與感。[36] 另外，治療者需注意自己與患者之間的互動，以保證治療不被反移情作用（對控制的慾望）影響。[37] 當輔導員保持不批評和一貫的態度，患者會開始注意到他們對自己過度嚴格，並把這種感覺投射到輔導員身上。與輔導員會面時的互動能讓患者累積正面的人際溝通經驗，並因此而提高對這些新看法的相信度，而患者對他人的不良假設也會因此而降低。總括來說，當輔導員保持專業、與患者合作、尊重他們的隱私不批評、有同理心、接納和支持他們時，患者會感受到輔導員與他們是屬於同一個團隊。

4.5 認知行為療法

強迫型人格障礙的治療方法從研究中所獲得的證據基礎有限，但有一些證據支持使用認知行為療法。[38] 獲作出強迫型人格障礙診斷的人不喜歡討論自己的情感，習慣把自己的問題整齊列出以讓它們看起來容易處理；而認知行為療法具有專注於現在而非過去、集中解決、以改變為導向、著重結構、有時限的特點，因此患者對這種療法反應良好。

除了針對強迫型人格障礙，亦有研究結果指出認知行為治療對

飲食失調患者有幫助。[39] 治療著重改變讓飲食失調持續的思維、行為和感受。同時有強迫型人格障礙特徵的患者，治療除了協助他們克服飲食失調，亦能協助減低強迫型人格障礙特徵如完美主義對他們的影響。根據研究，在飲食失調治療中加添干預完美主義的元素能改善治療效果。[40] 通過治療，患者會漸漸對自己的判斷更有信心，而不用麻木地要求自己做得更多，追求最好或最纖瘦的身形。患者也會漸漸體會到不能達到完美及感到失望是正常的，但他們會因不用再不斷過分追求完美，而感到更輕鬆自由。這些都有助於他們降低對自己和他人的要求，而能更輕鬆地生活。

有時候，患者覺得流露他們的情緒代表失控，他們覺得應該偏向理智，因此不願談到感情，而只想接受與思維和行為有關的治療。這時候，輔導員需要讓患者明白平衡理性和感情的重要。做功課是認知行為治療的基本要素，但在患者做功課的時候，完美主義行為常常造成干預。例如，有些患者記錄他們的思想時過度著重細節，而由於資料過於詳盡，輔導員審查記錄時會過到困難。在這些情況下，患者因過分專注於細節，而遺忘了做這些功課的理由，應讓他們實踐在與輔導員會面時所學的技巧和想法，以協助他們變成自己的輔導員。有些患者會因認為他們不能做出一份完美的功課而拖延或逃避。

4.6 辯證行為療法

辯證行為療法除了有助調節情緒和增加人際交往能力外，也能有效減低暴食症和狂食症的症狀。[41] 當有厭食症和強迫型人格障礙的患者學會用這種療法的技巧來調節憤怒、憂慮等情緒和不能失去控制的

想法後，他們便不再需要依賴節食和補償行為來管理消極情緒和減少對自己的負面看法。

4.7 家庭治療

Maudsley 治療是家庭治療的一種，而其基於 Treasure & Schmidt 的認知人際關係延續模型。[42] 這種治療方法把焦點放於現在而非過去，因而可減少家屬的自責情緒。另外，考慮溝通方式對病情持續的影響也能減少患者的自責情緒。Maudsley 治療是很全面的療法。除了著重透過增加體重來恢復健康和腦部功能之外，治療亦著重溝通和情緒因素，例如與家人的溝通方式。由於這種療法需要家人的參與和依靠家人對患者生活的影響，所以可能對某些家庭中的患者，尤其是家人對患者生活影響比較小的患者，例如成年患者未必適用。

5. 個案分享

5.1 厭食症個案

瑪麗，17 歲，一個漂亮高挑的女孩。母親發現她穿著寬鬆的衣服來掩蓋她瘦削的身形，做過多的運動鍛煉和節食超過六個月。當母親問瑪麗為甚麼瘦了這麼多時，她回答說：「我覺得自己胖，尤其是肚子，我能感覺到每吃一口食物，我都會增加一磅肉！」因此，她會仔細算卡路里，只會買某些食物，會在吃任何東西之前量度食物的重量，在吃飯時也有很多的規矩。現在，她的體重已經下降到低於她的

身高的平均水平，但她仍然認為自己「胖」，所以她停止進食多種食物。當她的母親逼她吃晚餐時，她會禮貌地表示同意，但之後會去廁所引吐，事後她會感到難過和愧疚。由於會感到饑餓，她有時候會吃巧克力棒，然後她又感到內疚並引吐。她的母親帶她去看精神科醫生和臨床心理學家。

　　瑪麗花了一段時間來對其臨床心理學家建立信任，並說明她對父親的憤怒情緒。瑪麗自小受到父親寵愛，可是她在一年前發現父親有外遇，而父親更拋棄了她和母親。瑪麗對父親選擇了其他人感到難以接受，覺得由於失去了父親，她的家庭生活變得不完美，而厭食症是她懲罰自己的方法。

　　認知行為治療幫助瑪麗改變了扭曲的思想，包括覺得自己被拋棄和不被愛的想法，以及佔有慾和嫉妒的情感。經過 16 週的治療，瑪麗開始重建自己非黑即白的思維模式，學會接受現實，還學會透過行為實驗，來感受到其他人不是如她想像中挑剔和具批判性。瑪麗也學會放開憤怒，與父母建立較良好的關係。她也能夠建立健康和有營養的飲食習慣，再也沒有引吐。

　　在治療中，最難的地方是讓瑪麗看到她的扭曲思維和明白自己需要幫助，以及與她建立互信，並幫助她增強作出改變的動機。

5.2 強迫型人格障礙個案

　　阿芬是一位中產階級女士。她現年 78 歲，住在高級的養老院。她的主要問題是覺得「我是孤獨的，我沒有任何朋友」，「沒有人真的愛我」。有時候她會一連數天無法離開她的房間，所以除了前來為

她送飯的護士，她未能與療養院的其他人接觸。有些日子，她會好好打扮出去吃午飯，但出去前她會花費幾個小時在浴室準備。

阿芬清楚記得她的身世。在輔導員與她見面時，她完整地與輔導員分享。這一切由她兩歲時開始。她回憶起父親看著她說不希望她出生和應付不了小孩，這讓她覺得父親並不真心關心和愛她。她還記起父親的性格具侵略性，而母親也離他而去。

她記得母親帶著她不停搬家，從南非到新西蘭再回到英國。她記得她總是要不停檢查，確保她沒有留下任何東西；她也會把抽屜、袋子和架子收拾的井井有條，來避免受到批評和被拋棄；在學校，她的成績是全班第一，但她會不停檢查數學，而且被認為做事太慢；她穿著整齊，頭髮梳理得非常好，一本正經。17 歲離開學校後，她去了會計師事務所工作。她因花太多時間核對所有數字、工作效率太低而被革職。此後，她因為做事太慢，沒有一份工作能做得長久，例如她會花十分鐘寫一張支票，以確保她的簽名在正確的位置。在家中，她會花數個小時摺膠袋和整理櫥櫃。她的媽媽發覺她對污垢和灰塵特別挑剔，並會一天用一瓶滴露來清洗東西。

阿芬的母親讓她覺得自己愚蠢和沒用，而她的祖母也罵她，讓她覺得自己愚蠢和渺小。她覺得沒有人明白她，所以她收藏自己，避免外出，大部分時間留在家。在她 32 歲的時候，她的母親自殺身亡，留下數個物業和大量金錢給她。其後，阿芬住進了精神病院。她除了感到孤單，亦被診斷患上憂鬱症和強迫症，並要服用一系列精神科藥物。

阿芬在精神病院認識了她的丈夫。他有妄想精神分裂症，既小心

謹慎又咄咄逼人，所以阿芬繼續她的清潔和檢查的習慣。但是她沒有辦法既清理整個房子又做飯，所以他們每週出來吃飯三次，讓阿芬覺得「他確實關心我」。

可是，阿芬的丈夫因服藥過量而身亡。她搬到一個新的單位，但強迫症變得更嚴重。她指責醫生和其他人，對他們感到憤怒，有時更有自殺念頭。她被轉介去做腦部手術來醫治強迫症，但沒有效。阿芬住院兩年。在出院後，她仍然感到孤單寂寞和憂鬱。她仍對他人疑心重，而感到自己也不是很值得信賴。她既是「控制狂」，又會因渴望受到認同和稱讚而被佔便宜或被利用。如果他人不是她想像中那麼糟糕，她會覺得很內疚。她對對與錯、公平與不公平和成功與失敗都感到很矛盾。

當她被轉介到康復中心的時候已經 60 歲。她對於自己有機會接受認知行為治療感到非常高興。她同意了契約，而當時一致同意的目標是，減少她清洗的儀式，這樣她可以外出。另外，減少她在每天早上換衣服前和睡前在廁所花費的時間（各三到四個小時）。她還要記錄早上醒來的思維，「我很髒所以我一定要確保我把每一寸肌膚都清潔好」。因此她會用大量肥皂洗澡。上廁所也會構成很多問題。例如，她會在小便的時候用上 200 張衛生紙，而在大便時更會用上 400 張。這些過分注重檢查和清潔的行為對她的生活構成很大的障礙。她經常遲到，然後感到自責和憤怒。這令她更加憂鬱，因而進行更多清潔和檢查行為。有些晚上，她會因為自己未夠乾淨而洗澡到凌晨一點才睡。

在治療中，輔導員和她訂出行為目標，而她同意在上廁所的時

候，只是使用 20 張衛生紙和洗澡只用一小時。她的扭曲思維開始受到質疑，而被「我是正常的；也並不比他人髒」取而代之。她也加入了教會聖詩合唱團，認識了朋友並跟他們外出。她兩年以來都維持著良好的進度，可是由於她的依賴性格，她在醫生讓她出院後復發。

再往後的十年，出現了很多關於不同醫生、朋友虐待她的訴訟案件，教會亦收到和他人有關的投訴。她持續需要得到別人的注意，除感到憂鬱外，還有自殺念頭及不能下床。她的強迫症行為變得更嚴重。為了避免清洗，她會避免下床。她也害怕因清洗內衣讓她受到感染，而頻密更換內衣，然後把穿過一次的內衣扔掉。她感到自己髒，覺得自己失敗、沒用和愚蠢，無法走出這惡性循環，除非她被送到精神病醫院入住，才會有護士為她清洗。這種情況大概一年發生一次。

當有人探望她、讓她覺得有人關心她或能夠幫助她時，她能夠下床和於兩小時內梳洗好。因此，她濫用其他人的慷慨（包括金錢）和善良。

她長期需要別人的關注，需要別人回應她的要求和需要受到認同。在護老院中，所有人都滿足她對食物、清洗和藥物的要求。因此，她樂於繼續以患者的身份和受他人照顧，並沒有動機改變。自上一次認知行為治療後，又有一個護士用這種方法來幫她減少清洗儀式，以使她能外出，這令她感到開心。

很多時候，對強迫型人格障礙患者的治療收效甚微，有時他們會讓輔導員感到憤怒，因為他們在治療中表現出他們需要控制一切，包括與治療有關的一切，因此與輔導員所想的或與認為對患者有用的方面不協調。輔導員必須避免根據自己的價值觀（例如，我們通常用浴

室一小時），來改變患者的需要。輔導員應該詢問患者甚麼是他 / 她可接受的時間（比如兩小時），並朝著他們選擇的目標努力。認知行為治療法輔導員也需要讓患者明白，他們對事情的理解影響到他們的感覺和行為。例如阿芬將她的父親和祖母痛恨地說希望她從來沒有誕生，理解為她「不完美」，所以感到憤怒、內疚、羞愧。她拚命想得到他們和其他人的肯定和認可。她經常覺得她是不完美的、不潔的，所以她渴望感到自己是正常的。為滿足她的心理，她會不停清洗，直到她的腦海裡有聲音說她乾淨。

要阿芬有效地做功課是另一項具有挑戰性的任務。當輔導員讓阿芬明白記錄每週的負面思想和其目的，包括讓她明白甚麼是她最經常性的思維模式，她會對做功課過分執著。例如，她會覺得「做功課時我不能犯任何錯誤」，「犯錯代表我並不完美」。治療需要幫她建立有效的思想來取代負面的思考，例如「我行」、「我下次可以做得更好」、「我不用完美」。

輔導員需要幫助她制訂具體的目標，即阿芬需同意以「走出房子」，而不是「不感覺抑鬱」為目標。她的具體目標包括「與嘉美外出吃午餐」，或者「與朋友一起看電影」。阿芬已經能每週達到以上的目標，但她沒有把她學會的應用在生活其他方面，而是持續依賴她的輔導員，想引起輔導員的注意。希望操控與輔導員之間的關係是比較難處理的，輔導員可以提供每月會面，並建立目標的層次結構。另外，輔導員要確保每次會議有一個議程，來決定要優先考慮的問題和應用解決問題的技巧。阿芬學會用思維停止技術、放鬆技巧和思想改造去減低她不停想著「我很愚蠢、不完美」的頻率。她對輔導員的信

任成為他們往前走的主要優勢。

很多時候治療並非透過討論，而會用行為實驗來獲得證據，以證明她的思維不是事實。她卻會要透過尋找證據來辯駁不合理的負面思維。

6. 結語

厭食症和強迫型人格障礙的患者有以下相似之處：

1. 刻板的思維模式，包括一系列重複性行為和一成不變地遵守某些規則；

2. 活在不能滿足自己和他人期望的感覺中；

3. 因為怕犯錯誤和被批評而猶豫不決；

4. 無法表達情感，不能與人建立關係；

5. 向自己和他人發洩憤怒和敵意；

6. 難以信任別人，有非黑即白的思維模式。

面對這類患者，輔導員需要：

1. 聆聽和訂下處理問題的先後次序，因為患者往往同時會有很多問題；

2. 幫助他們重新解釋「害怕失敗」的想法；

3. 認識到建立融洽關係和互信對穩固治療者和患者的關係很重要。患者的性格特質很容易會引起輔導員的負面情緒。當患者過分專注於治療上微小的細節，或遲交功課或會面遲到

時，輔導員會容易感到不耐煩；

4. 用行為實驗幫助患者改變扭曲思維，例如一定要完美的想法。如果他們能學會把事情分為小步來做，他們會有很大機會能成功改變。

面對這類患者，輔導員不能：

1. 表現得自己甚麼都懂，因為患者會因此而對輔導員產生懷疑；

2. 專制。因為這會打亂患者的生活常規和程序，而且厭食症和強迫型人格的患者有被動攻擊性的特質和會控制治療的傾向，所以專制可能會在建立治療關係時造成衝突；

3. 由於治療他們的回報少而放棄。因為患者對建立關係和表達自己的情感有障礙，治療步伐會較慢，還會有進兩步、退一步的情況。這些患者需要長期系統性的幫助和理解。

註釋

1 American Psychiatric Association (2013). *Diagnostic and statistical manual of mental Disorders* (5th ed.). Washington, DC: American Psychiatric Association.

2 Uher, R., Brammer, M. J., Murphy, T., Campbell, I. C., Ng, V. W., Williams, S. C. R., & Treasure, J. (2003). Recovery and chronicity in anorexia nervosa: Brain activity associated with differential outcomes. *Biological Psychiatry*, *54*(9), 934–942.

3 Hoek, H. W., & van Hoeken, D. (2003). Review of the prevalence and incidence of eating disorders. *The International Journal of Eating Disorders*, *34*(4), 383-396. doi: 10.1002/eat.10222

4 Mond, J. M., Hay, P. J., Rodgers, B., Owen, C., & Beumont, P. J. V. (2004). Temporal

stability of the eating disorder examination questionnaire. *The International Journal of Eating Disorders, 36*(2), 195-203. doi: 10.1002/eat.20017

5 Foreyt, J. P., & McGavin, J. K. (1988). Anorexia nervosa and bulimia. In E. J. Marsh & L. G. Tudal (Eds.), Behavioral assessment of childhood disorders (pp.776-805). New York: Guildford Press.

6 Steinhausen, H. C. (2002). The outcome of anorexia nervosa in the 20th century. *The American Journal of Psychiatry, 159*(8), 1284-1293. doi: 10.1176/appi.ajp.159.8.1284

7 Støving, R. K., Andries, A., Brixen, K., Bilenberg, N., & Hørder, K. (2011). Gender differences in outcome of eating disorders: A retrospective cohort study. *Psychiatry Research, 186*(2), 362-366. doi: 10.1016/j.psychres.2010.08.005

8 Lock, J. D., & Fitzpatrick, K. K. (2009). Anorexia nervosa. *BMJ Clinical Evidence.*

9 Crisp, A. H., Callender, J. S., Halek, C., & Hsu, L. K. (1992). Long-term mortality in anorexia nervosa. A 20-year follow-up of the St George's and Aberdeen cohorts. *The British Journal of Psychiatry: The Journal of Mental Science, 161*, 104-107.

10 Sullivan, P. F. (1995). Mortality in anorexia nervosa. *The American Journal of Psychiatry, 152*(7), 1073-1074. doi: 10.1176/ajp.152.7.1073

11 Kaye, W. H., Bulik, C. M., Thornton, L., Barbarich, N., & Masters, K. (2004). Comorbidity of anxiety disorders with anorexia and bulimia nervosa. *The American Journal of Psychiatry, 161*(12), 2215-2221. doi: 10.1176/appi.ajp.161.12.2215

12 Wentz, E., Lacey, J. H., Waller, G., Råstam, M., Turk, J., & Gillberg, C. (2005). Childhood onset neuropsychiatric disorders in adult eating disorder patients: A pilot study. *European Child & Adolescent Psychiatry, 14*(8), 431-437. doi: 10.1007/s00787-005-0494-3

13 Vitousek, K., & Manke, F. (1994). Personality variables and disorders in anorexia nervosa and bulimia nervosa. *Journal of Abnormal Psychology, 103*(1), 137-147.

14 Bulik, C. M., Sullivan, P. F., & Joyce, P. R. (1999). Temperament, character and suicide attempts in anorexia nervosa, bulimia nervosa and major depression. *Acta Psychiatrica Scandinavica, 100*(1), 27-32; Dancyger, I. F., Sunday, S. R., Eckert, E. D., & Halmi, K. A. (1997). A comparative analysis of Minnesota Multiphasic Personality Inventory profiles of anorexia nervosa at hospital admission, discharge, and 10-year follow-up. *Comprehensive Psychiatry, 38*(3), 185-191.

15 American Psychiatric Association. (2013). *Diagnostic and Statistical Manual of Mental*

Disorders (5th ed.).

16 Rosenvinge, J. H., Martinussen, M., & Ostensen, E. (2000). The comorbidity of eating disorders and personality disorders: A meta-analytic review of studies published between 1983 and 1998. *Eating and Weight Disorders, 5*(2), 52-61.

17 Dally, P. J. (1969). Anorexia nervosa. New York: Grune & Stratton.

18 King, A. (1963). Primary and secondary anorexia nervosa syndromes. *The British Journal of Psychiatry, 109*(461), 470-479. doi: 10.1192/bjp.109.461.470

19 Herzog, D. B., Keller, M. B., Sacks, N. R., Yeh, C. J., & Lavori, P. W. (1992). Psychiatric comorbidity in treatment-seeking anorexics and bulimics. *Journal of the American Academy of Child and Adolescent Psychiatry, 31*(5), 810–818. doi: 10.1097/00004583-199209000-00006

20 Lenzenweger, M. F. (2006). Schizotypy: An organizing framework for schizophrenia research. *Current Directions in Psychological Science, 15*(4), 162-166. doi: 10.1111/j.1467-8721.2006.00428.x

21 Serpell, L., Livingstone, A., Neiderman, M., & Lask, B. (2002). Anorexia nervosa: Obsessive-compulsive disorder, obsessive-compulsive personality disorder, or neither? *Clinical Psychology Review, 22*(5), 647-669.

22 Lilenfeld, L. R., Kaye, W. H., Greeno, C. G., Merikangas, K. R., Plotnicov, K., Pollice, C., Rao, R., Strober, M., Bulik C.M., Nagy, L. (1998). A controlled family study of anorexia nervosa and bulimia nervosa: Psychiatric disorders in first-degree relatives and effects of proband comorbidity. *Archives of General Psychiatry, 55*(7), 603-610.

23 Schmidt, U., & Treasure, J. (2006). Anorexia nervosa: valued and visible. A cognitive-interpersonal maintenance model and its implications for research and practice. *The British Journal of Clinical Psychology/The British Psychological Society, 45*(Pt 3), 343-366.

24 同上。

25 Keys, A., Brozek, J., Henschel, A., Mickelsen, O., & Taylor, H. L. (1950). *The Biology of Human Starvation: Volume II* (NED-New edition). University of Minnesota Press. Retrieved May 11, 2016, from http://www.jstor.org/stable/10.5749/j.ctttqzj

26 Goddard, E., Macdonald, P., Sepulveda, A. R., Naumann, U., Landau, S., Schmidt, U., & Treasure, J. (2011). Cognitive interpersonal maintenance model of eating disorders: Intervention for carers. *The British Journal of Psychiatry: The Journal of Mental*

Science, 199(3), 225-231. doi: 10.1192/bjp.bp.110.088401; Treasure, J., Sepulveda, A. R., MacDonald, P., Whitaker, W., Lopez, C., Zabala, M., Kyriacou, O., Todd, G. (2008). The assessment of the family of people with eating disorders. *European Eating Disorders Review: The Journal of the Eating Disorders Association, 16*(4), 247-255. doi: 10.1002/erv.859

27 Treasure, J., Crane, A., McKnight, R., Buchanan, E., & Wolfe, M. (2011). First do no harm: Iatrogenic maintaining factors in anorexia nervosa. *European Eating Disorders Review, 19*(4), 296-302. doi: 10.1002/erv.1056

28 NICE (2004). Eating disorders: Core interventions in the treatment and management of anorexia nervosa, bulimia nervosa and related eating disorders. NICE clinical guideline 9. Retrieved May 11, 2016, from https://www.nice.org.uk/guidance/CG9 [NICE guideline]

29 Agras, W. S., Brandt, H. A., Bulik, C. M., Dolan-Sewell, R., Fairburn, C. G., Halmi, K. A., et al. (2004). Report of the National Institutes of Health workshop on overcoming barriers to treatment research in anorexia nervosa. *The International Journal of Eating Disorders, 35*(4), 509-521. doi: 10.1002/eat.10261

30 Waller, G., Corstorphine, E., & Mountford, V. (2007). The role of emotional abuse in the eating disorders: Implications for treatment. *Eating Disorders, 15*(4), 317-331. doi: 10.1080/10640260701454337

31 Prochaska, J. O., & DiClemente, C. C. (1992). Stages of change in the modification of problem behaviors. *Progress in Behavior Modification, 28*, 183-218.

32 Vitousek, K., Watson, S., & Wilson, G. T. (1998). Enhancing motivation for change in treatment-resistant eating disorders. *Clinical Psychology Review, 18*(4), 391-420.

33 Nordbø, R. H. S., Gulliksen, K. S., Espeset, E. M. S., Skårderud, F., Geller, J., & Holte, A. (2008). Expanding the concept of motivation to change: The content of patients' wish to recover from anorexia nervosa. *The International Journal of Eating Disorders, 41*(7), 635-642. doi: 10.1002/eat.20547

34 Serpell, L., Treasure, J., Teasdale, J., & Sullivan, V. (1999). Anorexia nervosa: Friend or foe? *The International Journal of Eating Disorders, 25*(2), 177-186.

35 Steiger, H., & Israël, M. (1999). A psychodynamically informed, integrated psychotherapy for anorexia nervosa. *Journal of Clinical Psychology, 55*(6), 741-753.

36 Gillespie, J. (1996). Rejection of the body in women with eating disorders. *The Arts in*

Psychotherapy, 23, 153-161.

37 Beck, A. T., Freeman, A., Davis, D. D., & Associates (2004). *Cognitive therapy of personality disorders* (2nd ed.). New York, NY: Guilford Press.

38 同上。

39 Garner, D. M., Vitousek, K. M. & Pike, K. M. (1997). Cognitive-behavioral therapy for anorexia nervosa. In Garner, D. M. & Garfinkel, P. E. (Eds.) *Handbook of Treatment for Eating Disorders* (2nd ed., pp.94-144). New York: Guilford Press.

40 Fairburn, C. G. (2008). *Cognitive behavior therapy and eating disorders.* Guilford Press.

41 Safer, D. L., Telch, C. F., & Agras, W. S. (2001). Dialectical behavior therapy adapted for bulimia: A case report. *The International Journal of Eating Disorders, 30*(1), 101-106.

42 Treasure, J., Rhind, C., Macdonald, P., & Todd, G. (2015). Collaborative Care: The New Maudsley Model. *Eating Disorders, 23*(4), 366-376. doi: 10.1080/10640266.2015.1044351

第八章

踏血尋「愛」

——邊緣型人格障礙

陳熾輝　梁國香

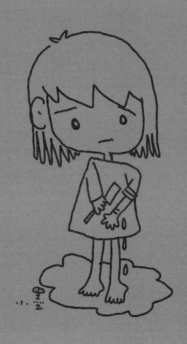

1. 引言

　　邊緣型人格障礙是臨床上最常見的人格障礙類型之一，每 17 至 20 個人當中，便有 1 個人患上此疾病。根據 DSM-5 [1] 顯示，在普羅人口中，它的流行率為 1.6% 至 5.9%。在基層醫療體系（primary care setting）中的流行率可高達 6%，而到訪精神科門診的人當中，大概有 10% 患上此病。至於在精神科住院病人中，患上邊緣型人格障礙的更可增至 20%。有文獻也指出，患上人格障礙的病人當中，30% 至 60% 是有邊緣型人格障礙。[2] 雖然在醫療系統內，女性比男性更容易患上邊緣型人格障礙，但是在社區研究上，則沒有這樣性別分佈的區別。[3]

　　導致邊緣型人格障礙症狀的核心潛在原因，相信是患者所懷有的一種對被遺棄和被拒絕的恐懼。由於這種恐懼加上長期的空虛感，這些患者極容易和他們不太了解或只有過一次會面的人，陷入緊密而又衝突不斷的關係中。但是，當他們認為別人的行為是漠不關心或不夠體貼時，他們便很容易捨棄這段關係。[4] 常用於形容邊緣型人格障礙情況的描述有：「持續不穩定的人際關係模式」、「很強烈的情緒反應」、「衝動」和「不適當及衝動性憤怒」。

　　以下我們會解釋一些邊緣型人格障礙患者的特殊經驗、特徵、與其他異常行為的關係、病因發展的過程，以及對患者日常生活的影響。

2. 邊緣型人格障礙的特徵

邊緣型人格障礙的特徵中，有三個因素在互相影響：不穩定的
情緒、動盪的人際關係和模糊的自我認定。患者感受到一個不斷變化
的世界，當中沒有一個堅實的自我感覺。[5] 有時他們會因為對某些事
件的誤解，而可能感到被拒絕及遭遺棄，以致用憤怒來還擊對方。在
另一些時候，他們可能視某些人為完美，想與他們建立強烈的親密關
係。由於缺乏對自己情緒的控制，他們常作出自殺、自殘或兩者並存
的行為，如剩手、灼傷或刺傷自己。

2.1 情緒波動、恐懼被遺棄及被拒絕

當有邊緣型人格障礙的人對一段關係的期望不能得到滿足時（例
如：因為你在和別人通電話，而未能及時接聽他們的來電），他們可
能會作出很不理智的行為，情緒變得起伏不定，並展現一些不可預知
的行為（例如自殺）。由於他們正是害怕被拒絕並失去與你的關係，
如果他們認為事情「不依照他們的方式去進行」，這將導致他們快速
轉到脾氣暴躁的情緒。[6]

邊緣型人格障礙常見的特徵亦包括：在極短時間內從憤怒轉變為
深層抑鬱的情緒，不能自我抑制的冒險和衝動行為，不穩定的人際關
係，及一個不穩定和長期在變的自我形象。[7] 他們往往被視為利用不
成熟的方式，來處理自己的衝動和情緒。有學者對過去某些研究的總
結顯示，長期的情緒不穩定和恐懼自己被人遺棄和拒絕，都會導致以
下結果：[8]

1. 恆常和不可預期的自我形象之轉變，特徵可以是不斷更改的
   個人目標、價值觀和職業抱負，這些特徵來自於他們不完整
   和不穩定的自我意識，以及自我形象、長遠目標、友誼和價
   值觀都存在長期不確定性；
2. 較長時間的抑鬱症病發期；
3. 故意自殘，有自殺念頭和實際自殺的企圖；
4. 衝動行為，如藥物濫用、身體暴力和濫交。

2.2 反覆的自殺企圖或姿態、蓄意自我傷害

　　邊緣型人格障礙最危險及可怕之處，就是潛在高風險的自殺和自
我傷害／自殘行為。有這類型人格障礙的人，8% 至 10% 會有自殺的
情況，高於一般人的自殺率 50 倍之多。[9] 自殺念頭、思考和幻想自
殺的情況，在他們當中也很普遍。另外，超過 75% 的邊緣型人格障
礙患者會作出蓄意自殘行為，卻沒有自殺的意圖，例如：剆自己、灼
傷、撞擊、撞頭、扯頭髮及其他自殺的姿態，結果造成身體的實際傷
害和疤痕，甚至導致肢體傷殘。[10] 自我傷害的行為模式也包括過量飲
酒、高風險性濫交／無保護的性行為、援交、酒後或藥後駕駛，或狂
吃和嘔瀉（binge eating & purging）等。紋身和閱覽色情物品而自覺
羞恥，都是較近發現的自我傷害行為。[11]

　　這些行為一般都不伴隨自殺的意圖，邊緣型人格障礙的患者只希
望，自我傷害行為能給他們一個機會去減少緊張情緒，因為身體上實
際的痛楚能為他們製造舒緩的感覺，以暫時減輕他們生活上難以承受
的精神痛苦。[12]

　　大約有四成的自我傷害 / 自殘行為，是在邊緣型人格障礙患者處於解離經歷（dissociative experiences）的時候發生。他們在某一段時間裡沒有記憶，不知道自己在做甚麼。那時他們的麻木感和空虛感正普遍存在。他們傷害自己，是因為相信這是唯一可體驗感受的方法，所以對剝手上癮，以減輕內心的痛苦！[13]

　　除了物質濫用之外，嚴重抑鬱也可導致自殺的風險。專家研究發現，[14] 有邊緣型人格障礙的人，其一生會有三次企圖自殺的經歷。邊緣型人格障礙患者的企圖自殺特徵，與嚴重抑鬱症患者沒有多大的分別。不過，若兩者共同發生為合併症，自殺企圖的次數和嚴重性便會增加。特別是當抑鬱症與患者沒能力忍受強烈情緒共同存在的時候，可激發衝動行為的意慾，便更會大大增加了。

　　就自殺死亡的數字來分析，邊緣型人格障礙是所有類型的人格障礙中，死亡率最高的一種（高達 10%）。[15] 亦有學者曾經利用心理解剖方法（psychological autopsy）去分析四份從 1994 至 2008 年所做的研究，以了解有多少邊緣型人格障礙的患者是以自殺了結自己的生命。分析發現有一半年齡低於 35 歲的個案是人格障礙的患者，而當中應以邊緣型是最普遍的類型。[16] 對於這類型人格障礙患者來說，自殺致死多數在他們發病後比較長的一段時間發生，可能也是因為經歷了長期卻未能成功的療癒過程。這類患者自殺的平均年齡是 30 歲。[17] 如果有長期治療跟進，平均年齡則提升至 37 歲。[18]

　　當事人若進行自我傷害或類似自殺（parasuicidal）的行為時，自殺致死的風險比沒有這些活動的人高 50%。[19] 雖然他們沒有想死的意願，而且有些行為亦未必能導致嚴重的身體傷害，但是邊緣型人

格障礙患者若進行那些自我傷害性的活動（如物質濫用、商店高買、過度消費、性接觸及各種飲食失調的行為），將會為他們帶來一些不良適應（maladaptive）而又衝動的行為，從而讓他們可調節負面情緒及自我舒緩（self-soothe）。不過，我們也不可忽視這些行為所帶來的不良後果和心理困擾。酒精和藥物（包括處方的和非法的）均可以引發更多自我傷害及自殺企圖，以及更多自我危害的行為（self-endangering behaviors）。[20]

自殘行為也可被利用作為威脅去破壞一段關係的工具，並反映邊緣型人格障礙患者瘋狂地盡力去避免任何被遺棄的感覺（無論是真實抑或是自己想像的），例如聲稱：「如果你離開我，我便會自殺！」自殘行為及表面剿傷自己，有時是有預謀和有計劃的，患者並沒有想死的打算，只希望可藉此減輕內心的痛苦、空虛感、長期煩躁和時有出現的焦慮感。其他時候，這些行為會是因為人際交往上的困難而所觸發出來的衝動行為，被患者用作與他們認為重要的人溝通的一種手段。[21]

2.3 強烈而不穩定的人際關係

有邊緣型人格障礙的人常常與現實脫節，當面臨巨大壓力時，他們對自己和他們認為重要的人的看法可以變得十分混亂，被形容為「可怕的關注」（fearful preoccupation），[22] 他們強烈渴望得到別人和他們重視的人的關注和親近。他們渴望親近，但當體驗到親近後，便變得恐懼，繼而感到憤怒。因此，許多患者想很快便可建立非正式和強烈的關係，而不會顧及對方所想。他們會把對方理想化，引發不

少欲抓住對方的行為;但當感受到彼此關係並沒有甚麼互動性時,邊緣型人格障礙患者便會把這感覺解釋為被對方拒絕,從而呈現憤怒的情緒。

關係最早開始的時候,有邊緣型人格障礙的人會把他人理想化,覺得別人「全部都好」,善良、有愛心和肯照顧自己。不過,由於他們對人際關係的極度敏感和害怕被拒絕,他們很容易便轉移到只看到別人「全部都壞」,殘酷、懲罰和拒絕自己。[23] 患者以這種混亂的方法來建立關係,並將其變為終身的模式,而不是靠檢視合理或不合理行為的過程來建立關係。

邊緣型人格障礙的主要總體的特徵,就是患者對自己生命中認為重要的人,所抱有的所有正面或負面的情緒,都存有「劇烈波動性」,更具特色的是「對這種情緒波動卻沒有任何察覺」。[24]

2.4 不穩定的自我形象及身份混亂

有邊緣型人格障礙的人,對自己的看法會不斷變化;他們的價值觀和目標較為膚淺,並且很容易改變;他們的意見也可能突然出現轉變,可以與不同類型的朋友或不同性取向的人試圖交往;[25] 他們通常在內心深處覺得自己「不好」,「沒有人關心」,「邪惡和很壞」,也常投訴感到很空虛。

和其他 DSM-5 [26] B 群人格障礙相比,邊緣型人格障礙與同在群內的戲劇型和自戀型人格障礙,都有很多重疊的地方。不過,後兩種類型擁有相對比較穩定的身份認定,並且很少會作出自殘和長期試圖自殺的行為。[27]

相比其他 B 群人格障礙的類型，邊緣型顯著的特徵就是患者表現出更大的絕望和作出更多自殺／企圖自殺的行為，因經歷較多的身份混亂、不穩定的自我形象及過分的自我批評，而長期感到無聊和空虛。如前所述，這類型具備不少特點，包括：普遍不穩定的情緒、情感控制、人際關係和行為等問題。這些都可能來自一貫不穩定的自我形象，令他們生活各方面都受到影響。他們往往認為自己壞透了，自我攻擊，無法容忍自己有一丁點的不好，而找方法去削弱自己所作的最大的努力，例如：退出一項接近完成的訓練課程，或者破壞一段剛開始發展順利的關係。

每當面對真實或感覺到要分離時，他們通常有強烈的恐懼和憤怒反應。面對壓力則會經歷短暫的心理病態反應（brief psychotic states），並在強烈受壓和情緒感受激烈的情況下，較有機會呈現出各種解離（dissociative）的現象。邊緣型人格這個名字，原先便是用來描述這些病人的情況，是介乎精神病（psychosis）和神經官能症（neurosis）兩者之間的狀況。[28]

邊緣型人格障礙的人對自己的感覺很薄弱，也擁有外控型人格特質（external locus of control）。他們嘗試透過與其他人、伴侶或輔導員建立共生關係，來避免只有自己單獨一個。透過這些重要的關係內的互動，他們可建立和認定自我身份及自我形象。他們在表達自己的情感時遇到很大的困難，因為他們不能肯定自己當刻的感受，和對自己的感受之預期；同時也害怕因為自己犯錯，而招致憤怒和被拒絕；他們抱有一個虛假的自我，要靠努力去討好別人來建立這個自我。[29]

此外，他們都存有強烈的深層憤怒和衝動去報復。為避免被遺棄

或拒絕，他們會盡力否認及壓抑情緒的抒發。這些情緒有時會以自我毀滅的方式表現出來，刺激別人產生極大的憤怒。這種情感混亂的狀態，令有邊緣型人格障礙的人不斷處在危機的狀態中，更令他們把這一切的責任都歸疚別人。

以下列出一些邊緣型人格障礙患者的典型想法和信念，以供讀者參考。[30] 這些扭曲的想法明顯地令患者產生身份混亂，需要依賴別人的支持來確定自己的身份：

「沒有你，我不算得是甚麼！」

「如果你離開我，我只會死。」

「如果你走了，我就會自殺。」

「我恨你，我恨你，我恨透你！」

「我愛你這麼多，會為你做任何事！」

「我感到內心空虛，好像是我不知道我是誰。」

2.5 合併症

邊緣型人格障礙的特徵，包括情感不穩定、空虛感和人際交往困難，都會增加它與情緒病或焦慮症合併出現的機會。[31] 研究發現，這類型人格障礙，與一生的情緒病之發病（特別是嚴重抑鬱症和躁狂症）和焦慮症（特別是廣場恐懼症、廣泛性焦慮症和創傷後壓力症）有極強的關聯性。[32] 另一研究指出有 20% 的邊緣型人格障礙患者會同時患上嚴重抑鬱，而有 40% 則會同時患上躁鬱症。[33] 除情緒病外，有 25% 的暴食症患者會同時患上邊緣型人格障礙，這較常見於女性邊緣型人格障礙患者。[34] 可能由於它有高度衝動性和伴有負面

情緒，邊緣型人格障礙亦和物質濫用相互關聯，67% 的患者同時擁有最少一種物質使用障礙，這較常見於男性邊緣型人格障礙患者。[35]

2.6 一般功能運作的影響

雖然邊緣型人格障礙所產生的功能上的缺損（impairments），不會比其他精神病為多，但是它於功能上造成的傷害會比較長期和具穩定性。表 8.1 歸納了一些研究發現的結果。[36]

表 8.1 邊緣型人格障礙患者之功能缺損

1	社交關係、職業及休閒活動功能受損。
2	較大可能有違反法律的問題和財務困難。
3	較患情緒病、焦慮症或其他人格障礙的患者，更頻密地接受精神健康治療的服務。
4	在英國有 56.3% 的邊緣型人格障礙患者，會為自己的精神健康問題，尋找專業人員求助。
5	明顯較多報稱，在過去 12 個月內已分居或離婚。
6	在面對老闆或僱主時，明顯較多地感到困難。
7	與鄰居、朋友或親戚之間的關係，有較高可能性存在嚴重問題。
8	邊緣型人格障礙與下列各項有顯著的關聯性：企圖自殺，有自殺念頭和想死的感覺，在過去三年內經常思考許多有關死亡的事。
9	可被顯著預測到以下情況的出現：社交功能缺損、角色情感功能缺損、精神健康受損、身體疼痛、一般健康狀況較差、活力程度下降。[37]

邊緣型人格障礙被認為是患病者自身一個不穩定的模式。它具有一些特徵，包括：間歇性外顯的行為，人際交往上自相矛盾的行為，和一個反覆無常的認知風格。能夠透過「退化」（regression）這個主

要的調整（心理防衛）機制，來發展出並維持這類型的人格障礙。當
面對重大壓力的時候，個人會退回至早期發展階段，無論對焦慮的容
忍度，對衝動的控制力，以及對社會的適應性，都顯示出早期的不成
熟行為狀態，這導致邊緣型人格障礙患者的許多行為，明顯地表現異
常，並往往不能被社會所接受。[38]

2.7 發展過程

邊緣型人格障礙通常在成年早期階段表現出來，但是不少的症
狀在青少年初期或許已經存在（例如自殘）。隨著患者的年紀不斷增
長，他們的症狀及／或病情的嚴重性會相對地減少／減低。[39] 大概有
四成至五成患者在確診後兩年內，症狀已經減少；到十年時，此情況
的患者已增至八成半，並已不合乎診斷為邊緣型人格障礙的準則。[40]

但他們仍需要面對持續的社交關係缺損。邊緣型人格障礙比其
他類型的人格障礙的緩解（remission）速度要慢；而在已緩解的個案
中，復發（relapse）的機會亦相對較少，八年緩解時間中的復發率只
有 10%，並且復發只常在首四年出現。

有學者提出，確診後首五年通常是最關鍵的時間，有機會出現
強烈而不穩定的關係結束，而導致憤怒的形成，及帶來自殘或自殺行
為。有 25% 的邊緣型人格障礙患者，最終能夠透過建立緊密關係或
成功的事業，來達至相對穩定的狀態。[41] 有些人在事業上只獲得有限
的成就，會變得更加抗拒緊密關係。持續的社交角色功能上的缺損，
經常都會令人感到十分失望。

2.8 異常行為——罪行、暴力和跟蹤

在以上部分，我們已詳細描述不少有關邊緣型人格障礙的性格特質和個人運作功能，有這類人格障礙的人，不只利用超乎正常（甚至異常）的行為去吸引別人的關注，也很容易作出一些暴力行為，傷害他們身邊的朋友、伴侶、家人，甚至是不認識的公眾人士。

從英國的在囚犯人研究中發現，謀殺犯的邊緣型人格障礙的性格傾向，比無暴力行為的罪犯高，特別是與他們不穩定的情緒和在人際關係中所表達的性格特質有關。[42] 他們可能更懂得操控別人去謀殺或行使暴力，攻擊伴侶（身體上或語言上），特別是在極度不適當的情況下（如在會議途中，或在子女學校內），因為他們的多疑、不懂得控制衝動和社交的界限，繼而發生暴力事件。[43]

他們經常性地向其他人展示憤怒和暴力，每每在暴力爆發之時出現衝動的行為，這將他們置於犯罪和更加暴力的危機中。[44] 在研究罪犯人格障礙的流行率時，曾有多個研究都發現，的確有不少兇殺案的罪犯都擁有邊緣型人格障礙及其性格特徵。一些干犯了連環謀殺案的殺人犯，可能代表著一種「高度操控狀態」的邊緣型人格障礙；亦有學者指出基於憤怒而發生的兇殺案，是由另外一種「過度控制型」的邊緣型人格障礙所導致的。[45]

至於這類人格障礙與跟蹤的關係，研究發現在有跟蹤行為的人當中，有邊緣型人格障礙的流行率也不低，介乎 4% 至 15%。[46] 這顯示有邊緣型人格障礙的人有一種不正常、但很強烈的依戀的動機，需要抓緊他們的對象而不輕易放手，令他們不得不犯下跟蹤的罪行。

3. 邊緣型人格障礙的成因

研究發現有一系列不同因素可導致邊緣型人格障礙，包括生物 /
基因有關的社會、心理上等因素，早年父母與孩子的關係，對這些因
素的形成尤為重要。[47] 幾乎所有接觸這類患者的專業人員，都相信其
成因均來自多個方面，而且是複雜的。[48] 已知的因素包括：天生的性
情（生物 / 基因）、兒童時期的經歷（心理）和持續的環境影響（社
會 / 文化）。

3.1 生物 / 基因之因素

性格特質是可以遺傳的，而受遺傳影響所產生的邊緣型人格障礙
的比率，估計可達 52% 至 68%。雖然遺傳的傾向性佔一個重要的角
色，但究竟是哪些基因導致這個疾病，卻仍未被發現。[49] 過往的研究
偏差亦不少，過少的樣本和不同樣本性質能有很大差異，如精神病人
與普通人，不同的合併疾病，都會有不同的相互影響。

生物基因遺傳包括：性情、情緒失調、衝動（攻擊）及人際關係
高度敏感。[50] 很多研究都證實，邊緣型人格障礙和這些遺傳狀況都有
密切關係。另外，血清素（serotonin）和多巴胺（dopamine）的功能
失調（dysfunction），令患者更易形成情緒失調、衝動和認知知覺障
礙（cognitive-perceptual impairments）。所以，我們相信這三類困難
都和遺傳有頗大的聯繫。[51] 同時，前額葉（frontal lobe）功能失調，
以及杏仁核的活躍度提升，都會造成邊緣型人格障礙的衝動性和情緒
不穩定。

3.2 心理因素

實證研究指出，邊緣型人格障礙患者在兒童時期，有曾經被虐待的經歷，包括：身體上、心理上或性方面的虐待（又或身心上都被虐待），或曾目睹父母之間的衝突、失去父母或被他們忽視。[52] 過去的創傷事件俱佔有相當重要的位置，它們會令患者產生「別人都是有惡意」的看法。

那些早期出現邊緣型人格特徵的兒童，他們不能學懂辨別感覺的正確方法，或準確地去解釋自己和別人的動機。[53] 他們也不具備基本的心智能力，來塑造出一個既安穩又可被別人理解或聆聽的自己。他們相信自己的感覺、思想和感知都不真實，也並不重要。

有邊緣型人格障礙的人，當中約七成表示曾遭受身體及／或性虐待／侵犯，而另外三成則表示曾經歷早年永久性失去父母（死亡、遺棄、入獄），或與父母中的其中一方長期分離。[54] 這樣的失去與分離印證了他們害怕被遺棄的強烈恐懼。

除此之外，Mclean Study of Adult Development [55] 共持續了 12 年，研究了 290 名全都患上邊緣型人格障礙的參加者。其於 2005 年發表的結果顯示，大部分邊緣型人格障礙的患者，都擁有被界定為「麻煩」的背景：

1. 超過 90% 曾在 18 歲前經歷過某程度的被虐待或被忽視；
2. 曾被性虐待的有 62%，其他亦在語言上、身體上或情感上被施虐；
3. 性虐待的情況被界定為嚴重，當中有超過 75% 的個案涉及性交。

他們描述及溝通情感需要的能力被削弱，又或是他們對自我披露的抗拒，都可能是導致他們被忽略及造成疏離感覺之原因。他們不懂得學習重要和有用的技巧，來調整自己情緒的激發和容忍情緒之困擾。相反，他們學了藉助藥物濫用，作出淫亂放蕩及自殘的行為，來為自己創造暫時紓緩壓力的機會。[56]

這類型人格障礙傾向在青少年後期及早期成年階段均較為嚴重，情緒失調和個人身份認定的問題都較多。他們的父母常常不會認同他們的情緒，結果形成非常激烈、令人煩擾及感覺受到侮辱的關係，這些都引致他們在整個成年階段，繼續經歷不穩定又強烈的與人互動的關係。[57]

因此，零至三歲孩子的照顧質素非常重要。依附關係若未能得到滿足，或幼兒被父母忽視，孩子在發展階段將經歷不少焦慮，及遭遺棄或拒絕的感覺。如果父母經常爭拗，或家庭內欠缺情緒支援，情況會變得更壞；孩子感覺不到溫暖，也不懂學習和模仿父母如何與其他人在日常生活中有效地互動。

3.3 社會 / 文化因素

在一個急速流動的社會中，家庭成員情緒不穩定導致要離婚，經濟或其他壓力積壓在照顧者身上，都間接導致孩子較可能患上邊緣型人格障礙。[58]

大多數邊緣型人格障礙的患者之母親，都有可能患上此類人格障礙或抑鬱症，又或有其他精神病，令她們在負責照顧好孩子的親職工作上，沒有能力保持一致性及可讓孩子接觸。[59] 父親也通常難以與孩

子接觸，他們亦不會介入孩子與母親所建立的親密連結。

家庭糾紛、家庭暴力和不良的親職工作是很常見的，尤其是有邊緣型人格障礙的父母常會操控他們的孩子，以滿足自己的需要。為了便於理解各類因素之間的關係，以下將利用 Linehan [60] 的「素質─壓力理論」（diathesis-stress theory）來解釋邊緣型人格障礙的發展（參見圖 8.1）。

此理論包含了兩個主要的因素：情緒功能失調（dysregulation）和不被認同（invalidation）。Linehan [61] 提出，邊緣型人格障礙是經過這兩個因素互動而產生的，一個孩子會對父母有很大的需求，但父母可能忽略他／她，或對這些需求作出負面回應。結果，孩子唯有壓抑自己的情緒，直至自己再不能忍受下去。此時，孩子情緒爆發，因此

圖 8.1　Linehan 的素質─壓力理論 [62]

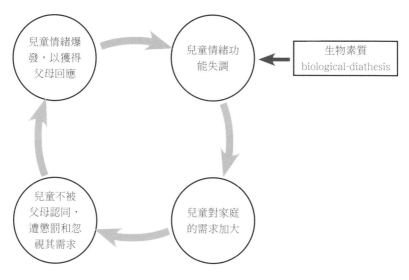

而得到父母的關注，這不經意地加強了（reinforce）孩子這類行為，繼而令圖 8.1 的循環不斷地重複出現。

4. 邊緣型人格障礙的評估

在討論如何治療邊緣型人格障礙前，我們先看看如何為這些人作評估。以下三方面的評估摘錄自 Sperry & Sperry：[63] 行為上（behavioral）、認知上（cognitive）、原型描述（prototypic description）。

「原型」（prototype）是一個簡要的敘述，涵蓋了一個精神上的障礙／失調問題的核心內容。原型描述比起一些以行為準則和核心信念的清單去作評估的方式，會來得較為方便及有用。

4.1 行為上評估

我們可透過觀察個人及其和其他人互動時的行為表現去作評估。就個人而言，行為的多樣化，可以從很突出的焦慮、憤怒及情緒轉變，以至意識的混亂，這些均源自於人格的解體或分離。我們經常可以從他們身上看到一些情況，包括長期孤獨、空虛、無聊和身份混亂，以及極度衝動性的行為，如自殺念頭／姿態和自殘行為；他們在事業或學業上沒有多大成就，不過他們還是很聰明能幹；個人生活沒有目標也不穩定，時常經歷失望和被拒絕。

在人際關係上，由於他們的情況具有不穩定性，他們與家人、朋友和同事的關係都是強烈和混亂的。他們轉變極快，此刻還渴望理想化對方並緊抓著他 / 她，但不消一會兒，他們已立即改變，貶抑同一個人，甚至和對方敵對。隨著關係上有少許衝突出現，他們便會察覺到有被遺棄或被拒絕的風險。此時，他們會變得極度敏感，同時也感到抑鬱焦慮，害怕最終被遺棄或被拒絕。[64]

4.2 認知上評估

我們評估當事人的核心信念，以了解這些信念如何影響他們對自己和對其他人的看法。他們時常把自己看成是有缺陷的、脆弱的和被忽略的。他們尋找其他人來背負照顧和培養自己的責任，但亦發現另外有些人卻會帶給他們傷害和痛苦。他們一直相信，信任別人可導致被虐待或被遺棄，所以只會要求他們所需要的，繼而作出反擊。

4.3 原型描述

他們有極強烈及令人沮喪的人際關係，從開始時原本充滿希望，到後來一如所料地淪為充滿衝突和失望。他們極其害怕被遺棄，所以可能會透過一些不切實際的要求、無情的憤怒及自我實現被遺棄的預期，去迫使其他人遠離自己。真實或想像的失去，可能導致自殺企圖或自殘行為，並帶來重複的富破壞性的人際關係，以及一種脆弱的自我感覺。[65]

5. 邊緣型人格障礙的處理及治療

相對於其他類型的人格障礙患者,當邊緣型的人感到困擾時,會比較容易去尋求並接受治療,他們都是精神科門診、住院和精神藥物治療的高使用量人士。[66] 但若同時有濫藥問題、對治療的低度依從性及自殺企圖,治療都可能變得複雜化,治療的成效也會受到影響。[67] 然而,許多患者不需要長期治療亦能好轉,因為無論以哪一種方法去治療,患者本身的性格成熟程度,以及過往曾參與的臨床經驗,都會是有助改善病況的重要資產。[68]

他們和自己認為重要的人所建立的關係,多數是極其不穩定、強烈和容易消退的。這種關係和患者自己要求治療時,與輔導員所建立的關係相似。輔導員必須意識到,患者在接受治療時,會出現排山倒海的反應或極度混亂的狀態。有時,患者會對輔導員抱有強烈的負面情緒、反感和不滿。

輔導員對這類患者的負面印象、反應和可能出現的反移情作用,有機會導致他們希望和患者保持距離,甚至拒絕和放棄患者,從而逃避患者的強烈憤怒、挫敗感和煩擾,再加上輔導員的自我懷疑,可能產生對治療效果未達預期的內疚感。輔導員亦須注意那些正面反應,包括幻想和有主觀願望去拯救患者,有時對姿態誘人的患者,或會產生性方面的感覺。[69]

因此,以下各項是輔導員在處理個案時,應該要重點實行的措施:

1. 建立一個強大的治療同盟；
2. 監控自殘和自殺的行為（須有詳細自殺危機評估）；
3. 確認痛苦及受虐的經歷；
4. 幫助患者為自己的行動負責；
5. 促進患者自我反思，而不是作出衝動的行為；
6. 為自殘行為設下底線；
7. 小心監控和處理案主對輔導員的「分裂式」（splitting）的極端評價。

邊緣型人格障礙的案主在開始與輔導員的關係時，往往傾向於「理想化」輔導員。當輔導員不能夠達到他們的預期時，根據「分裂式」的極端評價，案主便會嚴厲批評輔導員，終止治療及轉到另外一位他們覺得「理想的」輔導員那裡。因應相對頗高的終止治療的百分率（其中超過 50% 為提前終止），輔導員須懂得保持平衡；過多的關注會促使案主依賴及逃避，而過少的關注則可能難以建立治療同盟，並引致自殺威脅、恐懼和憤怒。[70]

除了以最大的努力去了解案主的核心信念、非理性的想法及恐懼、心理防衛機制和應對風格外，輔導員亦須留意案主的反覆性行為以及這些行為如何影響案主，案主對維持接受治療的前後不一致性，及其受到情緒不穩、人際關係衝突或混亂生活方式等因素之影響。[71] 表 8.2 將介紹一些關鍵的處理這類問題的介入策略。

表 8.2　應對邊緣型人格障礙個案的關鍵策略

1	對案主害怕被遺棄和分離的恐懼表現出同理心,並計劃當案主缺席治療時的安排。
2	表示能幫助並滿足案主合理的需要。
3	要求案主以日記或日誌(log)去監測自己的衝動行為。
4	設定嚴格的底線,但不會懲罰案主。
5	糾正案主對現實的扭曲和不合理的期望。
6	婉轉地質疑非理性的想法,並提供更理性的建議。
7	解釋「分裂式」的極端評價及其他心理防衛機制。
8	預先協商應急程序,如果發生自殺、不安全,及須進入急症室的情況,如案主拒絕輔導員提供的緊急協助,預先告知案主這有可能導致治療關係結束。
9	藥物只作輔助治療。

　　作為輔導員,首先應處理好案主的自殺企圖和自我傷害的行為,同時也應協助案主把他們的行為與情緒聯繫起來,讓他們學習自我安撫,及尋找其他(正面)的替代方式去減低負面情緒,而不再藉助自殘行為。無論使用哪一種治療方法,輔導員必須聚焦在減少自殘行為,以及鼓勵更多有效的功能運作(effective functioning)和現實的測試(reality testing)。[72]

　　以下我們將介紹一種比較常用,而又能有效治療邊緣型人格障礙的心理治療方法,以供讀者參考。

5.1 辯證行為治療(DBT)

　　治療邊緣型人格障礙的患者,若只聚焦於幫助他們改變思想、感受及行為,有可能不會成功或不被他們所接納,因為患者可能覺得自

己的感受未得到認同，繼而去批評輔導員及退出治療。DBT 是根據一套哲學理念，提倡可把「接納」和「改變」平衡和融合在一起，以辯證的方法來為兩個極端尋求「合」。DBT 是最為人所認識、並被普遍使用，又具實踐經驗驗證的治療方法。[73] Linehan 提出的 DBT 是專門為患有邊緣型人格障礙的人所設計，希望幫助他們應對那些能引發自殺行為的壓力。[74] 那些會帶來傷害性的行為（自殺行為），會被優先處理。

DBT 已經發展出手冊以列明如何執行，主要用於治療有長期自殺經驗及嚴重功能失調的邊緣型人格障礙患者。它將教導患者調節情緒狀態和減少自毀行為。除個人治療外，DBT 亦備有手冊設計，去協助進行團體治療。團體治療針對教導案主行為上的應對技巧，而個人治療則集中指導案主，在以下六個項目內達至其可作出改變的目標（依次序為）：

1. 自殺行為；
2. 干擾治療的行為；
3. 破壞生活質素的行為；
4. 獲取行為技巧；
5. 創傷後壓力行為；
6. 自我欣賞的行為。

DBT 共有四個修習課題，包括：正念靜觀、情緒困擾忍耐、情緒調節及有效處理人際關係；[75] 而每個課題均會在個人和團體治療中存在。正念靜觀透過提升察覺力來平衡認知和情緒狀態，以達至「智慧思維」（wise mind）；其餘三個課題都強調透過提供主動的問題解

決策略，令有動機去改變的邊緣型人格障礙患者更容易投入和參與治療。[76]

DBT 的成效已得到不少研究支持，包括在門診、住院及住在懲教設施內的邊緣型人格障礙患者，也都證實 DBT 有效。[77] DBT 亦有修改版本，來適應處理一些同時患有進食失調、物質使用失調 、創傷壓力症（Post Trauma Stress Disorder）及企圖自殺的青少年個案。這些修改後的 DBT，亦已被證明能有效地減少相關的目標行為。

不少檢討報告也試圖去比較 DBT 和其他心理治療的方法，當用於幫助患上邊緣性人格障礙的人時，DBT 較一般常規治療（treatment as usual）更能有效地改善自殘、自殺企圖和自殺念頭等。一些研究亦發現，DBT 在改善以下情況時具有優勢：抑鬱、焦慮、縮短住院期，及減少自殘和自毀的衝動行為。[78]

5.2 藥物治療

在討論有關邊緣型人格障礙之治療方法時，還可了解一些藥物治療的資料。不過，藥物治療的成效對這種病患而言並不一致。有些研究聲稱能改善抑鬱、挑釁和其他症狀，但研究提供的樣本不多。[79] 亦有建議提出，沒有一款藥物能有一致性或顯著性的效用。[80] 藥物治療中被普遍關注的問題，依然是在於處方藥物可能有服藥過量及不依從指示服藥的風險；而多重用藥的問題也不容忽視。有指八成的邊緣型人格障礙的患者，是會服用三種或以上的藥物，這不但沒有顯著的功效，而且會導致不少副作用，如：肥胖、高血壓和糖尿病。[81]

患者與醫生的關係應是更加開放的，所以患者可與醫生討論各款

藥物的效果和副作用，以讓患者作出更明智的選擇。

5.3 本地個案

個案一：「一生從未獲男人尊重」的女子

女子年輕時曾因姦成孕，被診斷患有輕度抑鬱和邊緣型人格障礙。用電線綑綁雙腿自殘，以求編配公屋。她吞下 30 粒鎮靜劑想尋死，又以膠袋將熟睡中的七歲兒子笠頭，幸好她最終臨崖勒馬，事後被控虐兒。

(http://hk.apple.nextmedia.com/news/art/20150521/19155209, 2015 年 5 月 21 日香港《蘋果日報》)

個案二：「剝手剝到成隻手花晒，連大髀都剝埋」

沙田醫院進行全港首個邊緣型人格障礙研究，2007 年 4 月至 2008 年 3 月間，160 名因自殘被送到威爾斯親王醫院急症室的病人，年齡介乎 18 至 64 歲，女病人佔 65%。當中 19% 有邊緣人格障礙，三分一在年幼時曾被虐打甚至性虐待，部分更曾自殘 5 次或以上。其中有一名 18 歲少女，13 歲開始自殘，「剝手剝到成隻手花晒，連大髀都剝埋，又講到自己一文不值，冇人生目標」。

(http://the-sun.on.cc/cnt/news/20110320/00410_041.html, 2011 年 3 月 20 日香港《太陽報》)

6. 如果你的伴侶／家人／朋友是患者，你可怎樣做？

6.1 核心轉變性——愛與恨

本章之前已描述過，邊緣型人格障礙在評價其他人的過程中，沒有灰色地帶，非黑即白，導致「分裂式」的極端評價。這種心理上的絕對性，把所有人指向「全好」或「全壞」，而令他們的感覺左搖右擺，由一個極端去到另一個極端，都是有相同的強烈程度。

你患病的朋友、伴侶或家人會試圖從你身上，獲得一些他們很難僅憑自己能取得的東西，例如：自尊、認同和自我感覺。他們視失去一段關係如同失去一隻手或腳，或甚至是死亡。[82]

即使在許多情況下面對的是同一個人，但在不同時候，他們會把別人看成全部都好或全部都壞。他們對人的看法，會根據他們最後和那個人的互動來決定，好像喪失了短期記憶一樣。無論客觀現實是怎樣，佔主導而又波動的情緒，將影响他們在與別人互動中的感受。邊緣型人格障礙患者的情緒波動，又會引發一些不能預見的行為和反應。

他們也會去找一些線索，去揭示他們所關心的人並不真正地愛他們，亦會遺棄他們。當他們內心的恐懼得到確認後，以下情況便會發生：[83]

1. 爆發憤怒；

2. 作出指控；

3. 飲泣；

4. 尋求報復；

5. 殘害自己；

6. 有外遇；

7. 做其他破壞性的事。

由於他們有這些不可預見的行為，連同已存在的恐懼和焦慮，如果你在他們身旁，無論他們是你的伴侶或家人，也無論你有多愛他們，你都會感到很疲累。最後，你會被他們的行為和不可預見的反應趕走。

此外，他們亦會常常採取防衛機制中的身份投射（projective identification），從而將無法忍受的感覺、思想或衝動，全部投向其他人，這個人可以是他們最好的朋友、配偶或輔導員。如果你恰好是這位「其他人」，你便會感到內疚，而會努力為他們做更多的事以作補償。

而核心的身份混亂的問題，使他們不知道自己到底是誰，只會借其他人的身份來生活。他們的自我很脆弱，難以劃清自己和別人的界限。他們依賴別人來塑造和支持自己的自我身份和角色。這解釋了他們對被遺棄、被拒絕或獨處時的恐懼。他們報稱一個人獨處令他們失去自我的感覺，或者逼使自己覺得自己並不存在。[84]

由於沒有外在的社交支援，他們沒能力去調節自己的空虛感，並且可能藉助物質濫用、暴食或自殘行為，用外在的刺激來填補內心的空虛和為自己製造一個身份，以支持自己的存在感。他們的自我傷害，令你覺得更加筋疲力竭，因為你發現沒有方法可改變這種情況。

6.2 不當行為 —— 在操控你嗎？

有時患有邊緣型人格障礙的人，會被指責虛假和說謊。其實，他們有可能未意識到自己撒謊或操控其他人，[85] 他們誠懇地相信他們正談論的版本是事實。如果他們改變故事內容，他們也期望你能欣然接受新的版本；假如你做不到，他們便會很生氣。不過，有時候他們的確會刻意撒謊，編造故事，目的是得到他們想得到的東西或某個人。

當你已採取行動去達到他們的目的，他們或會決定想要別的東西了。你會覺得被他們操縱、控制或利用，他們透過要脅或不公平的對待方式，來獲取他們所需。由於他們所說的謊話是不一致的，在他們身邊的人會對他們的不穩定性和不可預見的行為，感到十分厭倦。

他們的行為並不是故意去操控別人，只是在危急關頭和毫無辦法的情況下，他們可透過這些行為應對痛苦的感覺，或取得所需要的東西。最重要的是，他們沒有傷害其他人的目的。有邊緣型人格障礙的人並不是一個想去操控你的人，而只是一位你愛的、但正處於極度痛楚和危機中的人罷了。[86]

當他們對別人存有愛／恨的感覺，但又未能建立具有效支援性的人與人之間的接觸時，有邊緣型人格障礙的人可能會變成跟蹤狂，或不斷地去發掘有關別人的資訊，例如：他們會查看別人的衣服口袋或抽屜，偷看別人的手機來電訊息，入侵別人的電腦檔案，製造意想不到的來電，及不預先通知的到訪，連同可能發生的身體和言語上的攻擊，他們會聲稱他們的所作所為全是因為自己沒有選擇！

全部好或全部壞的非黑即白思想，不但影响他們的人際關係，也令他們覺得別無選擇，而只有一個方案！與冷酷的精神病患不同，邊

緣型人格障礙患者是由情緒驅使，而他們自己亦真正相信自己行動的
理由。

6.3 自我危害行為——要威脅你嗎？

有邊緣型人格障礙的人以自殘行為作為一個應對機制，去釋放或
管理他們驚人的情感痛楚——通常是羞恥、憤怒、悲傷和害怕被遺
棄的感覺。他們作出自殘行為，想去和人溝通這種痛苦並尋求幫助。
他們自殘的原因包括：[87]

1. 要覺得仍然活著，減少麻木和空虛感；

2. 或要令自己感到更加麻木；

3. 為了向他人表達憤怒；

4. 要懲罰自己或表達對自我的厭惡（被虐待的人更常會這樣做）；

5. 要證明自己不是他們想象中的「壞」；

6. 想要舒緩壓力或焦慮；

7. 要感到自己的痛苦已被控制；

8. 為了給自己帶回現實感；

9. 要找回真實的感受；

10. 要通過專注身體上的痛苦，來尋求舒緩內心的情緒痛楚、挫
　　折感和其他負面情緒。

自我傷害或自殘的行為是十分複雜的，在極端壓力的情況下，當
事人常常會出現解離經歷，同時感到麻木和空虛。此時，自殘會是唯
一可以讓他們體驗感受的途徑，他們或會利用身體上的痛楚，去舒緩
內在的情緒痛苦或難以忍受的孤獨感！

7. 個案分享

瑪利亞，今年 33 歲，一位花枝招展、衣著很跟得上潮流的女士。今天她戴著太陽眼鏡走進輔導室。她穿著美麗、身材瘦削，不過她仍抱怨自己身體過重。

她投訴「不能應付自己的情緒」，「有時感到極度憤怒，有時心情低落，垂頭喪氣，因為沒有人關心我」。有時瑪利亞會覺得自己很不理性，特別是當她感到「生活很難應付」時，她甚至有想自殺的念頭。

她進來接受輔導，是因為她未能適應與丈夫和兩名十幾歲的孩子之生活，她常控訴：「所有事對我來說都是太多太煩，令我想殺死自己！」她不太相信輔導能夠幫助自己。她在整個會面時都哭個不停，她感到空虛，但亦有提到丈夫漠不關心的態度，往往令自己感到極度憤怒。

當瑪利亞面對老闆和同事時，腦裡一片空白，像有驚恐症一樣，在她的生命裡發生的每件事全都是「混亂和無希望」！她試過好幾次服藥過量，而丈夫不聞不問，不同情她的痛苦，她也試過多次剔手去「舒緩自己的緊張」。

1. 第一次會面

這次會面令瑪利亞感到有點奇怪，因為輔導員百分之百只專注在她的投訴上，例如「丈夫如何自私」，「自己如何艱難地照顧孩子」，「我已很盡力，但做不到幾多」。

瑪利亞有強烈的自我意識，她的自我中心和負面情緒都引致整

體誇大的感受，她發覺就算自己在輔導員面前咆哮、胡言亂語，仍得到輔導員全面的接納。雖然認知行為治療能協助處理她的錯誤思維模式，但如果要瑪利亞接受一個有系統和具結構的認知治療，輔導員和她都會感到十分困擾。

她想反對輔導員，因為自己試過做每一件事，但結果都是「一切沒有希望」，因為自己已沒有辦法可以令丈夫改變。輔導員得保持一致性，以不批判及具彈性的方式去讓案主接納一個令她開始時感到不自然的方法。讓瑪利亞學習認知治療的過程亦十分重要。

2. 夫婦關係／婆媳關係

其實，幫助瑪利亞全面探索人際關係是必需和有用的。她提出當初認識丈夫成為朋友的經過。拍拖時，他是一個如何有愛心的人，常常為她做許多她所期望的事。不過，由於丈夫過分聽從他母親的話，瑪利亞感到很妒忌，而要不斷去爭取丈夫的愛和關注，但最終「他母親會獲得他的所有」，或許這是瑪利亞的演繹和自認為的信念吧！每當丈夫不能依從她時，她便變得十分情緒化，誇大自己的憂慮和不安，甚至常常呼喝和打她的丈夫。

3. 社交關係

瑪利亞經常向朋友及父母撒謊，藉誇大自己的故事來讓自己被看成「可憐的受害者」，以博取其他人的感情和同情。例如，當朋友相約外出一起吃晚飯而沒有叫她一起去，她會編故事來解釋，形容朋友是愚昧的，其實是自己不想參加及與他們聯繫，似是要給人「吃不到的葡萄是酸的」感覺。她也常投訴社工或警察，說他們辦事效率過低。

4. 與父母的關係

瑪利亞告訴輔導員自己是被父母領養回來的。父親是電腦分析員，母親是一個家庭主婦。她一向都不知道親生父母是誰。她記得自小生活便很有規律，但得不到愛和溫暖，她要在學校做得好或在家幫忙做家務，才能獲得父母的認同。為此，她須仔細地檢查自己的功課、強迫自己清潔房間和整理儀容。她覺得自己比其他朋友差，因為他們得到「真正父母」的愛和感受到快樂。她須向父母報告及問明所有的事，因為自己的主見和信心不多。她與別人的關係像狂風暴雨般混亂，情緒化、對母親反叛和感到討厭、很自卑。

她每天見到父親的時間都不足一小時，她害怕他嚴肅的臉，每次都要告訴他有哪些自己做得好的事，來討好父親和賺取他認同地說一句 "OK"。父母從未向她說過一句「做得好！」，"OK" 對她來說已是很不錯的回應。

5. 與老師和同學的關係

她在學校裡表現平平，但卻已很努力。她希望自己打扮得「漂亮可愛」，讓同學可圍著她談論她的新髮型或新裙子。

她希望得到老師的注意，所以會裝著自己「很聽話、很柔弱及害羞」，令老師每天都會細心聆聽她的發問。例如：她不明白的數學題目，老師會在下課後為她一個人再解釋。她會懇求老師批准她不上體育課，因為她只是覺得有點兒「肚痛」。整體上她能在校獲得很多關注，但在家卻不能。她只能依靠身體上的疾患和高低起伏的情緒而得到家人的關注。每當在校剌傷自己的大腿，她便能獲得校內社工／護士的關注，讓她可控訴母親對她很殘酷，並抱怨自己很想從未出

生過。

6. 邊緣型人格障礙評估

最強有力的顯示她患上這類人格障礙的證據，就是她強烈的自我表現。她不時會表現為受害者，尋找關注和虛榮，經常情緒不穩定；每次談及她發脾氣的情況時，她都不能和其他人一樣去認知和評價自己的行為，例如，表達強烈的表面情緒又欠缺真實性，輔導員要看得出這是表演藝術，而不能表現出同理心。漸漸地，當輔導員叫她說出對事件的其他看法時，輔導員可以只作聆聽，給予她任何建議只會是災難性的。

當瑪利亞感覺「失落和想自殺」時，小心分析和作出危機評估是很重要的，要知道在她的自殺念頭內，是否存在操控或表演的動機。如果讓她考慮自己決定的好處和壞處，她往往便轉向另一個題目；有時她會覺得很沉悶，如果發現自己未能操控輔導員，可能不願再接受輔導。

瑪利亞基本上是一個極其自卑和感覺不安全的人。她極想得到認同，害怕被拒絕，因她的核心信念是「她出生時被父母遺棄」。她等不及別人的認同，而靠製造事端來爭取別人的關注。思想自動自覺便把所有日常發生的事件看成是自己的失敗，自己是事件中的受害者，「生活太困難」、「放棄」、「尋找無條件的幫忙」。

如果得不到即時的幫助，她便會創造出一個富戲劇性的場面，令所有人都需要給她反應並讓她從中獲取利益。有時她作出一些不理性的行為，向別人呼喝，從而令他們為她感到抱歉。

7. 認知行為治療

要建立一個可信賴及平衡的關係,需要經歷好幾次困難的輔導會面,因為瑪利亞會像平日一樣去操控輔導過程。她會要求輔導員提供意見,並把他當成「拯救者」。如果獲得一些應對方法,但這些方法不能給予她任何好處時,她便不會聆聽或理會。她常常測試輔導員對她的忠誠,所以輔導員不應持有任何立場,而只需反映事件的情況及在當下她可以作甚麼回應,讓她去思考,總比要輔導員過度思考應對為佳。

叫她做輔導家課,相信是另一項困難,但輔導的首個目標是教導她針對自己的自動化思想,並控制扭曲的思維模式,來制止任何即時衝動的行為(如自殺念頭、呼喝他人)。當她明白在某些情況下,她的自動化思維(「我無法處理!」「丈夫不理我!」)會令她對丈夫和孩子感到憤怒,並引發出衝動行為時,漸漸地她便能找到替代思維,去理解事情的發生只是正常生活壓力所致。她亦會被問及如何把這些日常的生活模式與過去相連繫,她便帶出她在兒童時期被父母遺棄的創傷經歷,而她現在出現的問題可能與此有關。然後,她須挑戰現有的思想,繼而令其被理性思維所取代。

輔導的第二個目標,是教導她應對和培養自信的能力。每次帶出一個困難的事件,她會被要求思考所有好處和壞處,再去評估處理的方法(解決困難的技巧),而不是直接作出結論或依從以往慣性的回應方法。最終,她必須為自己作決定去解決困難。她傾向作一些能得到別人認同的決定,因為邊緣型人格障礙患者很喜歡得到別人的認同。當她慢慢察覺治療對她有利,便會更投入做好家課,來解決她日

常需面對的問題（譬如是養育兩個「不聽話」的孩子）。

　　第三個目標是處理她的人際關係（包括與她的丈夫、母親、家姑和同事）。她常以自己的情緒爆發去操控他們，來獲得她想要的關注。例如：當丈夫遲回家，她的自動化思想會認為：「為何他可以這樣對我？」「他很自私和愚蠢，他沒有我是不行的，所以一定會討好我。」結果，因為她的脾氣，丈夫很不情願地向她宣告自己的愛意，以令她心安。

　　只挑戰她的錯誤思維是未必足夠的，她需要探索替代思維「我想要甚麼？」，並相信可從替代行為去尋找相同的滿足和安全感。輔導員可嘗試建立方法去測試她某些行為背後的想法，例如：「當我感到驚惶失措，別人便會捨我而去」，「如果我沒有在工作上提建議，他們會覺得我很蠢」。再加上宣示主張的訓練，瑪利亞便能學到如何和其他人更有效地溝通自己所想，如何和同事一起工作，而不會感到驚慌，或為此而感到自卑。她開始建立信心，能應用所學的自信技巧去應對丈夫和孩子。她的人際關係大大改善了。當所有人和事依她的意思，她便有片刻的快樂，直至她找到另一個「受害者」。

　　最後的治療目標是鼓勵她挑戰自己的核心信念——「我不夠好，我是應付不來」，利用自己以往的成就、工作被認同及孩子的健康生活來挑戰這一信念，並以新的信念取代舊的：「我和其他人都一樣好，他們能做到的，我會比他們做得更好。」

　　瑪利亞現在已經對輔導員增加了不少信心，她願意翻開以往兒童時期的創傷及傷害。輔導員利用認知整理治療（Cognitive Processing Therapy）來協助她重新構建創傷的經歷，讓她能夠放下過往相信自

己是被「遺棄」及「受害者」的信念，並能正視被她的養父母寵愛這一正面的事實。她承認自己生命的劇本，被用來滿足她認為自己是受害者的負面假設。她所做的每一件事都是為了滿足這個假設，她的行為最終換來其他人的拒絕，因為那些行為對於他們來說的確是過於激烈。自從她開始接受這些事實後，她便願意作出改變，並主動去糾正自己的行為。

認知行為治療很有效地幫助了瑪利亞。經過三年，她說已把自己的情緒管理得很好，很少情緒爆發；她也在工作中感到更自信，得到晉升及有很多能支持她的同事；在家裡，她較以前更能應付孩子和丈夫，並改善和父母及家姑的關係；她可以抓住自己的負面思想，利用解難技巧去整理出合適的回應，以加強她「自己是足夠」的信念。實際上，她的新行為得到更多的肯定和認同，令她為建立這個新的角色而感到自豪。

不過，輔導員不應讓她完全離開，而需要維持住一個支援的角色，最起碼在下次危機出現時，她仍能向輔導員寫個電郵或通個電話，因為輔導員是她可信賴的人。但治療的工作量應該可以減半。

8. 管理邊緣型人格障礙行為

倘要理解這類行為，首先你要離開你自己的舒適地帶（comfort zone）並走進他們的世界裡。他們大部分的行為通常是學習得來的模式，用來保護他們免受強烈的情緒痛楚折磨或再次受到傷害，但不是

為了要傷害你！他們精於說服別人，要你相信他們的行為是由於別人的錯誤所致，責任在於別人，而自己只是受害者。你或許不能改變他們這樣的行為或醫治好這類患者，但你可以嘗試接納這些事實。

8.1 給親人和朋友

你的確感覺被他們的要脅所折磨，特別是覺得被他們的情緒「綁架」。不過，請留意他們或會進行一些自我危害的行為，切勿自己承擔保障他們安全的責任。全心全意地聆聽，不要給予判斷和評價，因為別人已經常評價他們的行為。有需要為他們做一個全面的自殺危機評估，但盡量不要對他們的自殺念頭大驚小怪，而是找尋解決問題的替代方案去轉移他們的自殺念頭。切勿墮入要成為拯救者和問題解決者的陷阱，應經常反映他們的情緒，讓他們自己作結論或決定。請緊記：不被接納的是他們的行為，而不是他們個人！

8.2 自殺念頭和企圖

如果他們很聰明和懂得操控別人去爭取別人的同意、認同、注意及關愛，他們不會選擇自殺（因這會被演繹為失敗者）。他們的焦點在於維持自己是「可憐的受害者」的身份，「請幫我剷除我的『敵人、加害者』，把他們推出去！」他們威脅去自殺，是要警告加害者，並製造內疚的感覺。要真正懂得他們，就要聆聽和接納他們自殺的願望或威脅，這是十分安全和重要的。通常在這個時候，他們便會轉趨平靜，你可透過聆聽，共同去發掘他們的強項和不足。若有更多相關的訓練去協助他們解決自己的不足，相信會是受他們歡迎的做法。

8.3 作為輔導員

當個案的案主不再信任你，停止和你見面，作為輔導員可以做的，只能是聯絡案主的家人，以了解案主的情況，和他／她談談，究竟為何不再在預約的治療時間出現。請不用過度焦慮地去尋找他／她。

每一位有邊緣型人格障礙的人都不同，自殺念頭一般都伴隨著憤怒的爆發期；之後，他／她或許會從輔導員或其他人身上，成功爭取到足夠的同情心或滿足感。

8.4 家人管理自己的感受和需要

如果一個人承受來自邊緣型人格障礙患者的指責，的確會承受很大的痛苦。他／她需要一個安全的地方去宣洩自己的情緒，要感覺被接納，不被批判。要融合多方面的「好」和「壞」是十分重要的，接納自己作為患者的身邊人，要為自己的選擇負責；同時也讓其他人為他們自己的決定負責。

不要背負內疚、自責、羞恥，或把自己看成是所有問題的成因。並沒有正確適應這類人的方法，而是要真心愛他們，堅持規則——哪些可以做或不可以做。相信他們仍是有選擇和有責任，可與他們一起建構和討論可行的方案。

呼喝和打架絕不是可行的選擇，注意可避開或不理會那些非理性的行為，這可為你帶來更好的精神健康。照顧好自己，不可以誤信一個人能夠為自己所愛，就必定要為其完成所有任務。透過設定界限並依照這些底線執行，你可以作為他們的良好榜樣，供他們觀察和學習。要確保你能細心觀察、表示尊重及明確地說出自己的真實感受。

　　良好的溝通能讓他們更清楚有關界限，太多容忍可導致破壞界限或更多的對抗。良好的溝通技巧包括：成為優秀的聆聽者，集中注意他們所強調的信息，簡單地回應，給予正面評價、發問，留意非語言溝通，誠懇地交談，自然和中立，及避免反擊。須積極地主張溝通和釐清限制，目的是為了長遠的健康關係，而並不只是為你自己個人。

　　你應能意識到他們向你投放的憤怒，如果發覺你自己可能控制不了自己，請選擇離開現場。如果他們的情緒不穩定，但沒有怒氣，可考慮給他們一個擁抱。其實只需簡單陪伴在側，不須給他們任何評價。如果有自殘行為，可參考下列表 8.3 的處理方式。

表 8.3　如何處理邊緣型人格障礙的自殘行為（可以／不可以）

可以	不可以
1. 儘早告知他／她的輔導員；	1. 不要為別人所作的事情而承擔責任；
2. 保持冷靜，平靜說話，討論事實；	2. 不要擔當 24 小時監測他／她的職責；
3. 尋找專業協助及進行適當的治療；	3. 不要強作輔導員；
4. 協助他／她組織自己的支援隊伍；	4. 不要讓他／她輕易找到武器；
5. 用同理心去聆聽他／她的感受；	5. 不要以自殘行為來定義患者；
6. 表示愛和接納，但以自殘以外的手法處理問題；	6. 不要糾纏於自殘行為的細節；
7. 強調正面的部分，並提供鼓勵；	7. 不要說教、講道或作出厭惡的行動；
8. 建議自殘的替代方案，如想想過去一星期的成績；	8. 不要以說話來激起羞恥心和自責；
9. 拒絕為他／她的自殘行為保守秘密；	9. 不要以憤怒或控制的方式去威脅；
10. 表達自己的支持和關心，並堅定地維持個人底線。	10. 不要和他／她爭拗，無論他／她是否認真地想死；
	11. 不要挑戰或指責他／她操控你；
	12. 不要向威脅屈服。

9. 結語

當大家認清及更理解邊緣型人格障礙患者的行為、思想和信念後，我們便能抓住更多機會與這一類人共同生活、工作及與他們為伴。雖然我們知道這類型人格障礙時常經歷巨大的變化、「愛與恨」的理想化或貶抑、如過山車般的情緒爆發及衝動和人際關係上的極度敏感，但是我們也知悉他們承受著長期對被遺棄或被拒絕的恐懼，以及缺乏自我身份認定和自我形象低落。這些都可能是由於生理 / 基因、童年時的不良照顧及創傷的經歷所造成。

因為他們是我們最愛的伴侶、家人和朋友，我們希望可以陪他們走出困局，向接受治療邁進。在此要強調一點，許多讀者雖然並不是專業人士，但你們也可以為他們提供確實很有用的幫助。你可以給他們認同，溝通並接納他們的感受；你也可以用同理心聆聽、反映，能讓他們察覺自己的情緒，及幫助他們去承認並接納自己是獨特和有價值的。

利用 Linehan[88] 或 Beck[89] 的治療方法，去幫助邊緣型人格障礙患者建立人際關係，我們將發現能有更多機會可提供給這一類人，以維持我們之間的關係；而不是強行將他們去變成我們所希望的一種人。

最後，提供一些小貼士供專業輔導人員參考，以更好地處理邊緣型人格障礙的個案：

1. 為了幫助案主保持冷靜和表現出親切的關懷，請適當地控制你的聲音和姿態，特別是要了解到，他們很留意輔導員的面部表情和身體語言，以不斷尋找不贊同的地方；

2. 顧及問題和建議，詢問他們每天或在過去一週的優勢和成就；

3. 設定治療規則和底線（必須出席治療、每節治療時間、每節治療相隔多久）；

4. 問准案主後，要求他們的家人最少出席一次治療，以了解家人的看法；

5. 接納案主是有困擾和感覺悲傷的。

千萬不要的事項：

1. 不要扮專家；

2. 不要匆忙或似乎是趕時間，要給予充足的會面時間，要預算他們希望延長時間；

3. 不要呼喝他們，如果他們試圖作出愚蠢行為（如：跺腳或大叫），以轉移你的視線，當他們完成這些行為後，才問他們，然後了解背後的原因：

「為甚麼你會這樣做？」

「你腦中在想些甚麼？」

「你知不知道你已破壞規則／約定／界限？」

「這是不是你所想得到的？」

4. 除非他們正擺出自殺的姿態，否則不要跟著他們跑出輔導室，而是對他們說：「當你有空時，才給我撥個電話，到時再和你討論」；

5. 不要強行減少他們的行為，而他們的需要也須討論；

6. 不要感到完全失敗，幫助他們和他們自己幫助自己一樣困難，沒有很多人能充分明白這些人。

註釋

1　American Psychiatric Association (2013). *Diagnostic and statistical manual of mental disorders* (5th ed.). Washington, DC: American Psychiatric Association.

2　Trull, T. J. (2015). Borderline personality disorder: Contemporary approaches to conceptualization and etiology. In P. H. Blaney, R. F. Krueger, & T. Millon (Eds.), *Oxford textbook of psychopathology* (3rd ed., pp.768-790). New York: Oxford University Press.

3　Hales, R. E., Yudofsky, S. C., & Gabbard, G. O. (2011). *Essentials of Psychiatry* (3rd ed.). Washington, DC: American Psychiatric Publishing, Inc.

4　Davey, G. (2014). *Psychopathology: Research, assessment and treatment in clinical psychology* (2nd ed.). West Sussex: British Psychological Society and John Wiley & Sons.

5　Ray, W. J. (2015). *Abnormal psychology: Neuroscience perspectives on human behavior and experience.* Thousand Oaks: SAGE.

6　Davey, G. (2014). *Psychopathology: Research, assessment and treatment in clinical psychology* (2nd ed.).

7　Kress, V. E., & Paylo, M. J. (2015). *Treating those with mental disorders: A comprehensive approach to case conceptualization and treatment.* Boston: Pearson.

8　Davey, G. (2014). *Psychopathology: Research, assessment and treatment in clinical psychology* (2nd ed.).

9　Leichsenring, F., Leibing, E., Kruse, J., New, A. S., & Leweke, F. (2011). Borderline personality disorder. *The Lancet, 377,* 74-84.

10　Oldham, J. M. (2006). Borderline personality disorder and suicidality. *American Journal of Psychiatry, 163,* 20-26.

11　Gunderson, J. G. (2011). *A BPD brief: An introduction to borderline personality disorder: Diagnosis, origins, course, and treatment.* Retrieved May 11, 2016, from The Borderline Personality Disorder Resource Center: http://www.bpdresourcecenter. org/wp-content/uploads/2014/04/Gunderson_A_BPD_Brief_REV20111.pdf

12　Seligman, L., & Reichenberg, L. W. (2014). *Selecting effective treatments: A comprehensive systematic guide to treating mental disorders* (4th ed.). Hoboken, NJ: John Wiley & Sons.

13 Linehan, M. M. (1993). *Cognitive-behavioral treatment of borderline personality disorder*. New York: Guilford Press.

14 Soloff, P. H., Lynch, K. G., Kelly, T. M., Malone, K. M., & Mann, J. J. (2000). Characteristics of suicide attempt of patients with major depressive episode and borderline personality disorder: A comparative study. *American Journal of Psychiatry*, *157*(4), 601-608.

15 Arntz, A., van Genderen, H., & Drost, J. (2009). *Schema therapy for borderline personality disorder*. Malden, MA: Wiley.

16 Paris, J. (2011). Personality disorders and suicidal behavior. In R. C. O'Connor, S. Platt, & J. Gordon (Eds.), *International handbook of suicide prevention: Research, policy and practice*. West Sussex, UK: John Wiley & Sons.

17 Stone, M. H. (1990). *The fate of borderline patients*. New York: Guilford Press.

18 Paris, J., & Zweig-Frank, H. (2001). A twenty-seven year follow-up of borderline patients. *Comprehensive Psychiatry*, *42*, 482-487.

19 Gunderson, J. G., & Ridolfi, M. E. (2001). Borderline personality disorder: Suicidality and self-mutilation. *Annals of the New York Academy of Sciences*, *932*, 61-77.

20 Gunderson, J. G. (2011). *A BPD brief: An introduction to borderline personality disorder: Diagnosis, origins, course, and treatment*.

21 Cutler, J. L., & Marcus, E. R. (2010). *Psychiatry* (2nd ed.). New York: Oxford University Press.

22 Levy, K. N. (2005). The implications of attachment theory and research for understanding borderline personality disorder. *Development and Psychopathology*, *17*, 959-986.

23 Kress, V. E., & Paylo, M. J. (2015). *Treating those with mental disorders: A comprehensive approach to case conceptualization and treatment*.

24 Blais, M.A., Smallwood, P., Groves, J. E., Rivas-Vazquez, R. A., & Hopwood, C. J. (2016). Personality and personality disorders. In T. A. Stern, M. Fava, T. E. Wilens, & J. F. Rosenbaum (Eds.), *Massachusetts General Hospital comprehensive clinical psychiatry*. London: Elsevier.

25 Larsen, R. J., & Buss, D. M. (2014). *Personality psychology: Domains of knowledge about human nature* (5th ed.). New York: McGraw Hill Education.

26 American Psychiatric Association (2013). *Diagnostic and statistical manual of mental* *disorders* (5th ed.).

27 Blais, M. A., Smallwood, P., Groves, J. E., Rivas-Vazquez, R. A., & Hopwood, C. J. (2016). Personality and personality disorders.

28 Crowell, S. E., Beauchaine, T. P., & Lenzenweger, M. F. (2008). The development of borderline personality disorder and self-injurious behavior. In T. P. Beauchaine & S. P. Hinshaw (Eds.). *Child and adolescent psychopathology* (pp.510-539). Hoboken, NJ: John Wiley & Sons.

29 Seligman, L., & Reichenberg, L. W. (2014). *Selecting effective treatments: A comprehensive systematic guide to treating mental disorders* (4th ed.).

30 Larsen, R. J., & Buss, D. M. (2014). *Personality psychology: Domains of knowledge about human nature* (5th ed.).

31 Trull, T. J. (2015). Borderline personality disorder: Contemporary approaches to conceptualization and etiology.

32 Tomko, R. L., Trull, T. J., Wood, P. K., & Sher, K. J. (2014). Characteristics of borderline personality disorder in a community sample: Comorbidity, treatment utilization, and general functioning. *Journal of Personality Disorder, 28* (5), 734-750.

33 Grant, B., Chou, S., Goldstein, R., Huang, B., Stinson, F., Saha, T., et al. (2008). Prevalence, correlates, disability, and comorbidity of DSM-IV borderline personality disorder: Results from the Wave 2 National Epidemiologic Survey on Alcohol and Related Conditions. *The Journal of Clinical Psychiatry, 69*(4), 533.

34 Zanarini, M. C., Reichman, C. A., Frankenburg, F. R., Reich, D. B., & Fitzmaurice, G. (2010). The course of eating disorders in patients with borderline personality disorder: A 10-year follow-up study. *International Journal of Eating Disorders, 43*(3), 226-232.

35 Grant, B., Chou, S., Goldstein, R., Huang, B., Stinson, F., Saha, T., et al. (2008). Prevalence, correlates, disability, and comorbidity of DSM-IV borderline personality disorder: Results from the Wave 2 National Epidemiologic Survey on Alcohol and Related Conditions.

36 Trull, T. J. (2015). Borderline personality disorder: Contemporary approaches to conceptualization and etiology.

37 Tomko, R. L., Trull, T. J., Wood, P. K., & Sher, K. J. (2014). Characteristics of borderline personality disorder in a community sample: Comorbidity, treatment utilization, and general functioning.

38 Millon, T., & Davis, R. D. (1996). *Disorders of personality: DSM-IV and beyond* (2nd ed.). New York: John Wiley & Sons.

39 Gunderson, J. G. (2011). *A BPD brief: An introduction to borderline personality disorder: Diagnosis, origins, course, and treatment.*

40 Gunderson, J., Stout, R. L., McGlashan, T. H., Shea, T., Morey, L. C., Grilo, C. M., et al. (2011). Ten-year course of borderline personality disorder: Psychopathology and function from the collaborative longitudinal personality disorders study. *Archives of General Psychiatry, 68*, 753-762.

41 Gunderson, J. G. (2011). *A BPD brief: An introduction to borderline personality disorder: Diagnosis, origins, course, and treatment.*

42 Raine, A. (1993). Features of borderline personality disorder and violence, *Journal of clinical psychology, 49*(2), 277-281.

43 Miller, L. (2012). *Criminal psychology: Nature, nurture, culture: A textbook and practical reference guide for students and working professionals in the fields of law enforcement, criminal justice, mental health, and forensic psychology.* Springfield, Illinois: Charles C Thomas Publisher.

44 Tardiff, K. (2007). Violence: Psychopathology, risk assessment and lawsuits. In A. R. Felthous & H. Saβ (Eds.), *International handbook of psychopathic disorders and the law* (Vol. 1, pp.117-133). West Sussex: John Wiley & Sons.

45 Schug, R. A., & Fradella, H. F. (2015). *Mental illness and crime.* Los Angeles: SAGE Publications.

46 Sansone, R. A., & Sansone, L. A. (2010). Fatal attraction syndrome: Staling behavior and borderline personality. *Psychiatry, 7*(5), 42-46.

47 Hales, R. E., Yudofsky, S. C., & Gabbard, G. O. (2011). *Essentials of Psychiatry* (3rd ed.).

48 Trull, T. J. (2015). Borderline personality disorder: Contemporary approaches to conceptualization and etiology.

49 同上。

50 Gunderson, J. G. (2011). *A BPD brief: An introduction to borderline personality disorder: Diagnosis, origins, course, and treatment.*

51 Trull, T. J. (2015). Borderline personality disorder: Contemporary approaches to conceptualization and etiology.

52 同上。

53 Gunderson, J. G. (2011). *A BPD brief: An introduction to borderline personality disorder: Diagnosis, origins, course, and treatment.*

54 同上。

55 Zanarini, M. C., Frankenburg, F. R., Hennen, J., Reich, B., & Silk, K. R. (2005). The McLean Study of Adult Development (MSAD): Overview and implications of the first six years of prospective follow-up. *Journal of Personality Disorders, 19,* 505-523.

56 Linehan, M. M. (1993). *Cognitive-behavioral treatment of borderline personality disorder.*

57 Trull, T. J. (2015). Borderline personality disorder: Contemporary approaches to conceptualization and etiology.

58 Gunderson, J. G. (2011). *A BPD brief: An introduction to borderline personality disorder: Diagnosis, origins, course, and treatment.*

59 Zanarini, M. C., Frankenburg, F. R., Hennen, J., Reich, B., & Silk, K. R. (2005). The McLean Study of Adult Development (MSAD): Overview and implications of the first six years of prospective follow-up.

60 Linehan, M. M. (1993). *Cognitive-behavioral treatment of borderline personality disorder.*

61 同上。

62 同上。

63 Sperry, L., & Sperry, J. (2016). *Cognitive behavior therapy of DSM-5 personality disorders: Assessment, case conceptualization, and treatment* (3rd ed.). New York: Routledge.

64 Sperry, L. (2003). Handbook of diagnosis and treatment of DSM-IV-R personality disorders (2nd ed.). Philadelphia, PA: Brunner-Routledge.

65 Sperry, L., & Sperry, J. (2016). *Cognitive behavior therapy of DSM-5 personality disorders: Assessment, case conceptualization, and treatment* (3rd ed.).

66 Hales, R. E., Yudofsky, S. C., & Gabbard, G. O. (2011). *Essentials of Psychiatry* (3rd ed.).

67 Barlow, D. H., & Durand, V. M. (2012). Abnormal psychology: An integrative approach (6th ed.). Australia: Wadsworth/Cengage Learning.

68 Hales, R. E., Yudofsky, S. C., & Gabbard, G. O. (2011). *Essentials of Psychiatry*

(3rd ed.).

69 First, M. B., & Tasman, A. (2010). *Clinical guide to the diagnosis and treatment of mental disorders* (2nd ed.). West Sussex: John Wiley & Sons.

70 Seligman, L., & Reichenberg, L. W. (2014). *Selecting effective treatments: A comprehensive systematic guide to treating mental disorders* (4th ed.).

71 Feinstein, R. E., & Connelly, J. (2016). Difficult encounters: patients with personality disorders. In R. E. Rakel & D. P. Rakel (Eds.). *Textbook of family medicine* (9th ed., pp.1074-1089). Philadelphia, PA: Elsevier/Saunders.

72 Seligman, L., & Reichenberg, L. W. (2014). *Selecting effective treatments: A comprehensive systematic guide to treating mental disorders* (4th ed.).

73 Gunderson, J. G. (2011). *A BPD brief: An introduction to borderline personality disorder: Diagnosis, origins, course, and treatment.*

74 Linehan, M. M. (1993). *Cognitive-behavioral treatment of borderline personality disorder.*

75 同上。

76 Gunderson, J. G. (2011). *A BPD brief: An introduction to borderline personality disorder: Diagnosis, origins, course, and treatment.*

77 Gunderson, J. G., Weinberg, I., & Choi-Kain, L. (2014). Borderline personality disorder. In G. O. Gabbard (Ed.). *Gabbard's treatment of psychiatric disorders* (5th ed., pp.1035-1058). Arlington: American Psychiatric Association.

78 Leichsenring, F., Leibing, E., Kruse, J., New, A. S., & Leweke, F. (2011). Borderline personality disorder.

79 同上。

80 Gunderson, J. G. (2011). *A BPD brief: An introduction to borderline personality disorder: Diagnosis, origins, course, and treatment.*

81 同上。

82 Mason, P. T., &R. Kreger (2010). *Stop walking on eggshells: Taking your life back when someone you care about has borderline personality disorder* (2nd ed.). Oakland: New Harbinger Publications.

83 同上。

84 同上。

85 Miller, L. (2012). *Criminal psychology: Nature, nurture, culture: A textbook and* *practical reference guide for students and working professionals in the fields of law enforcement, criminal justice, mental health, and forensic psychology.*

86 Mason, P. T., &R. Kreger (2010). *Stop walking on eggshells: Taking your life back when someone you care about has borderline personality disorder* (2nd ed.).

87 同上。

88 Linehan, M. M. (1993). *Cognitive-behavioral treatment of borderline personality disorder.*

89 Beck, A. T., Emery, G., & Greenberg, R. L. (1985). *Anxiety disorders and phobias: A cognitive perspective.* New York: Basic Books.

第九章

暴・瘋・語

——心理病態

葉矜媞　梁國香

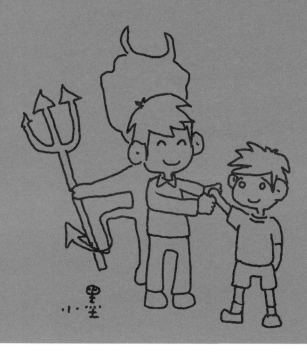

1. 引言

1.1 人為何犯罪？

　　「心理病態」（Psychopathy）一詞是為了解釋犯罪行為而發展出來，用於分辨冷酷無情、危險而毫無悔意的罪犯，他們無愛心、說服力強、外表迷人、無情、缺乏悔意而且善於操弄他人。[1] 除了心理病態特質，濫用藥物、酗酒等均會損害人的認知能力，甚至影響性格，因而增加犯罪風險。因此，有濫藥習慣的罪犯通常會有更高的暴力風險：在高風險的暴力罪犯組別中，88.2% 有酗酒記錄，84.8% 則有濫用藥物記錄。[2] 近年的研究亦確認了暴力與酗酒及濫用藥物的正面相關關係。[3]

　　不同的研究讓我們了解到心理病態罪犯比一般罪犯更危險，但其實患有精神障礙的罪犯當中，除了心理病態，患有反社會人格障礙（Antisocial Personality Disorder, 簡稱 ASPD）、專注力不足及過度活躍症（Attention Deficit Hyperactivity Disorder, 簡稱 ADHD）的人，犯罪風險亦會增加。Langevin 發現，[4] 在眾多危險罪犯當中，反社會人格障礙最常出現，這是由於他們衝動、缺乏邏輯及具侵略性的行為表現，而當中更危險的則符合心理病態的診斷；相反，專注力不足及過度活躍症則較少出現在危險罪犯身上。

　　Butcher 的團隊 [5] 嘗試用以下幾種可能性解釋為何心理病態患者會有侵略性行為：

　　1. 良知發展不足

　　心理病態患者對道德價值的理解及接納程度，仍然停留於言語層

面，良知發展有嚴重障礙，甚至並不存在。社會規條及法律彷彿都不適用於規範他們的行為。[6]

2. 不負責任及衝動

他們衝動而未能接受延遲享樂，極少會願意為長遠目標而放棄眼前的享樂。

3. 善於取悅、剝削及利用他人

心理病態患者很多時候在表面上都是十分吸引的，他們善於取悅別人得到信任，並結交到很多新朋友。[7] 然而，他們會操縱及剝削別人，有時候更牽涉到混亂的性關係；心理病態患者有吸引力，但卻是既不忠誠、又不負責任的伴侶。

1.2 誰是心理病態患者？

心理病態這個名詞，有時候會與反社會人格（Sociopath）或反社會人格障礙（ASPD）相通，但當中卻有很多不同之處。有關反社會人格障礙的研究及文獻、數據都是從獄中罪犯中收集得來，而非住院病人。反社會人格障礙這個用詞，早在 1980 年的 DSM-III[8] 就已出現，但當時的診斷條件只強調罪犯及反社會行為，而忽略了人格特點。

Cleckley 在他 1941 年的著作《清醒的面具》（*The Mask of Sanity*）中，[9] 首次將心理病態這名詞分類，提供了一個早期最全面、最有系統的描述，並界定了相關心理病態的人性特點，例如外表迷人、冷酷無情、性生活混亂等。[10] 1985 年 Hare 修訂了 Cleckley 分辨心理病態特徵的重要量表，[11] 用來評估心理病態特徵、詳細審視個人

性格。大多數心理病態患者都缺乏同理心及責任感，不會為任何行為感到內疚或後悔，並有不擅於人際關係的傾向；他們在生活上像寄生蟲般依附他人、情緒容易失控；他們會透過病態謊言或控制他人以達到個人目的；他們狂妄自大，善於展示自己的魅力，並有犯罪傾向。

心理病態的種類

第一類：當作出非道德的行為，例如欺騙他人時，他們缺乏應有的內疚或焦慮，亦不會感到自責或緊張。這類心理病態患者麻木不仁、冷酷無情，但是不像第二類那樣有情緒波動，例如覺得焦慮或憤怒。[12]

第二類：他們因為衝動或情緒波動而作出同樣非道德的行為，但他們事後會覺得內疚、焦慮，並害怕承受負面結果。

文獻指出，第一類患者在動機或認知特質上均與一般人很不同，[13] 展示了其道德及認知上的遲緩發展，Kagan 形容他們「反社會的道德概念及認知發展，有如發展遲緩的孩子」，以 Piaget 的用詞，是處於兒童認知發展的第三階段「具體運作階段」，即 7 至 11 歲。

如 Hare 指出，反社會人格障礙與心理病態相關但有不同之處，[14] 心理病態的兩類牽涉了兩個層面，第一是人際和感情層面，反映了狂妄自大、病態撒謊、缺乏同理心等性格特徵；而第二層面則反映了反社會、衝動、性濫交、行為失控、不負責任的生活方式等 。就上述分類所見，雖然某些特質相似，但只有第二類心理病態比較接近反社會人格障礙。在囚犯中收集到的數據發現，[15] 70% 至 80% 的犯人被診斷為反社會人格障礙，但當中只有 25% 至 30% 的人符合心理病態病徵。

總括而言，心理病態的程度可準確地預測暴力及慣常的犯罪行為。

2. 心理病態的可能成因

根據以上對心理病態患者的分類，我們可以窺見一些可能的成因：基因遺傳，家庭、環境因素等。大多學者都認同先天與後天因素均扮演著重要角色，並認為第一類的成因與遺傳基因有莫大關係，而第二類則多由家庭及環境因素造成。[16]

第一類心理病態患者天生冷酷無情，對所犯的過錯毫無悔意，既不內疚也不恐懼 。我們可以用低恐懼理論來嘗試理解這種表現：當一般人經歷懲罰，他們會學識分辨自己哪些行為會引致懲罰。因此，基於對懲罰所帶來的痛苦感到恐懼，我們學會停止該行為以減少痛苦。由於與生俱來缺乏這種恐懼感，並且在社交學習方面發展遲緩，第一類心理病態患者未能於痛苦過程中吸收教訓，他們會不斷重複犯錯，並習慣因此而帶來的痛苦，基於對痛苦的忍耐，懲罰並未能遏止他們重複犯罪。

相反，第二類心理病態患者能體會不同的感受，[17] 他們會感到焦慮或自責，亦會因為憤怒或情緒激動而犯罪或侵犯他人。他們的破壞性行為很大程度上受著環境影響，其中以出生的家庭為甚。我們會在這裡探討家庭及環境因素如何導致心理病態。學者們提出的一些與心理病態有莫大關係的特殊環境及家庭因素，例如兒童時期遭受虐待、年幼喪親、被父母遺棄等，我們將會在這一節詳細探討。

2.1 心理病態的發展

　　從成長發展角度來看，透過童年的品行問題可以預計其心理病態傾向。Lahey 的團隊 [18] 發現，一些容易發展出反社會行為問題的男性，早在童年期已有對立反抗症（ODD）。他們在六歲的時候開始向權威對象作出反抗或敵對行為，其後在大約九歲時更會發展出品格障礙。

　　Butcher 的團隊 [19] 則從兒童個性層面分析，認為有兩種個性的兒童將來會特別容易患上心理病態：第一種兒童在管理及調節情緒上有很大困難，他們情緒澎湃，起伏甚大，當經歷壓力情境或負面情緒時，會變得有侵略性或表現出反社會行為。

　　這類兒童正符合了 PCL-R（詳見下一節內容）的第四個反社會行為層面。另一種兒童則剛好相反，他們即使在心理測試中見到可怕的面部表情，亦不會表現出絲毫恐懼或焦慮，他們冷酷無情，沒有太多情緒表現。這類兒童符合 PCL-R 第一個人際層面，兩者將來都較容易發展出心理病態。有關心理病態的評估會在下一節詳細討論。

2.2 家庭與心理病態

　　專家及其研究不斷提醒我們，家庭如何影響一個人個性上的發展，其中父母與子女的互動尤其重要，不同的親子及管教方式，對孩子將來的發展可謂差之毫釐，謬以千里。早於 1951 年，Bowlby 的依附理論提出，如果孩子在情緒上未能依附於溫暖、關懷、親社會的父母，又或在出生後頭五年長期失去母愛，這一切將會對孩子造成不可挽回的傷害，令他們變得冷漠、反社會，甚至作出違法行為。而

社會學習理論則指出，孩子的行為是建基於父母的獎賞與懲罰，如果父母未能適時一致地回應孩子的行為，賞罰分明，又或者父母本身已有反社會行為，孩子會依樣畫葫蘆，發展出反社會個性。以下是Farrington[20] 在研究心理病態患者家庭背景時發現的重要因素，這些因素與心理病態的發展有著密切的關係。

2.2.1 兒童養育問題：父母管教與家中紀律

Farrington 提出，管教是養育兒童重要的一環，能最有效地預測兒童將來會否違法。「管教」包括監督和紀律，還有父母是否投入參與、管教方式嚴厲還是寬容、關係親疏等。如果父母對子女過分放任，缺乏監督，子女將來有很大機會變成青少年罪犯；家中紀律則指父母如何回應孩子的行為。研究訪問了監獄中的罪犯及心理病態患者，請他們形容自己與父母的關係及家中紀律，發現大部分父母對孩子的態度都飄忽不定，不會肯定他們的良好行為；反之，有些過分嚴厲苛刻，甚至實施體罰；有些則冷漠無情、對孩子坐視不理、缺乏親子溝通。[21] 就如本書第五章所提及，我們亦不能忽視，疏忽照顧及虐待兒童，無論是言語或肢體上，都會對他們造成身心傷害，及長遠會引致行為發展偏差。

2.2.2 父母衝突及家庭糾紛

就如依附理論所強調，持續感受到母愛溫暖是兒童身心健康發展的基石。研究指出，兒童與親生父母分離會增加犯罪機會：如果兒童在 10 歲前與親生父母分開（除了因為父母身故或住院），會在 32 歲

時展示出較高分數的反社會人格指標，並在 48 歲時展現出較高的心理病態指標。[22] 除了破碎的家庭，父母間的衝突或暴力行為，均會構成孩子的反社會行為，而親身目睹父母間暴力行為的孩子，更會傾向同樣使用暴力行為或破壞公物。[23]

2.2.3 其他家庭問題及環境因素

家庭成員眾多亦會促成兒童犯罪的可能性。一般情況下，家庭成員眾多會令家庭環境變得擠迫，擠迫的生活環境令人容易變得焦躁、不耐煩，因而增加人與人之間的磨擦，導致衝突和糾紛。而子女數目增加，可能令父母疏於管教，同時亦分散了父母對個別孩子的關注——這些都是我們剛才提到管教子女的重要條件。提起擠迫的居住環境，我們可能會即時聯想到香港現時的情況；慶幸的是，大家族在香港較為罕見，根據 2015 年的人口普查，香港家庭住戶的平均人數只有 2.9 個。[24]

引致心理病態的其他原因還包括社會經濟因素：較低的家庭收入和社會地位、童年時惡劣的居住環境等，均會增加犯罪、反社會人格及心理病態的風險，其中以低家庭收入的影響最大。[25] 另外，我們理所當然地認為誤交損友會引致行為偏差，但究竟是物以類聚、人以群分，還是近朱者赤、近墨者黑？根據目前的研究，我們尚未可妄下定論。研究只提醒我們，具侵略性的孩子通常會被同輩排斥，而同輩的排擠則會提升他們成年後作出反社會行為的風險，而這種預測尤其適用於男性。

2.3 預防

有鑒於家庭及環境對心理病態發展的重要影響，這裡會提供一些
針對家庭的預防措施供大家參考。

2.3.1 家庭為本的預防（Family Based Prevention）

家庭為本的預防措施目標在於減少反社會行為或心理病態犯罪，
這類計劃都強調親子互動及減少家庭不利因素，例如疏忽照顧、虐
兒、不良育兒方法等，另外，計劃亦透過密集式家訪教導準父母。

1. 密集式家訪 [26]

(1) 由準媽媽懷孕開始直至孩子兩歲為止，由醫院護士進行
家訪；

(2) 大約每兩星期探訪母親一次，每次約為一小時；

(3) 家訪會提供育兒建議和產後護理知識，例如幼兒發展、
營養、藥物使用知識等。

這計劃主要針對低下階層的未婚媽媽，這些家訪及教育計劃可有
效減少孩子的反社會行為。研究指出，相比起沒有參與這個計劃的家
庭，曾接受密集探訪的孩子，其反社會行為會大大減少。計劃成功的
原因之一，可能是有效減少了疏忽照顧或虐待兒童行為的發生。

2. 家長訓練

Patterson[27] 發展了一套用來訓練家長行為的方法，發現透過這
些訓練可以減少孩子的反社會行為。這計劃集中訓練家長以下幾個
事項：

(1) 如何長時間監察孩子的行為；

（2）如何清晰地釐訂家規；

（3）如何根據孩子的行為，即時作出獎罰；

（4）如何在意見不合時緩和衝突與危機。

3. 3P 家長正策計劃（Positive Parenting Program）[28]

3P 家長正策計劃包括教導家長 17 種管理孩子的策略，從而有效減少孩子的反社會行為，策略包括：

（1）與孩子溝通；

（2）以身體語言表達對孩子的愛與關懷；

（3）適當地稱讚孩子；

（4）提高對孩子的關注；

（5）訂立規則與底線；

（6）提供良好榜樣；

（7）清晰地作出指示；

（8）以適當的懲罰應付孩子的不當行為，例如以暫停（time-out）來取代體罰。

2.3.2 多系統治療法（Multisystem Therapy, 簡稱 MST）

多系統治療應用了社會學的原則，對處理青少年罪案尤其有效。[29] 根據這個理論，青少年罪行被視為一個系統性問題，青少年參與並用行為回應圍繞於他們身邊的系統，例如上述的功能失調家庭、誤交損友、惡劣環境等，這些系統不斷互動，衍生出青少年罪案。多系統治療法針對每一個失調系統治療，例如重建家庭系統，針對每一個青少年獨特的問題去設計治療計劃，常見的治療計劃包括：家庭介

入，提高父母監管及訓導孩子的能力；朋輩介入，鼓勵他們選擇與親社會的朋輩交往；校園介入，提升他們在學校的參與及能力等。[30]

但是，基於 MST 極度個人化的性質，應用時需要輔導員花費大量工夫，原創人亦承認這套方法應用在成人身上有一定的限制，有些學者卻對這套治療方法十分樂觀，並提倡將這個治療方法應用到罪犯組別。[31] 在香港應用多系統治療法，社工、輔導員、家庭、老師及學校等多方面協調是成功的關鍵。屆時，如何與資源短缺問題角力，又是一大課題。

3. 心理病態的評估與治療

基於心理病態患者的特質，心理及風險評估極為重要。每當處理這類型個案時，輔導員應該第一時間作出這兩項評估，然後再根據評估結果計劃治療方案。

3.1 心理病態的評估與診斷

海爾氏心理病態量表（Hare Psychopathy Checklist-Revised, 簡稱 PCL-R）[32] 是最廣泛地應用於評估心理病態的工具，它的衍生版本包括設計予少年使用的 Hare Psychopathy Checklist: Youth Version（簡稱 PCL:YV），[33] 及設計予罪犯及一般人使用的 Hare Psychopathy Checklist: Screening Version（簡稱 PCL: SV）。[34] 這個量表是 Hare 根據 Cleckley 訂下的清單修改出來，並詳列了一系列對心理病態特質

的重要描述，例如：同理心、衝動、冷漠、狡猾、反社會及犯罪傾向等。廣泛的學術研究指出 PCL-R 有高度的可靠性（reliability）及建構效度（construct validity）。[35]

PCL-R 詳列了 20 項診斷特徵及評分標準，以供學術研究、臨床或司法診斷之用，評分標準可以用來評估心理病態相關的性格特徵及行為。這些項目提供了兩個因素、四個層面的評分：

表 9.1　心理病態患者的性格及行為特徵分類

因素一	層面一	人際層面
	層面二	情感層面
因素二	層面三	衝動的生活態度
	層面四	反社會行為層面

比起因素一（人際層面及情感層面），因素二（衝動的生活態度及反社會行為層面）能夠預計到患者及一般罪犯的暴力行為及重犯機會。

與一般心理評估工具一樣，評核者必須受過相關的正式訓練。Hare & Neumann [36] 指出，PCL-R 的使用者單單了解使用手冊裡面的內容並不足夠，他們需要綜合對心理病態的臨床經驗、了解實證文獻，而且必須明白心理評估的基本原則及限制，以確保評核過程及他們作出的評估是符合專業守則及法例標準。評核者必須擁有足夠的臨床經驗，並經過適當的司法訓練，才可確保評分時的可靠性及準確性。

3.2 風險評估

暴力及性罪犯可能對公眾安全構成危險，而心理病態患者有較高刑事及暴力風險，因此風險評估十分重要。即使 PCL-R 的設計原意並非用作風險評估，但它卻可以用作預測暴力行為及重犯機會。Langevin & Watson[37] 指出，性罪犯有幾種臨床特徵引致他們重犯及增加其危險。Langevin & Curnoe[38] 審視了這些特徵以分辨高危罪犯，並總結了令風險提高的因素：異常犯罪記錄、特別性格癖好、相關精神病記錄、濫用藥物歷史等。這些資訊對風險評估尤其重要，讓我們可以更好地保護市民的權利及維護整體社會安全，為市民提供一個安全的居住環境。

3.3 心理治療

治療心理病態患者的主要目標，是減少他們的犯罪及暴力傾向。心理學家、犯罪學家及輔導員，長久以來一直努力嘗試發展出一套供心理病態患者使用的治療方案，並繼續檢討這些方案的效果。在輔導員與患者能夠達成一套共同治療目標，以發展出適合他和社會的新生活模式之前，我們亦應該注意輔導員與患者之間的關係建立及信任問題。

在設計治療計劃時，值得留意的是對心理病態患者來說，藥物治療並非一個最有效的治療方法，因為一般來說他們的用藥依從性較低。[39] 而根據低恐懼假設（low-fear hypothesis）研究，[40] 單單使用懲罰亦並非一個改善不合理行為的有效方法，懲罰必須配合其他條件或者治療方式才可應用。以下我們將會討論不同的治療計劃。

3.3.1 社區治療（Therapeutic Community）

社區治療是治療心理病態最普遍的一個方法，計劃主要由治療小組的組員來運作，透過大約每星期 80 小時的密集式小組治療，營造一個富有同理心和責任感的團體。[41] 但是，當檢視計劃應用於患者和非患者的療效時，心理病態患者反而有更大機會重犯。這可能是由於心理病態患者在計劃中學習到正常社交應有的言行舉止，但卻沒有應用於親社會或者非刑事行為；相反，他們把這些新技巧應用於控制和剝削別人。[42] 因此，當應用這個計劃時，需要考慮這些因素。這個計劃在歐洲甚至北美的監獄、拘留病房和其他院舍的應用依然十分普遍，而當中包括心理病態患者。

3.3.2 認知行為治療

認知行為治療是一個最常被推薦用於治療心理病態的方法，而它的成效亦十分顯著。[43] 根據 Butcher 的團隊，[44] 認知行為治療的治療目標包括：

1. 改變反社會態度及核心信念；
2. 提升自我控制能力、自我批判思想及用另一個角度去看人生觀；
3. 提升對受害者的關注；
4. 學習控制及管理憤怒情緒；
5. 終止濫藥問題。

治療反社會行為需要全面改變生活態度，而非只是改變某幾種不良行為，因此在應用認知行為治療時，輔導員與患者需要在一個受約

束的環境下（例如醫院、監獄等）一起工作。作為一個有系統的治療
方案，治療的密集程度對認知行為治療尤其重要。

Harris & Rice[45] 在整合分析中發現，每星期大約四次、為期最少
一年的密集治療計劃對一般罪犯甚至心理病態犯人均有顯著治療效
果。儘管如此，當患者重返正常社區後，不一定能夠繼續維持行為的
改變，因此，持續的個案管理亦十分重要。我們會在個案分享中，以
具體例子詳細闡述認知行為治療如何幫助心理病態患者。

3.3.3 住院治療與社區計劃（Institutional and Community Programs）

對於曾經犯下嚴重刑事罪行，而又顯示有高重犯風險的心理病態
患者，可以選擇以長期住院的方式令他們不能再犯事，這些計劃的特
點如下：[46]

1. 計劃會明確專注於糾正心理病態患者的操守與行為，對於衝
   動、不誠實、具侵略性、不負責任及犯法的行為會作出懲罰；

2. 計劃不會有終止期限，必須持續執行，參與者亦不能隨時
   退出；

3. 院舍內的職員必須密切監督任何突發事件，他們應該根據自
   己觀察到的行為作出判斷，而永遠不應根據患者所說的作出
   判斷；

4. 前線及監督計劃的職員必須根據這個系統去監察及檢討表現；

5. 當應用這個計劃時，需要預計心理病態患者的反抗，他們會
   以意想不到的方法破壞規矩、嘗試欺騙及控制職員及義工等。

3.3.4 寄養治療（Treatment Foster Care, 簡稱 TFC）

寄養治療主要用來取代監禁青少年罪犯，目的在於減少他們的反社會行為。寄養治療是在社區中物色一些寄養家庭並提供訓練，以營造一個合適的環境給青少年罪犯居住。寄養父母會為他們提供一個有規律的生活環境，設立清晰規條與限制，並在他們違反規矩時作出一致的紀律處分，提供單對單監管等。研究認為這個計劃對長期的青少年罪犯有顯著治療效果。[47]

3.4 心理病態性罪犯的治療方法

對於治療性罪犯，研究指出認知行為治療和激素治療比行為治療有效。[48] 然而，基於激素治療的侵入性，它的拒絕和退出率比認知行為治療高。相比起其他心理治療，認知行為治療用於成年性罪犯的治療效果顯著，能有效減少他們的重犯機會。[49]

「風險—需求—回應」（Risk-Need-Responsivity, 簡稱 RNR）可用來評估心理治療對罪犯的效用，[50] 這三個原則包括：

1. 風險原則：治療強度與風險程度相若——為高危罪犯提供密集式治療，低風險的則提供最基本治療；

2. 需求原則：針對犯罪動機或需求提供治療；

3. 回應原則：根據罪犯的能力與學習方式提供治療。

Hanson 的團隊[51]認為這些原則應該是設計性罪犯治療方案的主要考慮因素。當我們計劃治療時亦要留意介入的時間性，早期介入十分關鍵。Hall 的研究[52]發現，最好的介入時機，是在青少年尚未觸犯性罪行，或形成固定犯罪模式前。我們之前亦探討了對立反抗症

（ODD）如何發展至品格障礙（CD），以至形成反社會人格障礙甚至心理病態。因此，早期介入及家庭與學校的協作不容忽視。

　　社會上有關如何對待性罪犯的爭論不斷：提供治療的負面影響是甚麼？治療有效嗎？為了保護無辜受害者，是否必須治療性罪犯？正如文獻指出，受虐者日後亦有可能成為施虐者，治療性罪犯同樣是為避免惡性循環，[53] 因此我們認為提供適當治療是必須的。

4. 個案分享

　　60 歲的馬克是一個兒童性罪犯，於服刑 20 年後重返社會。可惜，兩個月前他因未能適應新生活而決定再犯案。在公園遊樂場裡，他在眾人面前侵犯一個六歲小女孩，把她的裙子揭起並脫下內褲。眾人驚呼高叫，並向警察求助。然而，馬克並沒有被送返牢房，法官認為他只是為了引起人注意，故判他兩年的感化令，並接受心理治療。其實，馬克打從心底希望自己可以重返牢獄生涯 —— 他內心的避難所、安心處。

　　馬克努力表現得吸引，並表現出友善的態度，將自己塑造成一個仁慈的祖父模樣。他對答如流，善於討好權貴，給人留下良好印象。他表示，在上一次的 20 年刑期中，他在圖書館工作，每次評分，總被評為表現良好、服從性高的人。

　　馬克總是笑意盈盈，口甜舌滑，只有在他談及如何引誘拐騙小孩的時候，才會顯得離經叛道、邪惡異常。馬克說他喜愛小孩子，無論

男孩或女孩，因為他們天真無邪、與世無爭，不會需索無度。孩子都是他的摯友。多年來，馬克都以愛作為侵犯兒童的藉口。

馬克樂於談及自己的過去，甚至顯得沾沾自喜。他忘記自己父母的事，甚至認為自己像一個孤兒；他從來沒有接受過教育，以氣槍射貓狗為樂。馬克嘗試過投考機師，但教育水平卻遠未能符合要求。他有時會四處流連、酗酒，並於 15 歲前開始吸毒，他一直盡力確保自己於危險、暴力的環境中生存下來。為了三餐一宿，他會說謊或者做些散工，他試做過很多不同的工作：小販、清潔廁所、搬貨上架、勞工、販毒。他亦吸毒、酗酒、賭博。馬克覺得被世界遺棄，認為自己應該活得更好，所以做任何事情只為個人利益，在沒有好處時會動粗大鬧，以取得自己「應得的」。這些年來，他認為自己其貌不揚又身無分文，所以一直沒有女朋友。他對性生活感到不足及無能，並憎恨女性。他幾乎沒有社交技巧可言。

馬克性格自私，言過於行，會看色情刊物甚至嫖妓，但卻覺得妓女們都在嘲笑他，認為他「不夠好」。縱觀一生，馬克認為自己對任何人來說都不夠好。他開始用兒童色情刊物來滿足自己。他討厭年齡大於 17 歲的人，特別鍾情於青春期，尤其是 9 至 14 歲的少男少女，他認為這些年紀的人不會批評他，「不會恥笑我或我的性器官」。他對生活覺得不滿足，希望自己可以回到年輕的時候，重新做一個小孩子，沒有責任、無憂無慮、漫不經心、盡情享樂。當與孩子遊玩的時候，他覺得自己好像回到了十二三歲的年代。

馬克有嚴重的認知扭曲：「他們喜歡我，我們是好友」；「朋友可以互相幫助」；「我沒有傷害他們，我們沒有超越撫摸的界線」；「他們

容許我愛他們」;「他們都是悲傷的孩子,與我一起時卻很開心,因為我關心他們」。馬克並不認為自己是一個性罪犯,他毫無悔意。

這些年來,他一直在尋覓自己最愛的類型:柔弱悲傷的男孩女孩。馬克會徘徊在這些受害者身邊,帶他們看電影、買他們最愛的食物來顯示自己的愛與關懷。邀請小孩子到家中探訪、為孩子親自下廚等是馬克慣用的誘騙技巧,週末的時候他甚至會邀請受害者到家中留宿。孩子們暱稱他為叔叔,好像一家人一樣。當侵害受害者的時候,他會同時與兩至三個小孩玩性遊戲。沒有一個小孩舉報他,他因為自己可以利用所有受害人而感到十分驕傲,認為受害人都效忠於他。馬克說自己會給這些孩子食物、錢,帶他們到公園或其他地方「照顧」他們。這種情況一直持續了好幾年,直至有一個家庭去警局告發他,他才被判 20 年監禁。可是在監禁期間他卻完全沒有自省,繼續沉迷於性侵犯兒童的想法中。

他很難理解和接受治療這個概念,若非法庭頒令,他一定不會來。對馬克來說,接受治療只是為了尊重法院的命令。他試圖掩蓋他不願改變的事實,但輔導員直接與其討論契約與底線、尊重和誠實。對馬克而言,只要遵守底線,見面並沒有對他造成任何困擾,反而令他可以在輔導員面前暢所欲言。吹噓自己過往的人生成就,令馬克感到十分快樂,自信大增,這建立了他對輔導員的信心和同盟關係,對這兩年的契約很重要。經過數節治療,他才開始面對自己的罪行。

其後的治療重點集中於他的性罪行,列出前因和後果、ABC 週期(A-B-C Cycle)的認知,抽取出他犯罪之前的扭曲思想模式。他開始聯繫到自己的錯誤思維、感覺和行為,清楚自己怎樣透過誘騙小

孩，逐漸取得注意，並誘拐他們回家來滿足自己自私的需要和享樂。馬克開始接受自己誘騙這些脆弱的孩子是「邪惡」的行為。他的核心信念是對愛的渴求，兒童愛他，並且不會批判他。他了解了自己的認知模式，看到自己的所作所為。

下一個階段的挑戰是讓他正視自己缺乏同理心、為一己私欲而傷害無辜兒童的行為。每一節，輔導員都透過練習來糾正馬克的錯誤思維，讓他重拾同理心，而他亦努力改善，但這是一個艱辛的任務。

另外，他還需要學習社交技巧、憤怒情緒管理、尊重他人等，並需接受頻密的風險評估。即使療程持續了兩年，他仍能堅守承諾，在治療期間沒有再犯案，而輔導員亦認為馬克表現良好，親切有禮。他持續表現良好，沒有再出現於高危地方，例如公園、學校、休憩場所等兒童常出沒的地方。他依然住在院舍，與成人一起工作，看似已治癒。在一年後的跟進中，他搬到另一個地區。希望馬克可以反省自己對兒童造成的傷害，不會再犯。但可以肯定的是，他可能會繼續利用別人來滿足自己的需要。

輔導員應該：

1. 當處理心理病態的性罪犯時，輔導員的態度必須明確和直接，訂立個人底線和治療目標，接納患者本人而非他的犯罪行為；

2. 聆聽並蒐集資料，配對相關資訊，挑戰誇大及錯誤的訊息，查問謊言；

3. 保持同理心，但不要被擺佈；

4. 對治療計劃採取直接及開放的態度；

5. 給予適當回饋；

6. 記著不要因循苟且，習以為常。

輔導員不應該：

1. 嘗試成為專家；

2. 展示權威性的風格；

3. 連續問三個問題；

4. 太刻板，而要採取靈活變通的方法；

5. 同情犯罪者的扭曲思想；

6. 太介意患者對你的批判；

7. 妥協，因為保護受害者是你作為市民的責任，不要被擺佈。

5. 今天的性罪案 —— 網上性行為及潛在危機

　　網絡和移動設備的發展為人們帶來便利，但我們不能忽視其潛在風險。線上色情廣告值得關注，兒童色情更加威脅著我們的社會。相對於在現實生活中尋找受害者，性犯罪時下趨向於在網上尋找獵物。無數的社交媒體加上智能電話的交友應用程式讓性罪犯有了更多幻想平台。

　　Egan[54] 發現，利用互聯網進行在線性活動的人數急劇增加。據估計，大約 25% 的互聯網用戶正在以不同形式進行在線性活動。這些活動確實把我們的孩子置於危險之中。Finklehor 及其團隊 [55] 發現 10

至 17 歲青年中,每 33 人便有一個受過性騷擾。互聯網的匿名功能使性活動更方便,而追查性罪犯更難。

McCabe[56] 證實,在互聯網尋找性刺激並非偶然,相反,它是由性沉溺引致犯罪行為的結果。除了援交(無論是自願還是非自願)會以青少年及兒童為目標,近日香港出現另一種在線性罪案:網上裸聊勒索。網上裸聊勒索是香港近期熱話,受害者來自不同年齡層及背景,從十幾歲的少年到老人,從學生到專業人士。香港警務處就此公佈:[57]

近年,有不法之徒以「交友」為名,透過社交網絡平台或即時通訊軟件在互聯網上結識受害人;及後,騙徒誘使受害人在網絡攝影機前裸露或作出不雅動作,騙徒其後聲稱拍下受害人裸露片段,勒索受害人將款項匯到指定的外地銀行戶口,否則將片段上載至互聯網。

警方呼籲市民:

於互聯網上結識朋友,切記採取「網上虛擬、交心不宜,初初相識、保持警惕」的審慎態度,以免墮入匪徒圈套並招致損失。而任何人如作出勒索行為,有可能干犯「勒索罪」,一經定罪,最高可判處監禁 14 年。

6. 結語

心理病態患者可以改變嗎？除了他自己以外，沒有人可以幫助他們做到這一點。輔導員可以幫助他反省自己的犯罪行為，但不能強迫他改變，當患者的思考模式面臨挑戰，新的想法和更好的思考模式便會隨著時間產生。面對心理病態患者，關鍵是要對其進行持續的風險評估和監測其犯罪行為。不要覺得有負於他，為了保護我們社區的孩子們，更應舉報任何犯罪行為。作為一個輔導員要警惕，不要被心理病態患者的詭計欺騙而對他們期望過高，以為自己可以改變他們那表裡不一的性格，應不惜一切去保護我們的社區，特別是脆弱的兒童和老人。

Harris & Rice[58] 建議從改變環境著手，來減少潛在的心理病態行為，並提高潛在受害者的危機意識，方案包括針對高風險的青少年提供治療，具體措施包括增加學校監管、警察巡邏、安裝監控攝錄機、促進鄰里守望等，從而減低心理病態對社區造成的危害。也許成本效益有待商榷，但畢竟減少了心理病態患者侵害人群的機會，因此這些預防措施值得採用。在個案分享中我們見到兒童很容易成為心理病態患者的目標，因此，對父母而言，提高孩子對潛在風險的認知（如何應對陌生人、如何識別和應對怪異 / 侵略行動）是刻不容緩。

以下是給輔導員的提醒及忠告：

1. 江山易改，本性難移；

2. 不要輕易相信罪犯的言論，要對比其他記錄和信息；

3. 不要只觀察他在你面前的表現，而要仔細觀察他如何對待每

一個人；

4. 謹防阿諛奉承；

5. 照顧心理病態患者可能會耗盡你的精力，記得尋求導師的反
饋及支援。

註釋

1　Salekin, R. T., Rogers, R., & Sewell, K. W. (1996). A review and meta-analysis of the Psychopathy Checklist and Psychopathy Checklist-Revised: Predictive validity of dangerousness. *Clinical Psychology: Science and Practice, 3*(3), 203-215; Serin, R. C. (1991). Psychopathy and violence in criminals. *Journal of Interpersonal Violence, 6*(4), 423-431.

2　Bonta, J., Harman, W. G. V, Hann, R. G., & Cormier, R. B. (1996). The prediction of recidivism among federally sentenced offenders: A re-validation of the SIR scale. *Canadian Journal of Criminology, 38*, 61-79.

3　Langevin, R., & Curnoe, S. (2014). Are dangerous offenders different from other offenders? A clinical profile. *International Journal of Offender Therapy and Comparative Criminology, 58*(7), 780-801.

4　同上。

5　Butcher, J. N., Mineka, S., & Hooley, J. M. (2010). *Abnormal psychology*. Boston: Allyn & Bacon.

6　Salekin, R. T. (2006). Psychopathy in children and adolescent: Key issues in conceptualization and assessment. In C. J. Patrick (Ed.), *Handbook of psychopathy*. (pp.389-414). New York, NY: Guilford Press.

7　Cleckley, H. M. (1941). *The mask of sanity* (1st ed.). St Louis, Mo: Mosby; Cleckley, H. M. (1982). *The mask of sanity* (Rev. ed.). New York: Plume; Patrick, C. J. (2007) Getting to the heart of psychopathy. In H. Herve, & J. C. Yuille (Eds.), *Psychopathy:*

Theory, research, and social implication. Mahwah, NJ, US: Lawrence Erlbaum Associates Publishers.

8 *DSM-III: Diagnostic and statistical manual of mental disorders.* (1980). Washington, DC: American Psychiatric Association.

9 Cleckley, H. M. (1941). *The mask of sanity* (1st ed.).

10 Ogloff, J. R. (2006). Psychopathy/antisocial personality disorder conundrum. *Australian and New Zealand Journal of Psychiatry, 40*(6-7), 519-528.

11 Hare, R. D. (1985). *The psychopathy checklist.* Unpublished manuscript, University of British Columbia, Vancouver, BC, Canada.

12 Skeem, J. L., Poythress, N., Edens, J. F., Lilienfeld, S. O., & Cale, E. M. (2003). Psychopathic personality or personalities? Exploring potential variants of psychopathy and their implications for risk assessment. *Aggression and Violent Behavior, 8*(5), 513-546.

13 Hare, R. D. (1986). *Twenty years of experience with the Cleckley psychopath.* In W. H. Reid, D. Dorr, J. I. Walker, & J. W. Bonner III (Eds.), Unmasking the psychopath (pp.3-27). New York: Norton.

14 Hare, R. D., Cooke, D. J., & Hart, S. D. (1999). Psychopathy and sadistic personality disorder. In T. Million, P. H. Blaney, & R. D. Davis (Eds.), *Oxford textbook of psychopathology* (pp.555-584). New York: Oxford University Press.

15 Patrick, C. J. (2007) Getting to the heart of psychopathy. In H. Herve, & J. C. Yuille (Eds.), *Psychopathy: Theory, research, and social implication.*

16 Butcher, J. N., Mineka, S., & Hooley, J. M. (2010). *Abnormal psychology*; Harris, G. T., & Rice, M. E. (2006). Treatment of psychopathy: A review of empirical findings. In C. J. Patrick (Ed.), *Handbook of psychopathy* (pp.555-572). New York: Guilford Press.

17 Skeem, J. L., Poythress, N., Edens, J. F., Lilienfeld, S. O., & Cale, E. M. (2003). Psychopathic personality or personalities? Exploring potential variants of psychopathy and their implications for risk assessment.

18 Lahey, B. B., Loeber, R., Burke, J. D., & Applegate, B. (2005). Predicting future antisocial personality disorder in males from a clinical assessment in childhood. *Journal of Consulting and Clinical Psychology, 73*(3), 389-399.

19 Butcher, J. N., Mineka, S., & Hooley, J. M. (2010). *Abnormal psychology.*

20 Farrington, D. P. (2006). Family background and psychopathy. In C. J. Patrick

(Ed.), *Handbook of psychopathy* (pp.229-250).

21 Haapasalo, J., & Pokela, E. (1999). Child-rearing and child abuse antecedents of criminality. *Aggression and Violent Behavior, 4*(1), 107-127.

22 Farrington, D. P. (2000). Psychosocial predictors of adult antisocial personality and adult convictions. *Behavioral Sciences & the Law, 18*(5), 605-622.

23 Fergusson, D. M., & Horwood, L. (1998). Exposure to interparental violence in childhood and psychosocial adjustment in young adulthood. *Child Abuse & Neglect, 22*(5), 339-357.

24 Hong Kong Census and Statistic Department (2016). *Hong Kong population overview.* Retrieved May 11, 2016, from http://www.censtatd.gov.hk/hkstat/sub/so20.jsp

25 Farrington, D. P. & West, D. J. (1993). Criminal, penal, and life histories of chronic offenders: Risk and protective factors and early identification. *Criminal Behavior and Mental Health, 3*, 492-523.

26 Olds, D. L., Eckenrode, J., Henderson, C. R., Kitzman, H., Powers, J., Cole, R., et al. (1997) Long-term effects of home visitation on maternal life course and child abuse and neglect: Fifteen-year follow-up of a randomized trial. *Journal of the American Medical Association, 278*, 637-643.

27 Patterson, G. R. (1982). *Coercive family process.* Eugene, OR: Castalia Pub.

28 Sanders, M. R., Markie-Dadds, C., Tully, L. A., & Bor, W. (2000). The triple P-Positive Parenting Program: A comparison of enhanced, standard, and self-directed behavioral family intervention for parents of children with early onset conduct problems. *Journal of Consulting and Clinical Psychology, 68*(4), 624-640.

29 Brown, T. L., Borduin, C. M., & Henggeler, S. W. (2001). Treating juvenile offenders in community settings. In J. B. Ashford, B. D. Sales, & W. H. Reid (Eds.), *Treating adult and juvenile offenders with special needs* (pp.445-464). Washington, DC: American Psychological Association; Randall, J., & Cunningham, P. B. (2003). Multisystemic therapy: A treatment for violent substance-abusing and substance-dependent juvenile offenders. *Addictive Behaviors, 28*(9), 1731-1739.

30 Farrington, D. P. (2006). Family background and psychopathy.

31 Harris, G. T., & Rice, M. E. (2006). Treatment of psychopathy: A review of empirical findings.

32 Hare, R. D. (1991). *The Hare Psychopathy Checklist-Revised manual.* Toronto,

Ontario, Canada: Multi-Health Systems; Hare, R. D. (2003). *The Hare Psychopathy Checklist-Revised (PCL-R) manual* (2nd ed.). Toronto, Ontario, Canada: Multi-Health Systems.

33 Kosson, D. S., Steuerwald, B. L., Forth, A. E., & Kirkhart, K. J. (1997). A new method for assessing the interpersonal behavior of psychopathic individuals: Preliminary validation studies. *Psychological Assessment, 9*, 89-101.

34 Hart, S. D., Cox, D., & Hare, R. (1995). *Manual for the Psychopathy Checklist: Screening Version (PCL: SV)*. Toronto, Ontario, Canada: Multi-Health Systems.

35 Farrington, D. P. (2006). Family background and psychopathy.

36 Hare, R. D., & Neumann, C. S. (2006). The PCL-R assessment of psychopathy: Development, structural properties, and new directions. In C. J. Patrick (Ed.), *Handbook of psycgopathy* (pp.58-88).

37 Langevin, R., & Watson, R. J. (1996). Major factors in the assessment of paraphilics and sex offenders. *Journal of Offender Rehabilitation, 23*(3-4), 39-70.

38 Langevin, R., & Curnoe, S. (2014). Are dangerous offenders different from other offenders? A clinical profile.

39 Markovitz, P. (2001). Pharmacotherapy. In W. J. Livesley (Ed.), *Handbook of personality disorders* (pp. 475-93). New York: Guilford.

40 Butcher, J. N., Mineka, S., & Hooley, J. M. (2010). *Abnormal psychology.*

41 Jones, M. (1956). The concept of the therapeutic community. *American Journal of psychiatry, 112*, 647-650.

42 Harris, G. T., & Rice, M. E. (2006). Treatment of psychopathy: A review of empirical findings.

43 同上。

44 Butcher, J. N., Mineka, S., & Hooley, J. M. (2010). *Abnormal psychology.*

45 Harris, G. T., & Rice, M. E. (2006). Treatment of psychopathy: A review of empirical findings.

46 同上。

47 同上。

48 Hall, G. C. (1995). Sexual offender recidivism revisited: A meta-analysis of recent treatment studies. *Journal of Consulting and Clinical Psychology, 63*(5), 802-809.

49 Lösel, F., & Schmucker, M. (2005). The effectiveness of treatment for sexual offenders:

A comprehensive meta-analysis. *Journal of Experimental Criminology*, *1*, 117-146; Schmucker, M., & Lösel, F. (2008). Does sexual offender treatment work? A systematic review of outcome evaluations. *Psicotherma*, *20*, 10-19.

50 Hanson, R. K., Bourgon, G., Helmus, L., & Hodgson, S. (2009). The principles of effective correctional treatment also apply to sexual offenders: A meta-analysis. *Criminal Justice and Behavior*, *36*(9), 865-891.

51 同上。

52 Hall, G. C. (1995). Sexual offender recidivism revisited: A meta-analysis of recent treatment studies.

53 Hanson, R. K., Bourgon, G., Helmus, L., & Hodgson, S. (2009). The principles of effective correctional treatment also apply to sexual offenders: A meta-analysis.

54 Egan, T. (2002, October 23). Technology sent Wall Street into market for pornography. *New York Times*, *1*, 20.

55 Finkelhor, D., Mitchell, K. J. &Wolak, J. (2000). Online victimization: A report on the nation's youth. Durham, NH: National Center for Missing and Exploited Children: Crimes against Children Research Center.

56 McCabe, K. (2000). Child pornography and the Internet. *Social Science Computer Review*, *18*, 73-6.

57 Hong Kong Police Force (2016). Online naked chat blackmail. Retrieved May 2, 2016, from http://www.police.gov.hk/ppp_en/04_crime_matters/tcd/types_04.html

58 Harris, G. T., & Rice, M. E. (2006). Treatment of psychopathy: A review of empirical findings.

我們可怎麼辦？

梁國香

　　人格障礙（或人格問題）的概念古往今來不斷發展。當人們參照醫學模式，精神疾病診斷與統計手冊（DSM）的不同版本，便可以看到多年來人格障礙的診斷有不同的增加或減少。例如：自戀型人格障礙出現於 DSM-III 中，而「未特定的人格障礙」（Inadequate Personality Disorder）則被刪除了。重要的是，持續不斷的研究工作提出了心理健康問題的不同分類標準，為臨床診斷提供了概念框架，幫助臨床專業人員作出有用的決定、策略和介入。藥物治療未能有效地改變患上人格障礙的人，但可以緩解他們焦慮、抑鬱或憤怒的症狀。臨床心理學家及輔導員可與精神科醫生共同努力，制定出介入和治療的策略，幫助患者應對他們混亂的生活。

　　評估量表，如米隆臨床多軸量表（Millon Clinical Multiaxial Inventory），和臨床面談，都能幫助辨別一些標準的類型，但認知治療師往往會透過詳細面談，抽離了基模（Schemas）及不同的認知過程和行為，以進行人格障礙問題的解析（case formulation）。不同類型的人格障礙問題展現出不同的思維模式，正如貝克（Beck）[1] 所提到的幾個例子，在我們的治療過程中亦發現患者有這類心聲：

1. 患上自戀型人格障礙的人：

   「我是一個很特別的人，我應該得到認同、讚譽和欽佩。」

   「我可以打破規則，因為我擁有特權。」

   「如果人們不尊重我，他們將受到懲罰。」

2. 患上反社會型人格障礙的人：

   「我需要生存，人們過去對我不好。我應該得到更好的⋯⋯」

「要生活就要欺騙，只要你一直未被抓到。」

「我受到不公平的對待，我有權透過任何方法，得到我的公平待遇。」

「有些人是差劣的，值得被我們去逼迫。」

3. 患上強迫型人格障礙的人：

「我需要制度和規則來讓我做好工作……細節很重要。」

「我必須靠自己去細看一切已做好，任何錯誤都是不能容忍的……應受到懲罰。」

「我做事的方法是最好的。」

4. 患上邊緣型人格障礙的人：

「沒有人真正關心我……」

「沒有人認同我的感受……我要假裝……」

「人若是侵犯我，我要繼續戰鬥。」

「我戰鬥得很累了……我或許會放棄。」

5. 患上心理病態的人：

「他們應該被殺死，因為他們不服從我。」

「別人很容易被操控……他們是愚蠢的。」

「我需要去控制。我需要滿足自己的需求。」

「這是不公平的世界……尤其是對我……我應得到一切……我有權這樣做。」

　　這本書幫助讀者認識人格障礙的成因及發展過程。本書透過案例來說明幾種人格障礙類型的特點，以及甚麼是心理輔導員可以做和不能做的。我們希望這些資料可以幫助許多需處理人格障礙個案的輔導員，並令他們能面對自己的情緒。書中也透露了很多人格障礙患者的手段和操控的技巧。我們逐章討論每一種類型的人格障礙，希望更方便讀者閱讀和理解。

　　反社會型人格障礙似乎是較難處理和傾向於違規的一種類型，我們已說明可怎樣積極地管理他們的問題。邊緣型人格障礙患者的情緒波動，已讓讀者知道這些人的生活是如何痛苦，及沒有人能真正了解他們的內心世界。酷愛魅力、自認為無所不能的自戀型人格障礙患者，往往破壞社會規則，妨礙了日常許多與人的接觸和交往，主導了他們的社交圈子。如果不服從他們整體的主導權，你會感到他們極度冒犯。另一方面，分析強迫型人格障礙的一章，描述了這一類型的人，若要依足世俗常規和刻板的認知，會令他們很痛苦；也表明他們的生活是如何在圈子裡跑來跑去，以「不斷追求完美」。

我們可以做甚麼？

　　在過去三十多年，我們看到世界已經發生了許多變化：

1. 「一個掠奪的天下」，鼓勵弱肉強食，人們渴望積累財富。同時，許多新穎、令人興奮但亦具毀滅性的嗜好（賭博、毒品和性）都出現了，利用變化多端的技術去滿足不容易滿足的

慾望。

2. 在生態和氣候變化的世界中，許多自然災害（如海嘯、地震、
   洪水）、戰亂、恐怖主義，為無辜的受害者帶來了不少傷害，
   令他們飽受情緒困擾（憤怒、敵意）和萌生報復的想法。

3. 教育標準和期望有時可能真的太具彈性，造成人們過於隨意
   的態度（如急功近利），令他們缺乏對細節的了解，迷失於個
   人責任、道德責任和道德的實踐當中。

在過去的幾十年以來，兒童不斷被不同的倫理和道德標準來培育
長大，許多孩子往往都因成年人異常的行為而遭受虐待（在身體或心
理上）及性侵犯。在孩子零至三歲時產生的被忽視、被遺棄和被虐待
的感覺，仍會遺留在孩子身上並衍生出性格障礙的問題，如中國有句
諺語：「三歲定八十。」人格障礙在普遍人口中的流行率是 10% 左右，
比率相當高。

人格障礙患者的思維運作基模，可以透過認知療法被重新構建、
修改，重新解釋和改變。不良適應的認知模式，亦可在多個功能上重
構或重建。為了令這方面的工作更加成功，患者和輔導員必須共同協
作，設定一個現實可行的目標和治療時間。如果對方真的想得到幫
助，輔導員也需要面見他 / 她的家人，因為有人格障礙問題的人經常
說謊，輔導員要查找出詳細資料變得相當困難，這也可能是他 / 她在
隱藏痛苦吧！例如，他說，他只是幫兒子拉上褲子的拉鏈，但他的妻
子說，她很擔心，因為他近日喜愛和一班男童混在一起。

對具有人格障礙問題的人要培養一個關懷的態度，不應假設他們
是生活在一個舒適的環境裡，或可經歷到正面的情緒。因此，願意去

幫助他們的任何人，都需要給予時間和充分的理解，去聆聽他們的感情糾紛和認知模式。讓他們知道是他們的行為不被認同，而不是他們個人。當然，有問題的人經常提出要求，可能會在情緒或身體上傷害到身邊的家人和朋友。因此，作為患者的家人或朋友，亦需要懂得保護自己，調節自己的情緒，避免被人格障礙患者牽著走。當家人或朋友願意去幫助患者時，便不能期望得到回報或對方的感激，而應以真誠、樂觀和自信的態度，讓患者可以得到比較長期的支持，並掌握到與家人和朋友合理對話和解決困難的技巧。

由於我們強調要利用改變思維模式來幫助有人格障礙的人，因此建議輔導員可以學習使用認知行為治療和辯證行為療法來幫助這類患者。

最後，我們希望患有人格障礙的人可以得到其他人的理解，能腳踏實地過自己的生活，而旁邊的人也能夠作出適當的應對。期望將來作為家長的能夠意識到，零至三歲的孩子十分需要額外的愛和關懷。因此，家長要防止更多的忽視和傷害，以免影響兒童的成長和性格的形成。

註釋

1　Beck, A., Freeman A., et associates (1990). *Cognitive therapy of personality disorders*. New York: Guildford Press.

鳴謝

　　本書所談的人格障礙，是較複雜及較多方面情況仍未確定的精神問題，我們需要用比預期較長的時間來完成本書。謹將本書獻給我們的家人，感謝他們對我們一直的堅持，給予無限的愛和支持，包容和鼓勵，讓編寫本書的工作能順利完成。

　　本書能夠得以出版，亦十分多謝香港三聯書店整個出版團隊的大力支持和協助。我們也在此向為本書繪畫精美插圖的小墨致謝，感謝其為本書內容添上不少色彩。

　　最後，本書所提及的內容，除一般有關文獻的資料外，亦有參考作者們以往所接觸的個案經驗。但是，所有在書中提及個案的人物名稱都是虛構，如有似曾相識的感覺的話，這只不過是巧合而已。我們感恩這些個案受助者給予我們的寶貴經驗，並讓我們從中學習和成長。

梁國香　博士

陳熾輝　先生

2016 年 5 月 27 日

編著者簡介

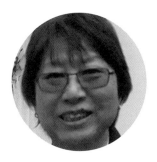

梁國香博士（Dr. Gracemary Leung）

PhD (London), MSc (Clin) Exeter, MBA (Bmth), BA (Hons) Lon. R.M.N. (GNC, UK), Registered Teacher (Northcote Training College Hong Kong), Chartered Clinical Psychologist, Hon Assistant Professor, The University of Hong Kong

梁博士為英國特許臨床心理學家（Chartered Clinical Psychologist），畢業於英國 Exeter University，在英國 London University 接受訓練並獲頒 PhD 學位。現為英國心理學會（British Psychological Society）和香港心理學會（Hong Kong Psychological Society）副院士（Associate Fellow），及新加坡衛生部（Ministry of Health）的 International Advisory Panel on problem gambling 內的其中一名委員。她曾擔任香港大學心理學系 Psychological Services Unit

Director（2000-2005）、香港大學學生輔導 PDCC Director（Centre of Development and Resources for Students, Cedars）及香港大學社會科學學院榮譽助理教授（2006-2018）。

梁博士是一位資深的臨床心理學家，自 1978 年開始在英國執業，擁有超過 30 年的臨床經驗。她也是一位合資格的 MBTI trainer。

梁博士擁有處理精神健康和賭博失調問題的豐富經驗。她曾擔任英國 Dorset 郡的法庭專家證人（Court Expert Witness），並處理患有人格障礙的個案超過 10 年。梁博士也曾在英國和自 2000 年開始在香港，為非政府組織及政府部門舉辦了很多培訓班，內容包括：壓力和憤怒管理、預防自殺和自殺評估、正向情緒及心理韌性的訓練。

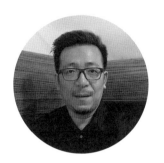

陳熾輝先生（Mr. C.F. Chan）

MSocSc (Counselling), MSc, MBA

Registered Corporate Coach, Registered Personal Coach

　　陳先生為心理輔導員，於香港大學社會科學系（輔導學）碩士（優異）畢業，曾在香港大學專業進修學院兼職教授輔導學。他從事個人輔導、家庭輔導和婚姻輔導工作，處理較多有關情緒困擾、精神健康問題和具自殺危機的個案，亦擁有近十年預防自殺熱線的工作經驗；並且以認知行為治療、情緒聚焦治療、家庭治療（Bowen Theory, 博域理論）等輔導方法及方向來協助案主和他們的家人。

　　陳先生亦是一位註冊催眠治療師、註冊企業教練（Registered Corporate Coach）和個人教練（Registered Personal Coach），多年來都積極參與助人自助的工作。同時，他亦有負責「性通識」教育的義務導師工作，也擔任及協助梁國香博士進行培訓，內容包括「五步介入法」（澳門）、培養心理韌性、壓力和攻擊行為管理等。

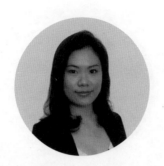

林嫣錡小姐（Miss Jessica Lam）

MSocSc (Counselling)

MBPsS, Certified Gambling Counsellor

　　林小姐於英國完成心理學學士課程後，繼續留英考取輔導及心理治療深造文憑。回港後，她一直擔任為自閉症及過度活躍症等有特殊教育需要的兒童提供幫助的行為治療師。及後以優異成績考獲香港大學社會科學系（輔導學）碩士。林小姐曾為數間幼兒服務中心、幼稚園等舉行育兒講座，亦曾協助梁國香博士在醫管局舉行「五步介入法」培訓講座。目前，林小姐也有協助非牟利機構為受賭博成癮影響的家庭或低收入家庭提供專業輔導。

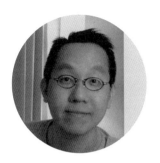

林家全先生（Mr. Eric Lam）

MSocSc (Counselling), MEd

　　林先生在大學畢業後曾於多間公營及商營機構工作，其後轉執教鞭，希望多做富有教育意義的事情。現已從事教學工作十餘年了。

　　他醉心教學，熱愛輔導工作，致力為年輕人服務，期盼能引導未來的棟樑，貢獻社會。

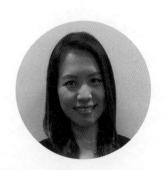

葉矜媞小姐（Miss Ivy Yip）

MSocSc (Counselling)

　　葉小姐於香港大學修讀文學士時，主修心理學及哲學；畢業後在政府部門擔任管理工作。重返香港大學進修社會科學（輔導學）碩士學位後，投身高等教育界負責行政工作。她現為香港專業輔導協會會員，參與各種輔導及義務工作，為不同階層提供心理輔導服務，並持續接受臨床督導。葉小姐曾參與的服務包括以情緒聚焦治療、家庭治療、認知行為治療等方法為個人、夫婦或家庭提供輔導，亦曾為情緒受困擾的兒童提供遊戲治療。她最近正與教會及非牟利機構合作，為小眾群體提供小組治療服務。

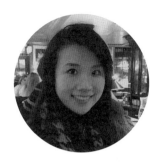

鄧翠喬博士（Dr. Tracy Teng）

D.ClinPsy, MSc

CPsychol

　　鄧博士對女性精神健康，尤其是飲食失調問題有濃厚興趣，致力從事飲食失調研究和臨床服務。她在英國完成心理學學士課程後，於英國倫敦大學國王學院修讀精神健康理學碩士。完成碩士課程後，在英國倫敦大學學院修讀臨床心理學博士，並成為英國心理學會註冊心理學家、英國醫療和護理專業委員會註冊執業心理學家。鄧博士在英國深造期間在不同服務機構實習，提供例如兒童和青少年精神健康服務、弱智人士社區服務、法庭服務、長者社區精神健康服務和成人精神健康門診服務，並於成人精神健康門診創建輕度飲食失調之小組治療。現任職於英國倫敦飲食失調專科，為門診、日間醫院和住院病人提供臨床心理服務。最近於日間醫院開創新的小組治療及審計其效用，籌備為醫院職員提供培訓，並於香港大學任客席講師。